Marketing Odontológico Integral

Emilia Mastrolonardo

-2022-

Título Original:
Marketing Odontológico Integral
Autor: Emilia Mastrolonardo
Copyright ©2022 Emilia Mastrolonardo
Primera Edición
ISBN: 9798343098600

Toda precaución fue tomada para asegurar la fiabilidad del contenido, sin embargo, el autor no puede asumir la responsabilidad por las correcciones que se puedan generar de la información suministrada. Estas referencias están sujetas a cambio sin previo aviso. Todos los derechos reservados. Esta publicación no puede ser reproducida, ni en todo ni en parte, ni registrada en o transmitida por, un sistema de recuperación de información, en ninguna forma ni por ningún medio, sea digital, electrónico, por fotocopia, o cualquier Otro, sin el permiso previo del autor.

Índice

Prefacio	1
Introducción al marketing odontológico	1
La importancia del marketing integral en la odontología moderna	2
Parte I: Fundamentos del Marketing Odontológico	5
1. Introducción al Marketing Odontológico	5
Definición y alcance	5
Evolución del marketing en el sector dental	17
2. Comprender el Mercado Odontológico	23
Análisis del mercado actual	23
Identificación del público objetivo	31
Entender las necesidades y deseos de los pacientes	42
3. Branding y Posicionamiento en Odontología	62
Creación de una marca dental sólida	62
Estrategias de posicionamiento para clínicas dentales	70
La importancia de la diferenciación	87
Parte II: Estrategias de Marketing Digital para Clínicas Dentales	114
Presencia Online y Diseño Web	114
Desarrollo de un sitio web atractivo y funcional	114
Optimización para motores de búsqueda (SEO)	123
Usabilidad y experiencia del usuario (UX)	141
5. Marketing de Contenidos y Blogging	157
Creación de contenido de valor para pacientes	157
Estrategias de blogging para incrementar la visibilidad	173

Utilización de multimedia en la estrategia de contenidos — 191
Redes Sociales en la Odontología — **200**
Selección de plataformas adecuadas — 200
Creación de contenido interactivo y atractivo — 206
Estrategias de engagement y fidelización de pacientes — 213
Publicidad en Línea para Dentistas — **221**
Google Ads y publicidad en redes sociales — 221
Estrategias de targeting y retargeting — 230
Medición y análisis de campañas publicitarias — 238
Email Marketing para Clínicas Dentales — **247**
Creación de listas de correo — 247
Diseño de newsletters efectivas — 254
Automatización y personalización de los envíos — 261
Parte III: Estrategias de Marketing Offline — **271**
Relaciones Públicas y Networking — **271**
Participación en eventos del sector — 271
Construcción de relaciones con otros profesionales — 280
Estrategias de relaciones públicas locales — 287
Marketing Directo y Material Promocional — **296**
Diseño y distribución de material promocional — 296
Estrategias de marketing directo eficaces — 302
Promociones y ofertas especiales — 310
Patrocinio y Participación Comunitaria — **318**
Oportunidades de patrocinio local — 318
Iniciativas de responsabilidad social corporativa — 326
Construcción de una marca comunitaria — 333

Parte IV: Gestión y Optimización del Marketing Odontológico — 341
Gestión de la Reputación Online — 341
Monitoreo y gestión de reseñas — 341
Estrategias para manejar críticas negativas — 349
Fomento de testimonios y reseñas positivas — 356
Análisis y Métricas en Marketing Odontológico — 360
Herramientas de análisis web y de redes sociales — 360
Interpretación de datos para la toma de decisiones — 367
ROI (retorno de inversión) en marketing dental — 374
Estrategias de Fidelización de Pacientes — 382
Programas de lealtad y recompensas — 382
Comunicación efectiva y seguimiento post-visita — 390
Personalización del servicio al paciente — 399
Parte V: Tendencias Futuras en Marketing Odontológico — 408
Innovación y Tecnología en Marketing Dental — 408
Marketing móvil y aplicaciones — 408
Realidad aumentada y virtual — 417
Inteligencia artificial y chatbots — 424
Sostenibilidad y Marketing Ético — **432**
Prácticas de marketing sostenible — 432
Ética en el marketing dental — 442
Transparencia y confianza — 449
Epílogo — **458**
El futuro del marketing en la odontología — 458
Resumen y reflexiones finales — 462
Bibliografia — 465

Prefacio

Introducción al Marketing Odontológico y su Importancia en la Odontología Moderna

En la era de la información y la tecnología, el campo de la odontología ha experimentado cambios significativos no solo en términos de avances técnicos y clínicos, sino también en la manera de gestionar y promocionar los servicios odontológicos. La introducción del marketing en la odontología ha transformado la dinámica tradicional entre dentistas y pacientes, proporcionando nuevas vías para mejorar la accesibilidad, la calidad del servicio y la satisfacción del paciente. Este prefacio aborda la introducción al marketing odontológico y discute la importancia del marketing integral en la odontología moderna, estableciendo el escenario para una exploración profunda y sistemática de este campo vital.

Introducción al Marketing Odontológico

El marketing odontológico es una disciplina que integra técnicas de marketing específicas para promover servicios dentales. Es un enfoque holístico que no sólo busca aumentar la visibilidad y el atractivo de una práctica dental, sino también mejorar la experiencia general del paciente y la percepción pública de la odontología. Este enfoque va más allá de la mera publicidad, abarcando la investigación de mercado, el desarrollo estratégico de la marca, la comunicación efectiva y el compromiso a largo plazo con la comunidad de pacientes.

Como odontólogos, el objetivo es proporcionar el mejor cuidado posible, pero sin una estrategia de marketing efectiva, incluso las clínicas más avanzadas y profesionales pueden quedarse atrás en un entorno competitivo. La implementación de técnicas de marketing bien consideradas y orientadas al paciente puede diferenciar una práctica, destacando su dedicación al cuidado del paciente, innovación y excelencia clínica.

La Importancia del Marketing Integral en la Odontología Moderna

La odontología moderna no se trata solo de tratar enfermedades dentales y promover la salud oral; se trata también de entender y responder a las expectativas y necesidades cambiantes de los pacientes. En este contexto, el marketing integral juega un papel crucial por varias razones:

1. **Competitividad en el Mercado**: La odontología ha visto un aumento en la competencia, no solo entre clínicas locales, sino también a través de cadenas dentales y prácticas en línea. El marketing integral ayuda a establecer una marca distintiva y a comunicar efectivamente los valores y la calidad del servicio que se ofrece, diferenciando la práctica en un mercado saturado.

2. **Educación del Paciente**: Muchos pacientes pueden no estar al tanto de los avances recientes en odontología o entender completamente los tratamientos disponibles.

Una estrategia de marketing efectiva incluye educar al paciente sobre procedimientos, tecnologías y prácticas de cuidado oral, fortaleciendo la relación dentista-paciente y fomentando una mayor participación del paciente en su cuidado dental.

3. **Retención y Fidelización de Pacientes**: En un mercado donde los pacientes tienen múltiples opciones, la retención se convierte en un desafío clave. El marketing integral no solo atrae a nuevos pacientes, sino que también crea programas de lealtad y seguimiento que mejoran la satisfacción y fidelización del paciente.

4. **Adopción de Tecnología**: El marketing puede promover la adopción de nuevas tecnologías tanto dentro de la clínica como en la comunicación con los pacientes. Desde la gestión online de citas hasta la teleodontología, el marketing puede ayudar a integrar y promover estas tecnologías, mejorando la accesibilidad y eficiencia de los servicios odontológicos.

5. **Responsabilidad Social**: Las prácticas dentales, como empresas responsables, pueden utilizar el marketing para destacar su compromiso con la comunidad y el medio ambiente. Esto no solo mejora la imagen pública de la práctica, sino que también contribuye al bienestar de la comunidad a

través de programas de responsabilidad social corporativa.

La introducción del marketing en la odontología no es simplemente una cuestión de necesidad comercial, sino una evolución hacia una práctica más centrada en el paciente y tecnológicamente avanzada. A medida que avanzamos en las siguientes secciones del libro, exploraremos cada uno de estos aspectos en detalle, proporcionando a los odontólogos las herramientas y conocimientos necesarios para implementar un marketing odontológico efectivo y ético que responda a las demandas del siglo XXI.

Este prefacio sienta las bases para una discusión exhaustiva sobre cómo el marketing integral no solo fortalece la posición de una clínica dental en el mercado, sino que también enriquece la experiencia del paciente, asegurando que la odontología no solo sea vista como un servicio médico, sino como una parte integral del bienestar general de una persona. Con esta perspectiva, el marketing odontológico se convierte en un elemento esencial en la práctica de la odontología moderna, enfocado no solo en el éxito comercial, sino en el avance de la salud y la educación oral global.

Parte I: Fundamentos del Marketing Odontológico

Capítulo 1: Introducción al Marketing Odontológico

Definición y Alcance

El marketing odontológico es un campo especializado dentro del marketing que se enfoca en la promoción de servicios dentales y la gestión de relaciones con los pacientes para alcanzar tanto objetivos clínicos como comerciales. Este capítulo ofrece una definición detallada del marketing odontológico y explora su alcance, incluyendo las diversas áreas clave que deben ser consideradas por las clínicas dentales.

Definición de Marketing Odontológico

El marketing odontológico puede definirse como el proceso de planificación y ejecución de la concepción, precio, promoción y distribución de ideas, bienes y servicios odontológicos para crear intercambios que satisfagan objetivos individuales y organizacionales. La American Marketing Association (AMA) ofrece una definición más general de marketing que puede adaptarse a la odontología: "el marketing es la actividad, conjunto de instituciones y procesos para crear, comunicar, entregar e intercambiar ofertas que tienen valor para los clientes, socios y la sociedad en general" (Kotler & Keller, 2012).

En el contexto odontológico, esto implica entender profundamente las necesidades y deseos de los pacientes y diseñar ofertas que no solo cumplan, sino que excedan esas expectativas, garantizando al mismo tiempo la viabilidad comercial de la práctica dental. La definición también subraya la importancia de la creación de valor tanto para los pacientes como para la clínica, y la necesidad de establecer relaciones duraderas y de confianza.

Alcance del Marketing Odontológico

El alcance del marketing odontológico es amplio y abarca diversas áreas clave que son fundamentales para el éxito de una clínica dental. Estas áreas incluyen investigación de mercado, estrategia de marketing, branding y posicionamiento, promoción y comunicación, gestión de relaciones con clientes, estrategia de precios, y distribución o logística de servicios.

1. Investigación de Mercado

La investigación de mercado es esencial para comprender las necesidades, preferencias y comportamientos de los pacientes actuales y potenciales. Esta investigación puede realizarse mediante diversas herramientas como encuestas, grupos focales y análisis de datos, que ayudan a identificar tendencias del mercado y a informar decisiones estratégicas (Malhotra, 2010). Por ejemplo, una clínica dental puede realizar encuestas para entender las principales preocupaciones de los pacientes sobre la salud bucal y adaptar sus servicios en consecuencia.

2. Estrategia de Marketing

Desarrollar una estrategia de marketing implica la creación de un plan integral que aborde cómo alcanzar los objetivos deseados. Esto incluye la segmentación del mercado, el posicionamiento de la práctica dental y la mezcla de marketing, que comprende las 4 P's: Producto, Precio, Plaza y Promoción. La segmentación del mercado permite identificar grupos específicos de pacientes con necesidades similares, lo que facilita la creación de campañas de marketing más efectivas. El posicionamiento se refiere a cómo se percibe la clínica dental en el mercado, y la mezcla de marketing incluye las estrategias utilizadas para promocionar los servicios dentales (Kotler & Keller, 2012).

3. Branding y Posicionamiento

El branding y el posicionamiento son cruciales para establecer una identidad de marca fuerte que resuene con los valores y expectativas de los pacientes. Esto incluye el desarrollo de un nombre memorable, un logo distintivo y una reputación sólida. Una marca bien definida ayuda a diferenciar la práctica dental en un mercado competitivo y a construir confianza y lealtad entre los pacientes (Keller, 2008). Por ejemplo, una clínica dental que se especializa en odontología estética puede posicionarse como líder en procedimientos de blanqueamiento dental y carillas, utilizando una marca que refleje elegancia y profesionalismo.

4. Promoción y Comunicación

La promoción y la comunicación se centran en desarrollar e implementar tácticas para comunicarse con el mercado objetivo. Esto puede incluir estrategias de publicidad tradicional, marketing digital, relaciones públicas y más. La publicidad tradicional puede abarcar anuncios en periódicos, revistas y medios locales, mientras que el marketing digital incluye el uso de redes sociales, SEO (optimización para motores de búsqueda) y campañas de correo electrónico. Las relaciones públicas ayudan a construir una imagen positiva de la clínica dental mediante la gestión de la comunicación con los medios y la organización de eventos comunitarios (Chaffey & Ellis-Chadwick, 2019).

5. Gestión de Relaciones con Clientes (CRM)

La gestión de relaciones con clientes (CRM) implica estrategias para construir y mantener relaciones duraderas con los pacientes. Utilizando herramientas tecnológicas para gestionar datos de pacientes, preferencias y historiales de interacción, las clínicas dentales pueden ofrecer un servicio más personalizado y mejorar la satisfacción del paciente. Los sistemas CRM permiten realizar un seguimiento de las citas, enviar recordatorios automáticos y gestionar el seguimiento post-tratamiento, lo que facilita una experiencia de paciente más fluida y eficiente (Buttle, 2019).

6. Estrategia de Precios

La estrategia de precios implica la determinación de la estructura de precios óptima para los servicios ofrecidos. Esto requiere un análisis cuidadoso de factores como los costos operativos, la percepción de valor por parte del paciente y los precios de la competencia. Una estrategia de precios efectiva debe equilibrar la necesidad de rentabilidad con la accesibilidad para los pacientes, garantizando que los precios reflejen el valor de los servicios ofrecidos y sean competitivos en el mercado (Nagle & Müller, 2018).

7. Distribución o Logística de Servicios

La distribución o logística de servicios se refiere a asegurar que los servicios dentales estén disponibles para los pacientes de manera conveniente y eficiente. Esto puede incluir la ubicación de la clínica, las horas de operación y la disponibilidad de citas en línea. Una clínica bien ubicada y con horarios flexibles puede atraer a más pacientes y mejorar la satisfacción general. Además, la implementación de sistemas de reservas en línea facilita el proceso de programación de citas y mejora la accesibilidad (Christopher, 2016).

El marketing odontológico es un campo multifacético que abarca una amplia gama de estrategias y prácticas destinadas a promover los servicios de una clínica dental y a satisfacer las necesidades de los pacientes. Al comprender la definición y el alcance del marketing odontológico, las clínicas dentales pueden desarrollar estrategias efectivas para alcanzar sus objetivos comerciales y mejorar la experiencia del paciente. La implementación de prácticas basadas en la investigación de mercado, estrategias de marketing integrales, branding sólido, promoción efectiva, gestión de relaciones con clientes, estrategias de precios competitivas y logística eficiente son clave para el éxito en el mercado dental.

Importancia del Marketing en la Odontología

En un mercado cada vez más saturado y competitivo, el marketing odontológico juega un papel crucial en el éxito de una práctica dental. Esta importancia se deriva de varios factores clave que no solo promueven la clínica dental, sino que también mejoran la experiencia del paciente, fomentan la lealtad y aseguran la sostenibilidad de la práctica. A continuación, se detallan algunas razones fundamentales por las cuales el marketing es indispensable en el ámbito odontológico.

1. Diferenciación

En un entorno donde los pacientes tienen múltiples opciones, una estrategia de marketing efectiva ayuda a diferenciar una práctica dental de sus competidores. La diferenciación es esencial para destacar en un mercado saturado. El marketing no solo se centra en promover tratamientos, sino en destacar la calidad del cuidado, la tecnología avanzada y el personal altamente calificado.

La diferenciación puede lograrse mediante varias tácticas, como la creación de una identidad de marca fuerte y coherente, la promoción de testimonios y reseñas positivas, y la comunicación de los valores y la misión de la clínica. Por ejemplo, una clínica que se especializa en odontología estética puede destacar sus resultados de alta calidad y su enfoque personalizado para atraer a pacientes que buscan estos servicios específicos (Kotler & Keller, 2012).

2. Educación del Paciente

Muchos pacientes no están familiarizados con los últimos tratamientos y tecnologías disponibles en odontología. Una estrategia de marketing educativa puede informar y empoderar a los pacientes, ayudándoles a tomar decisiones informadas sobre su salud oral. La educación del paciente es una herramienta poderosa para construir confianza y lealtad.

Las clínicas dentales pueden utilizar diversas plataformas para educar a los pacientes, como blogs, videos educativos, webinars y redes sociales. Proporcionar contenido valioso y educativo no solo mejora la experiencia del paciente, sino que también posiciona a la clínica como una autoridad en el campo de la odontología. Por ejemplo, artículos de blog sobre la importancia de la higiene dental regular o videos explicativos sobre procedimientos como los implantes dentales pueden atraer y retener a los pacientes al proporcionarles información que les resulta útil y relevante (Grewal et al., 2018).

3. Retención de Pacientes

Retener a los pacientes existentes es menos costoso que adquirir nuevos, y el marketing juega un papel crucial en la retención de pacientes. A través de programas de fidelización y comunicación efectiva, las clínicas dentales pueden mantener una relación continua con sus pacientes, asegurando su retorno para futuras citas y tratamientos.

Herramientas como newsletters, recordatorios de citas y promociones especiales son esenciales para la retención de pacientes. Las newsletters pueden incluir información sobre cuidados preventivos, promociones actuales y noticias de la clínica, mientras que los recordatorios de citas pueden ayudar a los pacientes a mantenerse al día con sus visitas regulares. Además, ofrecer promociones especiales o descuentos a pacientes leales puede incentivarlos a regresar y a recomendar la clínica a otros (Berry, 2002).

4. Aprovechamiento de la Tecnología

La tecnología digital ha revolucionado el marketing, permitiendo estrategias más dirigidas y personalizadas. Las prácticas dentales pueden aprovechar herramientas como el marketing en redes sociales, la optimización de motores de búsqueda (SEO) y el marketing por correo electrónico para alcanzar y captar a un público más amplio.

El marketing en redes sociales permite a las clínicas interactuar directamente con los pacientes, compartir contenido educativo y promocional, y responder a preguntas y comentarios en tiempo real. La optimización de motores de búsqueda (SEO) ayuda a mejorar la visibilidad en línea de la clínica, asegurando que los pacientes potenciales puedan encontrarla fácilmente cuando buscan servicios dentales en su área. El marketing por correo electrónico, por otro lado, permite una comunicación directa y personalizada con los pacientes, proporcionando actualizaciones regulares y contenido relevante (Chaffey & Ellis-Chadwick, 2019).

5. Mejora Continua

El feedback y los datos recogidos a través de actividades de marketing pueden ser utilizados para mejorar continuamente los servicios ofrecidos. La adaptación a las necesidades cambiantes de los pacientes y la innovación son facilitadas por un enfoque de marketing orientado a la información.

Las encuestas de satisfacción del paciente, los comentarios en línea y las métricas de marketing digital proporcionan información valiosa sobre lo que los pacientes valoran y dónde hay oportunidades para mejorar. Esta retroalimentación puede ser utilizada para ajustar los servicios, mejorar la atención al paciente y desarrollar nuevas estrategias de marketing. Por ejemplo, si los pacientes expresan una preferencia por horarios de cita más flexibles, la clínica puede considerar extender sus horas de operación para satisfacer esta demanda (Kotler & Keller, 2012).

Estrategias Prácticas de Marketing Odontológico

Para implementar con éxito una estrategia de marketing en una clínica dental, es importante considerar una variedad de enfoques que aborden las necesidades y expectativas de los pacientes. Aquí se presentan algunas estrategias prácticas que pueden ser implementadas por las clínicas dentales para maximizar su impacto en el mercado.

Desarrollo de una Identidad de Marca Fuerte

La creación de una identidad de marca fuerte y coherente es esencial para diferenciar una clínica dental en un mercado competitivo. Esto incluye el desarrollo de un logo distintivo, la definición de la misión y los valores de la clínica, y la creación de una propuesta de valor única que resuene con los pacientes.

Una identidad de marca fuerte ayuda a construir confianza y lealtad entre los pacientes, y proporciona una base sólida para todas las actividades de marketing. Por ejemplo, una clínica que se especializa en tratamientos estéticos puede posicionarse como un líder en procedimientos de alta calidad y resultados naturales, utilizando un branding que refleje elegancia y profesionalismo (Keller, 2008).

Utilización de Marketing de Contenidos

El marketing de contenidos es una estrategia efectiva para atraer y retener a los pacientes al proporcionarles información valiosa y relevante. Esto puede incluir la creación de blogs, videos educativos, infografías y estudios de caso que aborden temas de interés para los pacientes.

El contenido de calidad no solo educa a los pacientes, sino que también mejora el posicionamiento en los motores de búsqueda y aumenta la visibilidad en línea de la clínica. Por ejemplo, un blog sobre las últimas técnicas de blanqueamiento dental o un video que explique los beneficios de los implantes dentales puede atraer a pacientes potenciales y establecer a la clínica como una autoridad en el campo (Chaffey & Ellis-Chadwick, 2019).

Estrategias de Publicidad Digital

La publicidad digital permite a las clínicas dentales llegar a un público más amplio y específico a través de plataformas en línea. Esto incluye el uso de anuncios en redes sociales, publicidad de búsqueda pagada (Google Ads) y anuncios display.

La publicidad en redes sociales permite segmentar audiencias específicas basadas en criterios demográficos y de comportamiento, lo que aumenta la relevancia y efectividad de los anuncios. La publicidad de búsqueda pagada asegura que la clínica aparezca en los resultados de búsqueda relevantes, mientras que los anuncios display pueden aumentar la visibilidad de la marca en sitios web relacionados con la salud y el bienestar (Tuten & Solomon, 2017).

Implementación de Programas de Fidelización

Los programas de fidelización son una herramienta efectiva para retener a los pacientes existentes y fomentar su lealtad. Estos programas pueden incluir descuentos en tratamientos futuros, recompensas por referencias y acceso exclusivo a promociones especiales.

Los programas de fidelización no solo incentivan a los pacientes a regresar, sino que también pueden aumentar la probabilidad de que recomienden la clínica a amigos y familiares. Por ejemplo, ofrecer un descuento en la próxima limpieza dental a los pacientes que refieran a un nuevo paciente puede ayudar a aumentar el número de referencias y fortalecer la base de pacientes de la clínica (Berry, 2002).

Conclusión

El marketing odontológico es una estrategia esencial para el éxito de cualquier clínica dental en un mercado competitivo y en constante evolución. Al comprender y aplicar los principios del marketing, las clínicas pueden diferenciarse, educar a los pacientes, retener a los pacientes existentes, aprovechar la tecnología y mejorar continuamente sus servicios.

La implementación de prácticas de marketing ético y sostenible también es fundamental para construir confianza y lealtad entre los pacientes, y para contribuir positivamente al bienestar de la comunidad. Los profesionales de la odontología que adoptan un enfoque integral y ético hacia el marketing pueden esperar no solo prosperar en términos comerciales, sino también contribuir significativamente al avance de la profesión dental en general.

En resumen, el marketing odontológico no es solo una herramienta para promover servicios, sino una estrategia integral que mejora la calidad del servicio, satisface las necesidades del paciente y asegura el crecimiento y la sostenibilidad de la práctica dental.

Evolución del Marketing en el Sector Dental

El marketing en el sector dental ha experimentado transformaciones significativas a lo largo de los años, adaptándose a las innovaciones tecnológicas, cambios en las expectativas de los pacientes y las regulaciones del sector salud. Desde la promoción básica hasta estrategias de marketing digital sofisticadas, la evolución del marketing dental refleja no solo cambios en cómo los dentistas llegan a sus pacientes, sino también cómo gestionan sus prácticas para ofrecer servicios superiores.

Etapas Iniciales: Marketing Tradicional

Era Pre-Digital

Antes de la era digital, el marketing dental era predominantemente tradicional y se basaba en tácticas como anuncios en periódicos locales, páginas amarillas, radio y televisión. La promoción se centraba en ofertas directas, descuentos y la visibilidad de la práctica en la comunidad. Estas estrategias, aunque efectivas en aquel tiempo, eran generalmente dispersas y no siempre permitían un fácil seguimiento de la efectividad de las campañas (Levin, 2009).

La comunicación con los pacientes era principalmente unidireccional, con los dentistas proporcionando información y los pacientes recibiendo pasivamente esa información. La relación entre el dentista y el paciente era menos dinámica y más transaccional, y las oportunidades de personalizar el tratamiento o el marketing eran limitadas.

Transición a la Era Digital

Adopción de Tecnologías Web

Con la introducción y expansión de Internet en los años 90 y principios de los 2000, los dentistas comenzaron a explorar nuevas formas de marketing. La creación de sitios web para clínicas dentales se convirtió en una norma, proporcionando a los pacientes potenciales acceso a información sobre servicios, ubicación y personal antes de visitar la clínica (Johar, 2011). Los correos electrónicos y boletines informativos también empezaron a ser utilizados para mantener a los pacientes informados y comprometidos.

Los sitios web permitieron a las clínicas dentales presentar información detallada sobre sus servicios, compartir testimonios de pacientes y publicar contenido educativo sobre salud bucal. Esta información accesible en línea ayudó a los pacientes a tomar decisiones informadas sobre su cuidado dental y a seleccionar clínicas que mejor se adaptaran a sus necesidades y expectativas.

SEO y Marketing en Redes Sociales

El marketing en buscadores (SEO) y las redes sociales introdujeron nuevas dinámicas en la relación dentista-paciente. Los dentistas no solo buscaban ser encontrados fácilmente en línea sino también empezaron a interactuar directamente con sus pacientes a través de plataformas como Facebook, Twitter e Instagram. Esto no solo mejoró la visibilidad sino que también permitió a las prácticas dentales construir una comunidad en línea, aumentar la lealtad del cliente y recibir comentarios directos de los pacientes (Tuten & Solomon, 2017).

El SEO ayudó a las clínicas dentales a mejorar su posición en los resultados de búsqueda, facilitando que los pacientes encontraran sus servicios cuando buscaban soluciones dentales en línea. Las redes sociales permitieron una interacción más personal y directa con los pacientes, permitiendo a las clínicas compartir actualizaciones, responder preguntas y promover sus servicios en tiempo real.

Innovaciones Recientes en Marketing Dental

Marketing de Contenidos

El marketing de contenidos se ha convertido en una estrategia clave, permitiendo a los dentistas educar a sus pacientes sobre cuidado oral preventivo, tratamientos y tecnología dental a través de blogs, vídeos y podcasts. Este enfoque no solo informa sino que también empodera a los pacientes, ayudándoles a tomar decisiones informadas sobre su salud dental (Holliman & Rowley, 2014).

Al crear y compartir contenido valioso, las clínicas dentales pueden atraer a nuevos pacientes y retener a los existentes, posicionándose como líderes de pensamiento en el campo de la odontología. Los blogs y artículos pueden abordar temas comunes de interés para los pacientes, como consejos para mantener una buena higiene bucal, mientras que los vídeos y podcasts pueden ofrecer explicaciones detalladas de procedimientos dentales y entrevistas con expertos.

Automatización y Personalización del Marketing

La automatización del marketing, combinada con sistemas avanzados de gestión de relaciones con clientes (CRM), ha permitido a los dentistas personalizar sus comunicaciones y automatizar procesos como recordatorios de citas, seguimientos post-tratamiento y mensajes de felicitación por cumpleaños. Esto no solo mejora la eficiencia sino que también ayuda a construir relaciones más fuertes y personales con los pacientes (Sharp, 2018).

La automatización del marketing permite a las clínicas enviar mensajes personalizados y oportunos a los pacientes, basados en su historial de citas y tratamientos. Por ejemplo, un sistema automatizado puede enviar un recordatorio de cita a un paciente una semana antes de su visita programada, seguido de un mensaje de agradecimiento después de la cita, y luego un recordatorio de seguimiento si es necesario.

Realidad Aumentada y Herramientas Interactivas

La adopción de tecnologías como la realidad aumentada ha revolucionado la forma en que los dentistas pueden presentar los resultados de los tratamientos antes de que estos se realicen, mejorando la comunicación y la satisfacción del paciente. Además, herramientas interactivas como simulaciones de sonrisas y aplicaciones de educación dental han mejorado la experiencia del paciente, haciéndola más atractiva y personalizada (Bhargava & Donthu, 2020).

La realidad aumentada permite a los pacientes ver una visualización en tiempo real de cómo podrían verse sus dientes después de un tratamiento, lo que facilita la toma de decisiones informadas y aumenta la confianza en los procedimientos propuestos. Las aplicaciones interactivas también pueden educar a los pacientes sobre técnicas de cepillado y la importancia de las visitas regulares al dentista, mejorando su salud bucal general.

Futuro del Marketing Dental

Mirando hacia el futuro, el marketing dental continuará evolucionando con la integración de inteligencia artificial y big data, lo que permitirá aún más personalización y eficiencia en la atención al paciente. Las estrategias de marketing se volverán más centradas en el paciente, utilizando datos para predecir necesidades y preferencias, optimizando las experiencias y maximizando la satisfacción y retención del paciente (Kumar et al., 2016).

La inteligencia artificial puede analizar grandes volúmenes de datos para identificar patrones y tendencias, permitiendo a las clínicas dentales personalizar sus comunicaciones y tratamientos de manera más efectiva. Por ejemplo, los sistemas de IA pueden predecir cuándo un paciente es más probable que necesite una cita de seguimiento y enviar recordatorios automatizados para programar la visita.

Conclusión

La evolución del marketing en el sector dental es un testimonio de cómo la tecnología y la innovación pueden transformar una industria. Desde los métodos tradicionales de promoción hasta el uso sofisticado de la tecnología digital, el marketing dental ha recorrido un largo camino. Los dentistas que adoptan estas nuevas estrategias no solo están mejor posicionados para crecer en un mercado competitivo, sino que también están mejor equipados para satisfacer las necesidades cambiantes de sus pacientes, asegurando una práctica dental próspera y relevante en el siglo XXI.

La adopción de nuevas tecnologías y enfoques de marketing no solo mejora la visibilidad y la eficiencia de las clínicas dentales, sino que también contribuye a una mejor experiencia del paciente. Al mantenerse al día con las tendencias emergentes y adaptarse a las necesidades y expectativas de los pacientes, las clínicas dentales pueden asegurar su éxito y sostenibilidad a largo plazo.

Capítulo 2: Comprender el Mercado Odontológico

Análisis del Mercado Actual

El éxito de una práctica dental moderna no solo depende de la calidad del cuidado clínico proporcionado, sino también de la capacidad del dentista para comprender y adaptarse al mercado odontológico en el que opera. Este análisis del mercado actual requiere una exploración meticulosa de varios componentes clave, incluyendo las tendencias demográficas, la competencia, los comportamientos del consumidor y las tecnologías emergentes que influyen en la demanda de servicios dentales. Este capítulo detalla el análisis del mercado odontológico actual, proporcionando una visión integral para los dentistas que buscan mejorar su estrategia de marketing y operaciones comerciales.

Identificación de Tendencias Demográficas

Uno de los primeros pasos en el análisis del mercado es entender las tendencias demográficas que afectan la demanda de servicios dentales. La estructura de edad de la población, por ejemplo, tiene implicaciones significativas para los tipos de servicios dentales que estarán en demanda. Las poblaciones con una mayor proporción de niños y adolescentes requerirán más servicios preventivos y ortodónticos, mientras que las áreas con poblaciones envejecidas verán un aumento en la demanda de prótesis, implantes y tratamientos para enfermedades periodontales (Petersen & Kandelman, 2010).

Estructura de Edad de la Población

La edad de la población es un factor determinante en la planificación de los servicios odontológicos. Los niños y adolescentes suelen necesitar servicios preventivos como limpiezas regulares y tratamientos ortodónticos. Las clínicas dentales en áreas con una alta concentración de familias jóvenes deben enfocarse en estos servicios y promover la importancia de la higiene dental desde una edad temprana. Por otro lado, las clínicas ubicadas en áreas con una población envejecida deben priorizar servicios como prótesis dentales, implantes y tratamientos para enfermedades periodontales, que son más comunes en personas mayores.

Crecimiento Poblacional y Urbanización

El crecimiento poblacional y la urbanización también juegan un papel crucial en la formulación de estrategias de mercado. Las áreas urbanas densamente pobladas pueden presentar una mayor competencia entre clínicas dentales, lo que requiere una diferenciación más agresiva y estrategias de marketing localizadas (Porter, 2020). En contraste, las áreas rurales o menos pobladas pueden tener una menor competencia, pero también pueden enfrentar desafíos únicos como el acceso limitado a recursos y la necesidad de servicios móviles o clínicas temporales.

Distribución Socioeconómica

La distribución socioeconómica de la población afecta directamente la demanda de servicios dentales y la capacidad de los pacientes para pagar estos servicios. Las clínicas dentales deben adaptar sus estrategias de precios y ofertas de servicios según las características socioeconómicas de su área de influencia. Por ejemplo, en áreas de alto ingreso, puede haber una mayor demanda de tratamientos estéticos avanzados, mientras que en áreas de bajo ingreso, las clínicas pueden necesitar ofrecer opciones de financiamiento accesibles o trabajar en colaboración con programas de salud pública para proporcionar atención asequible.

Análisis de la Competencia

Comprender quiénes son sus competidores y qué ofrecen es fundamental para cualquier práctica dental que busca posicionarse de manera efectiva en el mercado. Esto no solo incluye otras clínicas dentales, sino también alternativas como cadenas de clínicas dentales corporativas y proveedores de servicios dentales en línea. Realizar un análisis competitivo implica examinar los servicios ofrecidos, las estrategias de precios, la ubicación, la calidad del servicio y las tácticas de marketing de los competidores.

Herramientas de Análisis Competitivo

Una herramienta efectiva para el análisis competitivo es el análisis SWOT (Strengths, Weaknesses,

Opportunities, Threats), que ayuda a identificar las fortalezas y debilidades de la práctica dental en comparación con sus competidores, así como las oportunidades y amenazas en el entorno del mercado (Kotler & Keller, 2016).

Fortalezas y Debilidades: Evaluar las fortalezas internas, como la calidad del equipo dental, la tecnología utilizada y la satisfacción del paciente, y compararlas con las debilidades, como la ubicación desfavorable o la falta de servicios especializados.

Oportunidades y Amenazas: Identificar oportunidades en el mercado, como una creciente demanda de servicios estéticos, y amenazas, como la entrada de nuevas clínicas en la zona o cambios en las regulaciones del sector salud.

Estrategias de Diferenciación

Para destacarse en un mercado competitivo, las clínicas dentales deben desarrollar estrategias de diferenciación que resalten sus fortalezas y respondan a las necesidades específicas de sus pacientes. Esto puede incluir:

Calidad del Servicio: Ofrecer una experiencia superior al paciente mediante un servicio al cliente excepcional, tiempos de espera mínimos y un ambiente cómodo y acogedor.

Especialización: Focalizarse en áreas específicas de la odontología, como la ortodoncia, la periodoncia o la odontología estética, para atraer a pacientes que buscan esos servicios especializados.

Innovación Tecnológica: Adoptar las últimas tecnologías dentales, como la impresión 3D para prótesis dentales y tratamientos con láser, para proporcionar tratamientos más efectivos y menos invasivos.

Comportamiento del Consumidor y Preferencias

El comportamiento del consumidor en odontología ha cambiado drásticamente en la última década, influenciado en gran medida por el acceso a la información en línea. Los pacientes de hoy son más informados y tienen expectativas más altas en términos de calidad de servicio, transparencia en la fijación de precios y opciones de tratamiento.

Acceso a la Información y Toma de Decisiones

La proliferación de información en línea ha empoderado a los pacientes, permitiéndoles investigar y comparar clínicas dentales antes de tomar una decisión. Las reseñas en línea, las redes sociales y los sitios web de clínicas son frecuentemente consultados antes de tomar decisiones sobre tratamientos dentales. Los pacientes buscan transparencia en los precios, detalles sobre los tratamientos y testimonios de otros pacientes para tomar decisiones informadas (Smith & Chaffey, 2017).

Preferencias de Servicio

Las preferencias de servicio también están evolucionando. Muchos consumidores valoran la conveniencia y la rapidez, optando por clínicas que ofrecen servicios en línea como la programación de citas y consultas virtuales. Las clínicas que entienden y responden a estos cambios en las preferencias del consumidor están mejor posicionadas para atraer y retener pacientes. Por ejemplo, la implementación de sistemas de reservas en línea y recordatorios automáticos de citas puede mejorar significativamente la experiencia del paciente.

Importancia de la Experiencia del Paciente

La experiencia del paciente es un factor crucial en la retención y satisfacción del cliente. Las clínicas dentales deben esforzarse por proporcionar una experiencia positiva en cada interacción, desde la primera consulta hasta el seguimiento post-tratamiento. Esto incluye un ambiente cómodo y acogedor en la clínica, personal amable y capacitado, y una comunicación clara y empática sobre los procedimientos y costos.

Impacto de la Tecnología

La tecnología ha transformado el mercado odontológico no solo a través de innovaciones en el tratamiento, sino también en cómo se comercializan estos tratamientos. Tecnologías emergentes como la impresión 3D para prótesis dentales y la utilización de software de gestión de la práctica han creado nuevas oportunidades y desafíos para las clínicas dentales. La adopción de estas tecnologías puede ser un importante diferenciador de mercado y una herramienta de marketing efectiva.

Innovaciones en Tratamientos Dentales

Las innovaciones tecnológicas en tratamientos dentales, como la impresión 3D y los tratamientos con láser, han mejorado significativamente la precisión y la efectividad de los procedimientos dentales. La impresión 3D permite la creación rápida y precisa de prótesis dentales personalizadas, mientras que los tratamientos con láser ofrecen opciones menos invasivas y más cómodas para los pacientes.

Marketing Digital

El marketing digital, incluido el uso de SEO, marketing en redes sociales y estrategias de contenido, es ahora una parte esencial de la estrategia de marketing de cualquier práctica dental. Estas herramientas permiten a las clínicas alcanzar a un público más amplio, interactuar de manera más efectiva con los pacientes y medir el impacto de sus campañas de marketing con mayor precisión (Holliman & Rowley, 2014).

SEO: La optimización para motores de búsqueda (SEO) mejora la visibilidad en línea de la clínica dental, asegurando que los pacientes potenciales puedan encontrar la clínica fácilmente cuando buscan servicios dentales en su área.

Redes Sociales: Las redes sociales permiten a las clínicas interactuar directamente con los pacientes, compartir contenido educativo y promocional, y construir una comunidad en línea.

Marketing de Contenidos: Crear y compartir contenido valioso y relevante, como blogs, videos educativos y testimonios de pacientes, ayuda a atraer y retener a los pacientes, estableciendo a la clínica como una autoridad en el campo de la odontología.

Conclusión

El análisis del mercado odontológico actual es un proceso complejo que requiere una comprensión detallada de múltiples factores, incluyendo tendencias demográficas, análisis de la competencia, comportamientos del consumidor y tecnología. Al mantenerse informado sobre estas áreas clave, los dentistas pueden desarrollar estrategias de marketing y operaciones comerciales que no solo respondan a las condiciones actuales del mercado, sino que también anticipen cambios futuros, asegurando el crecimiento y la sostenibilidad a largo plazo de su práctica dental.

En resumen, los dentistas que adoptan un enfoque integral y proactivo para comprender y adaptarse al mercado odontológico están mejor posicionados para prosperar en un entorno competitivo. Al utilizar las herramientas y estrategias descritas en este capítulo, las clínicas dentales pueden mejorar su visibilidad, atraer y retener a más pacientes, y ofrecer un cuidado dental de alta calidad que satisfaga las necesidades cambiantes de sus pacientes.

Identificación del Público Objetivo en Marketing Odontológico

El éxito de una práctica dental no se basa únicamente en la habilidad técnica y el conocimiento clínico del odontólogo, sino también en su capacidad para identificar y comprender a su público objetivo. Este entendimiento profundo facilita el desarrollo de estrategias de marketing precisas y efectivas, orientadas a satisfacer las necesidades específicas y mejorar la captación y retención de pacientes. Este extenso análisis abordará cómo los odontólogos pueden identificar de manera efectiva a su público objetivo, incluyendo las metodologías, herramientas y técnicas aplicables, así como la relevancia de este proceso en la práctica dental moderna.

Comprender la Importancia de la Identificación del Público Objetivo

La identificación del público objetivo es crucial porque permite que la práctica dental se comunique de manera más eficaz y eficiente con segmentos específicos de pacientes, lo que maximiza los recursos de marketing y mejora las oportunidades de crecimiento empresarial. A través de un enfoque dirigido, los odontólogos pueden personalizar sus servicios, promociones y mensajes para resonar con las necesidades, preferencias y comportamientos de sus pacientes ideales (Kotler & Keller, 2016). Esto no solo aumenta la satisfacción del paciente, sino que también mejora la rentabilidad de la clínica al asegurar que las estrategias de marketing estén alineadas con los intereses y expectativas del público objetivo.

Definición del Público Objetivo

El público objetivo en odontología puede variar considerablemente dependiendo de varios factores, incluyendo la especialización del odontólogo, la ubicación de la práctica y los servicios específicos ofrecidos. Por ejemplo, una práctica que se especializa en ortodoncia pediátrica tendrá un público objetivo diferente al de una clínica que ofrece principalmente implantes dentales para adultos mayores. Comprender estos matices es fundamental para desarrollar una estrategia de marketing efectiva.

Análisis Demográfico

El primer paso para definir el público objetivo es realizar un análisis demográfico detallado. Esto incluye la identificación de características como la edad, el género, el nivel socioeconómico, la educación y la ubicación geográfica de la población que la práctica busca servir. Estos datos pueden obtenerse a través de censos locales, encuestas de salud y registros de pacientes existentes (Malhotra, 2010). A continuación, exploramos cómo cada uno de estos factores puede influir en la estrategia de marketing.

Edad y Ciclo de Vida

La edad es una variable demográfica fundamental en la segmentación del mercado odontológico. Los niños y adolescentes, por ejemplo, requieren principalmente servicios preventivos y ortodónticos. Las clínicas que se especializan en odontología pediátrica deben enfocarse en la educación de los padres sobre la importancia del cuidado dental desde una edad temprana y ofrecer un ambiente amigable para los niños.

Por otro lado, los adultos jóvenes pueden estar interesados en tratamientos estéticos como el blanqueamiento dental y las carillas, mientras que los adultos mayores pueden necesitar servicios como prótesis, implantes y tratamientos periodontales. Adaptar los mensajes de marketing y los servicios ofrecidos a cada grupo de edad puede mejorar significativamente la efectividad de las campañas de marketing.

Género

El género también puede influir en las necesidades y preferencias de los pacientes dentales. Por ejemplo, las mujeres pueden ser más propensas a buscar tratamientos estéticos y preventivos, mientras que los hombres pueden enfocarse más en tratamientos curativos y restaurativos. Comprender estas diferencias puede ayudar a personalizar los mensajes y ofertas para resonar mejor con cada grupo.

Nivel Socioeconómico

El nivel socioeconómico afecta la capacidad de los pacientes para pagar por servicios dentales y sus expectativas de calidad y atención. Las clínicas en áreas de altos ingresos pueden enfocarse en ofrecer tratamientos de alta gama y servicios adicionales que mejoren la experiencia del paciente, mientras que las clínicas en áreas de menores ingresos pueden necesitar proporcionar opciones de financiamiento y colaborar con programas de salud pública para hacer que los tratamientos sean más accesibles.

Educación

El nivel de educación puede influir en el grado de conciencia y conocimiento sobre la salud dental. Los pacientes con un alto nivel educativo pueden estar más informados sobre la importancia de la prevención y los tratamientos avanzados, lo que puede afectar sus decisiones de tratamiento. Proporcionar información detallada y educativa a través de blogs, videos y folletos puede ayudar a estos pacientes a tomar decisiones informadas.

Ubicación Geográfica

La ubicación geográfica es un factor crucial, ya que la mayoría de los pacientes prefieren recibir tratamiento cerca de donde viven o trabajan. La segmentación geográfica permite a las clínicas focalizar sus estrategias de publicidad local y la optimización para motores de búsqueda locales (SEO). Por ejemplo, una clínica en un área urbana densamente poblada puede beneficiarse de campañas de marketing digital agresivas, mientras que una clínica en una comunidad rural puede necesitar enfoques más personalizados y eventos comunitarios para atraer pacientes.

Comportamiento y Preferencias

Además de las características demográficas, es crucial entender el comportamiento y las preferencias de los pacientes potenciales. Esto incluye sus hábitos de consumo, cómo buscan información sobre salud dental, qué factores consideran al elegir un dentista y sus preferencias de comunicación y atención. Herramientas como encuestas en línea, grupos focales y análisis de comportamiento en sitios web y redes sociales pueden proporcionar información valiosa en este aspecto.

Hábitos de Consumo

Comprender cómo los pacientes buscan y eligen servicios dentales es fundamental. Algunos pacientes pueden basar sus decisiones en recomendaciones de amigos y familiares, mientras que otros pueden depender de reseñas en línea y la presencia en redes sociales de la clínica. Realizar encuestas y grupos focales puede ayudar a identificar estos patrones y adaptar las estrategias de marketing en consecuencia.

Fuentes de Información

Los pacientes modernos tienen acceso a una gran cantidad de información en línea sobre salud dental. Es importante que las clínicas dentales mantengan una presencia activa y actualizada en internet, proporcionando contenido educativo y respondiendo preguntas comunes. Las estrategias de SEO y marketing de contenidos pueden mejorar la visibilidad de la clínica en los motores de búsqueda, atrayendo a pacientes que buscan información sobre tratamientos específicos.

Factores de Decisión

Identificar los factores que los pacientes consideran al elegir un dentista puede ayudar a las clínicas a destacar sus fortalezas. Estos factores pueden incluir la reputación de la clínica, la calidad del servicio, la experiencia del personal, la disponibilidad de tecnologías avanzadas, y la transparencia en los costos y tratamientos. Enfatizar estos puntos en las campañas de marketing puede atraer a pacientes que valoran estos aspectos.

Preferencias de Comunicación

Cada paciente tiene preferencias diferentes en cuanto a cómo les gusta comunicarse con su dentista. Algunos prefieren las llamadas telefónicas, mientras que otros pueden preferir el correo electrónico o los mensajes de texto. Las clínicas deben ofrecer múltiples canales de comunicación y permitir que los pacientes elijan el método que les resulta más conveniente.

Segmentación del Mercado

Una vez que se ha recopilado información suficiente sobre el público potencial, el siguiente paso es la segmentación del mercado. Este proceso divide a la población en grupos más manejables basados en características compartidas, lo que permite un enfoque de marketing más dirigido y personalizado.

Segmentación Geográfica

La segmentación geográfica es particularmente relevante para las prácticas dentales, ya que la mayoría de los pacientes prefieren recibir tratamiento cerca de donde viven o trabajan. Determinar el área geográfica que la práctica puede servir efectivamente ayudará a focalizar las estrategias de publicidad local y la optimización para motores de búsqueda locales (SEO). Las campañas publicitarias pueden incluir promociones específicas para barrios o comunidades cercanas y participar en eventos locales para aumentar la visibilidad.

Segmentación Demográfica y Psicográfica

Además de la ubicación, segmentar el mercado basado en edad, género, nivel de ingresos y otros factores demográficos es esencial. La segmentación psicográfica, que considera estilos de vida, valores y actitudes, puede ser especialmente útil para personalizar mensajes y ofertas que resuenen profundamente con el público objetivo. Por ejemplo, una clínica que se especializa en tratamientos estéticos puede dirigirse a pacientes que valoran la apariencia y el cuidado personal, utilizando mensajes que enfatizan la importancia de una sonrisa atractiva y saludable.

Segmentación Conductual

La segmentación conductual se enfoca en cómo los individuos toman decisiones sobre su cuidado dental, incluyendo la frecuencia de visitas al dentista, sus respuestas a campañas de marketing anteriores y su sensibilidad a la fijación de precios. Este tipo de información puede ser crucial para diseñar programas de fidelización y promociones especiales que incentiven comportamientos específicos. Por ejemplo, ofrecer descuentos en limpiezas dentales regulares puede incentivar a los pacientes a mantener sus citas de manera consistente.

Utilización de Herramientas de Análisis de Datos

La tecnología moderna ha facilitado la recolección y análisis de grandes volúmenes de datos sobre pacientes potenciales. Herramientas como sistemas CRM (Customer Relationship Management), plataformas de análisis de redes sociales y software de análisis de datos pueden ayudar a los odontólogos a obtener una comprensión más precisa y detallada de su público objetivo.

Sistemas CRM

Los sistemas CRM permiten a las clínicas dentales gestionar y analizar las interacciones con los pacientes, registrando información sobre sus preferencias, historial de citas y tratamientos. Esto facilita la personalización de las comunicaciones y la mejora de la experiencia del paciente. Por ejemplo, un CRM puede enviar automáticamente recordatorios de citas y seguimientos post-tratamiento, mejorando la retención del paciente.

Plataformas de Análisis de Redes Sociales

Las plataformas de análisis de redes sociales proporcionan información sobre cómo los pacientes interactúan con la clínica en línea, incluyendo datos demográficos, intereses y comportamientos. Esta información puede utilizarse para crear campañas de marketing más efectivas y dirigidas, aumentando el compromiso y la lealtad del paciente.

Software de Análisis de Datos

El software de análisis de datos permite a las clínicas dentales identificar tendencias y patrones en el comportamiento del paciente, prediciendo necesidades futuras y optimizando las estrategias de marketing. Por ejemplo, el análisis de datos puede revelar que los pacientes tienden a buscar tratamientos específicos en determinadas épocas del año, permitiendo a la clínica planificar campañas promocionales en consecuencia.

Estrategias de Comunicación Efectiva

Una vez identificado y segmentado el público objetivo, desarrollar estrategias de comunicación efectivas es esencial. Esto puede incluir la elección de los canales de comunicación más apropiados, como el correo electrónico, las redes sociales o la publicidad tradicional, y la creación de mensajes que reflejen los valores y necesidades del público objetivo.

Elección de Canales de Comunicación

Cada segmento de público objetivo puede tener preferencias diferentes en cuanto a los canales de comunicación. Por ejemplo, los pacientes más jóvenes pueden preferir interactuar a través de redes sociales y mensajes de texto, mientras que los pacientes mayores pueden sentirse más cómodos con llamadas telefónicas y correos electrónicos. Es importante utilizar una combinación de canales para llegar a todos los segmentos de manera efectiva.

Creación de Mensajes Personalizados

Los mensajes personalizados que abordan directamente las necesidades y preocupaciones del paciente pueden ser más efectivos que los mensajes genéricos. Utilizar el nombre del paciente en las comunicaciones, enviar información relevante basada en su historial de tratamientos y ofrecer promociones específicas para sus necesidades pueden mejorar la respuesta y el compromiso del paciente.

Medición y Ajuste de Estrategias

La medición del impacto de las estrategias de comunicación es crucial para identificar qué tácticas son más efectivas y ajustar las campañas en consecuencia. Herramientas de análisis y seguimiento permiten a las clínicas dentales medir métricas clave como la tasa de apertura de correos electrónicos, el compromiso en redes sociales y la tasa de conversión de campañas publicitarias. Basándose en estos datos, las clínicas pueden optimizar sus estrategias para mejorar continuamente su efectividad.

Conclusión

La identificación del público objetivo es un componente esencial del marketing dental efectivo. Al comprender las características demográficas, comportamientos y preferencias de sus pacientes, los odontólogos pueden desarrollar estrategias de marketing más precisas y efectivas, mejorando la captación y retención de pacientes. La segmentación del mercado, el uso de herramientas de análisis de datos y la implementación de estrategias de comunicación personalizada son clave para alcanzar el éxito en un entorno competitivo.

Al seguir estas prácticas, las clínicas dentales no solo pueden atraer a más pacientes, sino también establecer relaciones duraderas y significativas con ellos, asegurando el crecimiento y la sostenibilidad de la práctica dental a largo plazo.

Entender las necesidades y deseos de los pacientes

En el corazón del marketing odontológico efectivo se encuentra una comprensión profunda de las necesidades y deseos de los pacientes. Este entendimiento no solo permite a los dentistas ofrecer servicios que mejor satisfagan las expectativas del paciente, sino también fortalecer la relación dentista-paciente, aumentando la lealtad y la satisfacción del paciente. Este capítulo desglosa cómo los odontólogos pueden eficazmente identificar y responder a estas necesidades y deseos, empleando una combinación de investigación clínica y marketing.

Importancia de Comprender al Paciente

Comprender las necesidades y deseos de los pacientes es crucial para cualquier práctica dental que aspire a ofrecer un servicio centrado en el paciente. Esta comprensión va más allá de la simple provisión de cuidados dentales; implica una apreciación profunda de las expectativas emocionales, psicológicas y sociales de los pacientes respecto a su salud bucal. Kotler y Armstrong (2020) sugieren que el éxito en el servicio al cliente depende en gran medida de la capacidad de una organización para conectar con sus clientes a un nivel más personal y emocional.

Una práctica dental que entiende a sus pacientes puede anticipar mejor sus necesidades, adaptar sus servicios en consecuencia y comunicarse de manera más efectiva. Esto no solo mejora la experiencia del paciente, sino que también fortalece la lealtad y fomenta las recomendaciones boca a boca, que son cruciales en el sector de la salud.

Investigación y Análisis de las Necesidades del Paciente

Para comprender verdaderamente las necesidades y deseos de los pacientes, los odontólogos deben emplear tanto fuentes de información primaria como secundaria. Esta investigación permite obtener una visión completa de lo que los pacientes buscan en su atención dental y cómo pueden mejorarse los servicios para satisfacer esas expectativas.

Fuentes de Información Primaria

La investigación primaria es esencial para entender directamente de los pacientes sus necesidades y deseos. Esto puede incluir encuestas de satisfacción, entrevistas uno a uno, grupos focales y observaciones durante las visitas clínicas. Las preguntas deben estar diseñadas para descubrir no solo qué servicios desean los pacientes, sino también cómo desean recibir esos servicios, y qué factores consideran más importantes en su experiencia dental (Malhotra, 2010).

Encuestas de Satisfacción

Las encuestas de satisfacción son una herramienta valiosa para recopilar comentarios directos de los pacientes sobre su experiencia en la clínica dental. Pueden cubrir una amplia gama de temas, desde la calidad del tratamiento hasta la amabilidad del personal y la facilidad para programar citas. Las encuestas pueden realizarse en persona, por correo electrónico o a través de plataformas en línea, lo que permite a los pacientes proporcionar sus opiniones de manera conveniente.

Entrevistas Uno a Uno

Las entrevistas personales permiten una comprensión más profunda de las experiencias y expectativas individuales de los pacientes. Este enfoque cualitativo puede revelar detalles que las encuestas pueden pasar por alto, proporcionando una visión más rica de las necesidades emocionales y psicológicas de los pacientes.

Grupos Focales

Los grupos focales reúnen a pequeños grupos de pacientes para discutir sus experiencias y expectativas de manera estructurada. Estos grupos permiten a los dentistas explorar temas específicos en profundidad y obtener una comprensión más completa de las necesidades comunes y las variaciones en las expectativas del paciente.

Observaciones Clínicas

Observar cómo interactúan los pacientes con el personal y el entorno de la clínica puede proporcionar información valiosa sobre sus necesidades y deseos. Esta técnica puede revelar problemas y oportunidades que no son evidentes a través de otros métodos de investigación.

Fuentes de Información Secundaria

La investigación secundaria utiliza datos ya recopilados por otros, como estudios de mercado, informes de la industria y publicaciones académicas.

Estos datos pueden ofrecer una visión valiosa de las tendencias más amplias en la salud bucal y las preferencias del consumidor que podrían influir en las necesidades y deseos de los pacientes locales (Kotler & Keller, 2016).

Estudios de Mercado

Los estudios de mercado proporcionan información sobre las tendencias generales en la industria dental, incluyendo la demanda de diferentes tipos de tratamientos y servicios. Estos estudios pueden ayudar a los dentistas a identificar oportunidades de crecimiento y a adaptar sus servicios para satisfacer las necesidades emergentes de los pacientes.

Informes de la Industria

Los informes de la industria dental ofrecen un análisis detallado de las tendencias y desarrollos en el campo de la odontología. Estos informes pueden incluir datos sobre nuevas tecnologías, cambios en las regulaciones y el comportamiento del consumidor, proporcionando un contexto importante para la toma de decisiones estratégicas.

Publicaciones Académicas

Las publicaciones académicas proporcionan investigaciones basadas en evidencia sobre diversos aspectos de la salud bucal y el comportamiento del paciente. Estas fuentes pueden ofrecer información valiosa sobre las mejores prácticas y las innovaciones en el cuidado dental.

Segmentación de Necesidades del Paciente

Una vez recopilada la información, es fundamental segmentar las necesidades de los pacientes para personalizar mejor las ofertas y comunicaciones. Las necesidades pueden variar significativamente basadas en diversos factores demográficos, psicográficos y comportamentales.

Necesidades Funcionales

Las necesidades funcionales están directamente relacionadas con el tratamiento dental, como la calidad del tratamiento, la accesibilidad de los servicios y la eficacia de los resultados del tratamiento. Entender estas necesidades permite a los odontólogos ajustar sus técnicas clínicas y opciones de tratamiento para mejor satisfacer las expectativas del paciente.

Calidad del Tratamiento

Los pacientes esperan tratamientos efectivos que solucionen sus problemas dentales de manera eficiente. La calidad del tratamiento incluye no solo el resultado final, sino también el proceso de atención, desde la precisión del diagnóstico hasta la destreza en la ejecución de los procedimientos.

Accesibilidad de los Servicios

La accesibilidad de los servicios es otro factor crucial. Los pacientes valoran la conveniencia en términos de ubicación de la clínica, disponibilidad de citas y tiempos de espera. Las clínicas dentales deben esforzarse por ofrecer horarios flexibles y opciones de programación en línea para mejorar la accesibilidad.

Eficacia de los Resultados del Tratamiento

Los pacientes desean ver mejoras tangibles en su salud bucal como resultado de los tratamientos recibidos. La eficacia del tratamiento puede medirse a través de indicadores clínicos y la satisfacción del paciente con los resultados.

Necesidades Emocionales

Las necesidades emocionales están relacionadas con cómo los pacientes se sienten respecto a sus experiencias de tratamiento. Esto puede incluir el deseo de sentirse cuidado, el miedo al tratamiento dental o la necesidad de confianza en la competencia del dentista. Abordar estas necesidades requiere una comunicación efectiva, un ambiente clínico acogedor y un enfoque empático hacia la atención dental (Berry & Bendapudi, 2007).

Sentirse Cuidado

Los pacientes desean sentirse valorados y respetados durante su visita al dentista. Esto implica un trato amable y considerado por parte del personal y una atención personalizada que tome en cuenta las preocupaciones y preferencias individuales de cada paciente.

Miedo al Tratamiento Dental

El miedo al tratamiento dental es una barrera común que puede impedir que los pacientes busquen la atención que necesitan. Abordar esta necesidad emocional requiere técnicas de comunicación tranquilizadoras, la oferta de sedación consciente y la creación de un ambiente relajante en la clínica.

Confianza en la Competencia del Dentista

La confianza en la competencia del dentista es crucial para la tranquilidad del paciente. Los pacientes deben sentirse seguros de que están recibiendo atención de alta calidad por parte de profesionales capacitados y experimentados. Esto puede lograrse a través de la transparencia en la comunicación sobre las calificaciones del personal y la utilización de tecnologías avanzadas.

Necesidades Psicosociales

Las necesidades psicosociales incluyen la influencia de las expectativas sociales y psicológicas en la salud bucal, como la estética dental y su impacto en la autoestima y las interacciones sociales. Los dentistas pueden responder a estas necesidades ofreciendo servicios cosméticos y restaurativos que no solo mejoren la función sino también la apariencia de la sonrisa del paciente.

Estética Dental

La estética dental es una preocupación importante para muchos pacientes, ya que una sonrisa atractiva puede influir positivamente en la autoestima y las interacciones sociales. Los tratamientos como el blanqueamiento dental, las carillas y la ortodoncia estética son altamente demandados por su capacidad para mejorar la apariencia de la sonrisa.

Impacto en la Autoestima

Una buena salud bucal y una sonrisa atractiva pueden tener un impacto significativo en la autoestima del paciente. Los dentistas deben reconocer y abordar la importancia de la estética dental en el bienestar emocional del paciente, ofreciendo tratamientos que mejoren tanto la funcionalidad como la apariencia.

Interacciones Sociales

La salud bucal también afecta las interacciones sociales, ya que problemas dentales visibles pueden causar vergüenza y afectar la confianza en situaciones sociales. Los dentistas pueden ayudar a mejorar la calidad de vida del paciente ofreciendo soluciones que aborden estos problemas de manera efectiva y estética.

Estrategias para Identificar y Responder a las Necesidades del Paciente

Para identificar y responder efectivamente a las necesidades y deseos de los pacientes, los odontólogos deben implementar una combinación de técnicas de investigación y estrategias de marketing centradas en el paciente.

Técnicas de Investigación

Las técnicas de investigación mencionadas anteriormente, como encuestas de satisfacción, entrevistas uno a uno y grupos focales, son fundamentales para obtener una comprensión profunda de las necesidades del paciente. Además, las clínicas dentales pueden utilizar herramientas de análisis de datos para segmentar la información y adaptar sus estrategias en consecuencia.

Estrategias de Marketing

Las estrategias de marketing deben centrarse en personalizar la experiencia del paciente y comunicar de manera efectiva los beneficios de los servicios ofrecidos. Esto puede incluir:

Marketing de Contenidos

El marketing de contenidos es una herramienta poderosa para educar a los pacientes y responder a sus necesidades informativas. Los blogs, videos educativos y publicaciones en redes sociales pueden proporcionar información valiosa sobre temas de interés para los pacientes, como la prevención de enfermedades dentales, las opciones de tratamiento y los beneficios de mantener una buena higiene bucal.

Publicidad Personalizada

La publicidad personalizada, utilizando datos demográficos y comportamentales, puede ayudar a las clínicas dentales a dirigir sus mensajes de manera más efectiva. Esto incluye la utilización de correo electrónico segmentado, anuncios en redes sociales dirigidos y promociones específicas que aborden las necesidades particulares de diferentes segmentos de pacientes.

Programas de Fidelización

Los programas de fidelización son efectivos para mantener a los pacientes existentes y fomentar la repetición de visitas. Ofrecer descuentos en tratamientos futuros, recompensas por referencias y programas de mantenimiento preventivo puede incentivar a los pacientes a seguir comprometidos con su salud bucal y con la clínica.

Mejora Continua del Servicio

El feedback continuo de los pacientes es esencial para la mejora constante de los servicios ofrecidos. Las clínicas dentales deben establecer mecanismos para recopilar y analizar regularmente las opiniones de los pacientes, utilizando esta información para realizar ajustes y mejoras en sus prácticas.

Comprender las necesidades y deseos de los pacientes es un componente esencial del marketing odontológico efectivo. Al utilizar una combinación de investigación primaria y secundaria, segmentación de necesidades y estrategias de marketing centradas en el paciente, los odontólogos pueden ofrecer un servicio más personalizado y satisfactorio. Este enfoque no solo mejora la experiencia del paciente, sino que también fortalece la relación dentista-paciente, aumentando la lealtad y la retención de pacientes.

En un entorno competitivo, la capacidad de una clínica dental para adaptarse a las necesidades cambiantes de sus pacientes y ofrecer una atención centrada en el paciente es fundamental para el éxito a largo plazo. Al seguir las prácticas descritas en este capítulo, las clínicas dentales pueden posicionarse de manera efectiva en el mercado y asegurar su crecimiento y sostenibilidad.

Métodos para Satisfacer las Necesidades y Deseos del Paciente en Marketing Odontológico

En el ámbito de la odontología, satisfacer las necesidades y deseos de los pacientes es fundamental para el éxito a largo plazo de cualquier práctica dental. Este capítulo detalla los métodos y estrategias que los odontólogos pueden emplear para ofrecer un servicio excepcional y personalizado, fomentando la lealtad del paciente y construyendo una reputación sólida. A través de la personalización de la atención, la educación del paciente y la mejora continua basada en feedback, las clínicas dentales pueden transformar su enfoque de atención, pasando de ser meros proveedores de servicios a convertirse en socios de confianza en la salud y bienestar de sus pacientes.

Personalización de la Atención

Tecnología Avanzada para Tratamientos Personalizados

La personalización de la atención dental se ha vuelto cada vez más viable gracias a los avances tecnológicos. Utilizar tecnologías como la impresión 3D y el software de diseño de sonrisas permite a las clínicas ofrecer tratamientos altamente personalizados que se adaptan a las necesidades y deseos individuales de cada paciente.

Impresión 3D para Prótesis Personalizadas: La impresión 3D ha revolucionado la odontología al permitir la creación de prótesis dentales, coronas y alineadores personalizados con una precisión sin precedentes. Esta tecnología no solo mejora la precisión del ajuste y la comodidad del paciente, sino que también reduce el tiempo de espera para la fabricación de prótesis (Chaffey & Smith, 2017).

Software de Diseño de Sonrisas: El uso de software de diseño de sonrisas permite a los pacientes visualizar los resultados potenciales de los tratamientos antes de que se realicen. Esto puede incluir simulaciones de blanqueamiento dental, ortodoncia y carillas. Al proporcionar una vista previa digital de los resultados, los pacientes pueden tomar decisiones informadas y sentirse más seguros sobre el tratamiento propuesto (Chaffey & Smith, 2017).

Enfoque Personalizado en el Tratamiento

Cada paciente tiene necesidades y deseos únicos, y es crucial que los dentistas adopten un enfoque personalizado en su tratamiento. Esto implica escuchar activamente a los pacientes, comprender sus preocupaciones y expectativas, y diseñar planes de tratamiento que se adapten específicamente a sus circunstancias individuales.

Evaluaciones Individualizadas: Realizar evaluaciones detalladas y personalizadas de cada paciente permite a los dentistas desarrollar planes de tratamiento que aborden sus necesidades específicas. Esto incluye un diagnóstico preciso, la identificación de posibles complicaciones y la consideración de las preferencias del paciente en términos de comodidad y estética.

Planes de Tratamiento Flexibles: Ofrecer planes de tratamiento flexibles que se adapten a las circunstancias y preferencias de cada paciente es esencial para una atención personalizada. Esto puede incluir opciones de financiamiento, horarios de citas flexibles y la posibilidad de ajustar el plan de tratamiento según sea necesario.

Educación del Paciente

La educación del paciente es una herramienta poderosa para empoderarlos y aliviar cualquier ansiedad relacionada con el tratamiento dental. Proporcionar información clara y comprensible sobre las opciones de tratamiento, el cuidado preventivo y el mantenimiento de la salud bucal puede mejorar significativamente la experiencia del paciente.

Material Educativo en la Clínica

Las clínicas dentales deben proporcionar material educativo accesible y comprensible que aborde las preocupaciones comunes de los pacientes. Esto puede incluir folletos, carteles y videos informativos que expliquen los diferentes tratamientos y la importancia del cuidado dental preventivo (Chaffey & Smith, 2017).

Folletos y Carteles Informativos: Estos recursos deben estar disponibles en áreas de espera y salas de consulta para que los pacientes puedan acceder fácilmente a información sobre sus tratamientos y cuidados preventivos.

Videos Educativos: Los videos pueden ser una herramienta efectiva para explicar procedimientos complejos de manera visual y fácil de entender. Colocar pantallas en las áreas de espera con contenido educativo puede ayudar a reducir la ansiedad del paciente y mejorar su comprensión de los tratamientos.

Charlas Educativas y Talleres

Organizar charlas educativas y talleres sobre salud bucal es otra estrategia efectiva para educar a los pacientes. Estas sesiones pueden cubrir una variedad de temas, desde la higiene bucal básica hasta los últimos avances en tratamientos dentales.

Charlas Educativas: Invitar a especialistas en diferentes áreas de la odontología para que hablen sobre temas relevantes puede proporcionar a los pacientes una visión más profunda y confiable sobre su salud dental.

Talleres Prácticos: Los talleres que enseñan técnicas adecuadas de cepillado y uso de hilo dental, así como la importancia de las revisiones regulares, pueden empoderar a los pacientes para que cuiden mejor de su salud bucal.

Recursos en Línea

Proporcionar recursos educativos en línea a través del sitio web de la clínica y las redes sociales puede extender el alcance de la educación del paciente y ofrecer una referencia conveniente a cualquier hora.

Blog de Salud Bucal: Mantener un blog actualizado con artículos sobre diversos temas relacionados con la salud bucal puede ayudar a educar a los pacientes y atraer tráfico al sitio web de la clínica.

Redes Sociales: Utilizar plataformas de redes sociales para compartir consejos de salud bucal, responder preguntas y publicar actualizaciones sobre la clínica puede aumentar el compromiso del paciente y fomentar una comunidad en línea activa (Chaffey & Smith, 2017).

Mejora Continua Basada en Feedback

El feedback de los pacientes debe ser una fuente continua de aprendizaje para cualquier práctica dental. Las encuestas regulares, las cajas de sugerencias y las revisiones en línea deben ser monitoreadas y utilizadas para hacer ajustes en la atención y operaciones clínicas, asegurando que la práctica evolucione constantemente para satisfacer mejor las necesidades de sus pacientes (Heskett et al., 1997).

Encuestas Regulares

Realizar encuestas de satisfacción de los pacientes regularmente puede proporcionar una visión valiosa sobre lo que funciona bien y lo que necesita mejora en la clínica dental.

Encuestas Post-Tratamiento: Enviar encuestas después de cada visita para obtener comentarios inmediatos sobre la experiencia del paciente puede ayudar a identificar problemas rápidamente y abordarlos de manera oportuna.

Encuestas Anuales: Realizar encuestas anuales más extensas puede proporcionar una visión más completa de la satisfacción del paciente y las tendencias a lo largo del tiempo.

Cajas de Sugerencias

Colocar cajas de sugerencias en áreas visibles de la clínica permite a los pacientes proporcionar feedback de manera anónima. Este método puede alentar a los pacientes a ser más honestos y detallados en sus comentarios.

Monitoreo de Revisiones en Línea

Las revisiones en línea en sitios como Google, Yelp y redes sociales son una fuente importante de feedback. Monitorear estas revisiones y responder a ellas de manera profesional y cortés puede mejorar la reputación de la clínica y demostrar que valora las opiniones de los pacientes.

Implementación de Cambios Basados en Feedback

Recopilar feedback es solo el primer paso; es crucial implementar cambios basados en los comentarios recibidos para mejorar continuamente la atención al paciente.

Identificación de Patrones: Analizar el feedback para identificar patrones comunes y áreas recurrentes de mejora. Esto puede incluir temas como tiempos de espera largos, falta de comunicación clara o problemas con la programación de citas.

Desarrollo de Soluciones: Trabajar en colaboración con el personal de la clínica para desarrollar soluciones efectivas a los problemas identificados. Esto puede incluir la capacitación adicional del personal, la implementación de nuevas tecnologías o la revisión de los procesos operativos.

Comunicación de Cambios: Informar a los pacientes sobre los cambios realizados en respuesta a su feedback puede mejorar su percepción de la clínica y fomentar una mayor lealtad. Utilizar boletines, correos electrónicos y redes sociales para comunicar estas mejoras.

Personalización de la Comunicación

La comunicación efectiva es clave para satisfacer las necesidades y deseos de los pacientes. Personalizar la comunicación y utilizar múltiples canales puede mejorar la experiencia del paciente y fortalecer la relación dentista-paciente.

Uso de CRM y Herramientas de Comunicación

Utilizar sistemas de gestión de relaciones con clientes (CRM) y herramientas de comunicación avanzadas permite personalizar los mensajes y mantener una comunicación constante con los pacientes.

Recordatorios Personalizados: Enviar recordatorios personalizados para citas y seguimientos puede ayudar a los pacientes a mantenerse al día con su cuidado dental y reducir las ausencias.

Campañas de Correo Electrónico Segmentadas: Utilizar el CRM para segmentar a los pacientes y enviar campañas de correo electrónico específicas basadas en sus necesidades y preferencias individuales.

Canales de Comunicación Diversificados

Cada paciente tiene preferencias diferentes en cuanto a los canales de comunicación. Ofrecer múltiples opciones y permitir que los pacientes elijan su método preferido puede mejorar la comunicación y la satisfacción del paciente.

Teléfono y Mensajes de Texto: Algunas personas prefieren la comunicación directa a través de llamadas telefónicas o mensajes de texto. Ofrecer estas opciones puede mejorar la accesibilidad y la conveniencia.

Correo Electrónico: El correo electrónico es un canal efectivo para enviar información detallada y recordatorios, así como para mantener a los pacientes informados sobre las novedades de la clínica.

Redes Sociales: Las redes sociales permiten una interacción más informal y continua con los pacientes. Utilizar plataformas como Facebook, Instagram y Twitter para compartir actualizaciones, promociones y contenido educativo.

Evaluación de la Satisfacción del Paciente

Evaluar regularmente la satisfacción del paciente es esencial para asegurar que las necesidades y deseos de los pacientes se están cumpliendo de manera efectiva.

Métricas de Satisfacción

Definir y monitorear métricas de satisfacción del paciente puede proporcionar una visión cuantitativa de la calidad de la atención.

Net Promoter Score (NPS): El NPS mide la disposición de los pacientes a recomendar la clínica a otros. Un alto NPS indica una alta satisfacción y lealtad del paciente.

Índice de Satisfacción del Paciente (PSI): El PSI evalúa la satisfacción general del paciente con diferentes aspectos de su experiencia, desde la calidad del tratamiento hasta la interacción con el personal.

Análisis de Feedback

Analizar el feedback cualitativo de los pacientes puede proporcionar una comprensión más profunda de sus experiencias y expectativas.

Análisis de Sentimiento: Utilizar herramientas de análisis de sentimiento para evaluar las emociones y percepciones expresadas en las revisiones y encuestas. Esto puede ayudar a identificar áreas específicas que necesitan atención.

Identificación de Tendencias: Monitorear las tendencias a lo largo del tiempo para detectar cambios en la satisfacción del paciente y ajustar las estrategias en consecuencia.

Conclusión

Satisfacer las necesidades y deseos de los pacientes es un proceso continuo que requiere una combinación de personalización de la atención, educación del paciente, mejora continua basada en feedback y comunicación efectiva. Al adoptar estas estrategias, las clínicas dentales pueden ofrecer un servicio excepcional que no solo mejora la salud bucal de sus pacientes, sino que también fortalece la relación dentista-paciente, fomenta la lealtad y mejora la reputación de la clínica.

En un mercado competitivo, la capacidad de una clínica dental para adaptarse a las necesidades cambiantes de sus pacientes y ofrecer una atención centrada en el paciente es fundamental para el éxito a largo plazo. Al seguir las prácticas descritas en este capítulo, las clínicas dentales pueden posicionarse de manera efectiva en el mercado y asegurar su crecimiento y sostenibilidad.

Capítulo 3: Branding y Posicionamiento en Odontología

- *Creación de una marca dental sólida*

En el competitivo campo de la odontología, la creación de una marca sólida no es solo un aspecto del marketing; es fundamental para el éxito a largo plazo de una práctica dental. El branding y posicionamiento eficaz permiten a una clínica diferenciarse de sus competidores, construir una reputación confiable y atraer y retener pacientes. Este capítulo explora en profundidad cómo las clínicas dentales pueden desarrollar una marca sólida y posicionarse estratégicamente en el mercado.

Importancia del Branding en Odontología

En la odontología, el branding va más allá de logotipos atractivos y eslóganes memorables; es sobre la creación de una identidad de marca que encapsule la calidad de los servicios, la experiencia del paciente y la cultura de la práctica. Una marca fuerte comunica el valor y la esencia de la práctica dental, no solo para atraer a nuevos pacientes, sino también para fomentar la lealtad entre los existentes (Keller, 2013).

Un branding efectivo crea una imagen coherente y positiva de la clínica, influenciando cómo los pacientes perciben la calidad del cuidado y el profesionalismo del equipo. En un mercado saturado, donde los pacientes tienen múltiples opciones, una marca bien definida puede ser el factor decisivo que los incline a elegir una clínica sobre otra.

Fundamentos de la Creación de una Marca Dental Sólida

Definición de la Misión y Visión

El primer paso en la creación de una marca sólida es definir claramente la misión y visión de la práctica. Esto establece el propósito y los objetivos a largo plazo, guiando todas las decisiones estratégicas y comunicaciones de la marca. La misión debe reflejar los valores fundamentales y lo que la clínica se esfuerza por ofrecer a sus pacientes más allá de los servicios dentales (Aaker, 2014).

Misión: La misión debe ser una declaración clara y concisa que describa el propósito de la clínica y sus objetivos principales. Por ejemplo, una misión podría ser "Proporcionar atención dental de calidad y accesible, centrada en la comodidad y el bienestar de cada paciente".

Visión: La visión es una declaración aspiracional que describe lo que la clínica espera lograr en el futuro. Una visión podría ser "Ser líderes en innovación dental y cuidado del paciente, mejorando la salud bucal y la calidad de vida en nuestra comunidad".

Desarrollo de la Identidad de Marca

La Identidad de la marca se construye a partir de varios componentes que incluyen el nombre, logo, esquema de colores, tipografía y otros elementos visuales que juntos crean una imagen cohesiva de la práctica. Estos elementos deben ser diseñados cuidadosamente para reflejar la profesionalidad, cuidado, innovación y cualquier otro valor que la práctica desee comunicar (Kapferer, 2012).

Nombre de la Clínica: El nombre de la clínica debe ser memorable, fácil de pronunciar y reflejar los valores y servicios ofrecidos. Un buen nombre puede establecer una primera impresión positiva y duradera.

Logo y Esquema de Colores: El logo debe ser simple, reconocible y capaz de transmitir la esencia de la marca. Los colores elegidos deben reflejar las emociones y valores que la clínica desea comunicar. Por ejemplo, los tonos azules pueden transmitir confianza y profesionalismo, mientras que los verdes pueden asociarse con salud y bienestar.

Tipografía: La tipografía utilizada en todos los materiales de marketing debe ser consistente y legible, contribuyendo a la cohesión de la identidad visual de la marca.

Posicionamiento de la Marca

El posicionamiento implica definir cómo se quiere que la marca sea percibida en el mercado en comparación con los competidores. Esto se logra al identificar y comunicar las características únicas de la práctica que la distinguen, tales como especializaciones en ciertos tratamientos, tecnología avanzada, un enfoque particular en la experiencia del paciente o políticas de atención accesible y asequible (Ries & Trout, 2001).

Análisis de Competencia: Evaluar a los competidores para identificar sus fortalezas y debilidades puede ayudar a descubrir oportunidades para diferenciarse. Esto puede incluir la oferta de servicios que los competidores no tienen o mejorar la experiencia del paciente de maneras que otros no lo hacen.

Propuesta de Valor: La propuesta de valor debe comunicar claramente por qué los pacientes deben elegir esta clínica en lugar de otra. Esto podría centrarse en la calidad del cuidado, la tecnología avanzada, la comodidad del paciente, o la accesibilidad económica.

Estrategias para el Desarrollo de la Marca

Cohesión y Consistencia

Para que una marca sea efectiva, debe ser cohesiva y consistente en todos los puntos de contacto con el paciente. Esto significa que desde la señalización física hasta el diseño del sitio web, materiales de marketing, interacciones en redes sociales y la comunicación del personal, todo debe estar alineado con la identidad y los valores de la marca (Olins, 2017).

Diseño Consistente: Todos los materiales visuales, desde tarjetas de presentación hasta publicaciones en redes sociales, deben seguir un diseño coherente que refleje la identidad de la marca.

Comunicación Coherente: Los mensajes comunicados a través de diferentes canales deben ser coherentes y reflejar los valores de la marca. Esto incluye el tono y estilo de la comunicación, que debe ser uniforme ya sea en un correo electrónico, una llamada telefónica o una interacción en persona.

Enfoque en la Experiencia del Paciente

Uno de los aspectos más críticos del branding en odontología es la experiencia del paciente. Una experiencia positiva puede convertirse en la mejor publicidad para la práctica. Por lo tanto, es vital asegurarse de que cada aspecto de la atención al paciente, desde la facilidad de hacer una cita hasta el seguimiento después del tratamiento, refuerce los valores de la marca (Berry, 2000).

Atención al Paciente: Ofrecer un servicio excepcional al paciente, asegurando que se sienta valorado y respetado en cada interacción.

Ambiente de la Clínica: Crear un ambiente acogedor y cómodo en la clínica que refleje la calidad y el cuidado de la marca.

Personal Capacitado: Asegurar que todo el personal esté bien capacitado y alineado con los valores de la marca, proporcionando una experiencia de paciente coherente y positiva.

Comunicación Efectiva

La forma en que se comunica la marca debe resonar con el público objetivo y reflejar los valores y la profesionalidad de la práctica. Esto incluye no solo la publicidad y promociones, sino también la forma en que el personal interactúa con los pacientes y la comunidad. Las tácticas pueden incluir marketing de contenidos, participación activa en redes sociales y eventos comunitarios, así como programas educativos que destacan el compromiso de la práctica con la salud bucal y el bienestar general (Kotler & Keller, 2016).

Marketing de Contenidos: Crear y compartir contenido valioso y relevante que eduque e informe a los pacientes sobre temas relacionados con la salud bucal.

Redes Sociales: Utilizar las redes sociales para interactuar con los pacientes, compartir actualizaciones y promociones, y construir una comunidad en línea.

Eventos Comunitarios: Participar y organizar eventos comunitarios para aumentar la visibilidad de la clínica y fortalecer la relación con la comunidad local.

Medición y Ajuste del Impacto de la Marca

Análisis de la Percepción de la Marca

Regularmente, es importante evaluar cómo la marca es percibida tanto por los pacientes actuales como por los potenciales. Encuestas de satisfacción del paciente, análisis de reseñas en línea y estudios de mercado pueden proporcionar información valiosa sobre la efectividad del branding actual y las áreas de mejora (Keller, 2013).

Encuestas de Satisfacción del Paciente: Recoger feedback directo de los pacientes sobre su experiencia y percepción de la marca.

Análisis de Reseñas en Línea: Monitorear y analizar reseñas en línea para identificar patrones y áreas de mejora.

Estudios de Mercado: Realizar estudios de mercado periódicos para evaluar la posición de la marca en el mercado y compararla con la competencia.

Flexibilidad y Evolución

La marca de una práctica dental no es estática; debe evolucionar con los cambios en el mercado, la tecnología y las preferencias de los pacientes. Mantener la flexibilidad para adaptar la estrategia de branding asegura que la práctica continúe siendo relevante y responda eficazmente a las nuevas oportunidades y desafíos (Aaker, 2014).

Adaptación a Nuevas Tendencias: Estar al tanto de las tendencias emergentes en odontología y marketing para ajustar la marca y las estrategias en consecuencia.

Feedback Continuo: Utilizar el feedback continuo de los pacientes para realizar ajustes y mejoras en la marca.

Innovación Constante: Buscar constantemente nuevas formas de innovar y mejorar la experiencia del paciente, manteniendo la marca fresca y relevante.

Conclusión

El desarrollo de una marca dental sólida es un proceso integral que requiere una planificación cuidadosa, implementación estratégica y evaluación continua. Al establecer una marca fuerte y un posicionamiento claro, las prácticas dentales no solo mejoran su visibilidad y atractivo en el mercado, sino que también construyen una base sólida para relaciones duraderas y de confianza con sus pacientes. Esta inversión en branding es esencial para cualquier práctica que aspire a crecer y prosperar en el cambiante paisaje de la salud dental.

Crear una marca dental sólida no es un esfuerzo único, sino un compromiso continuo para mantener la relevancia y la excelencia en un mercado competitivo. Al seguir las estrategias y principios descritos en este capítulo, las clínicas dentales pueden diferenciarse efectivamente de sus competidores, atraer a nuevos pacientes y fidelizar a los existentes, asegurando así su éxito a largo plazo.

- *Estrategias de posicionamiento para clínicas dentales*

El posicionamiento efectivo de una clínica dental es crucial para establecer su lugar en un mercado competitivo y para asegurar que la percepción del público sobre la clínica refleje sus valores, calidad de servicio y especialidades. Este capítulo explora estrategias de posicionamiento detalladas que pueden ser adoptadas por clínicas dentales para diferenciarse y atraer al paciente ideal, aumentando así su clientela y fomentando la lealtad del paciente.

Importancia del Posicionamiento en la Odontología

El posicionamiento no solo define cómo una clínica dental se diferencia de sus competidores, sino también cómo se percibe en la mente de los pacientes. Un posicionamiento efectivo ayuda a la clínica a comunicar su singularidad, su valor especializado y su compromiso con la atención al paciente, lo que a su vez aumenta su atractivo y fidelidad del cliente (Trout y Rivkin, 2011). Este proceso implica crear una imagen distintiva que resuene con los pacientes, alineando las expectativas con la realidad de los servicios ofrecidos.

Estrategias de Posicionamiento para Clínicas Dentales

1. Definición Clara de la Propuesta de Valor

Una propuesta de valor clara y convincente es fundamental para un posicionamiento exitoso. Esto incluye destacar los aspectos únicos de la clínica, como técnicas avanzadas, tecnología de punta, un enfoque en servicios específicos como ortodoncia cosmética o atención pediátrica, o incluso políticas de precios y financiación accesibles (Porter, 1985). La propuesta de valor debe ser claramente comunicada en todos los puntos de contacto con el paciente.

Elementos Clave de una Propuesta de Valor:

- **Calidad del Tratamiento**: Enfatizar la alta calidad de los procedimientos y resultados.

- **Innovación Tecnológica**: Promocionar el uso de tecnología avanzada y moderna.

- **Especialización**: Destacar cualquier especialización, como implantología, ortodoncia, o estética dental.

- **Accesibilidad**: Ofrecer políticas de precios transparentes y opciones de financiamiento.

2. Segmentación del Mercado y Posicionamiento Basado en el Cliente

Identificar y entender las diversas necesidades y preferencias de los segmentos de mercado permite a las clínicas dentales desarrollar un posicionamiento que resuene con grupos específicos de pacientes. Esto podría incluir familias, adolescentes, adultos mayores, o pacientes con intereses en estética dental. Cada segmento puede requerir un enfoque de marketing y comunicación distinto (Kotler y Keller, 2016).

Estrategias de Segmentación:

- **Demográfica**: Edad, género, nivel de ingresos, estado civil.
- **Geográfica**: Ubicación, región, densidad poblacional.
- **Psicográfica**: Estilos de vida, valores, actitudes.
- **Conductual**: Frecuencia de visitas, lealtad a la marca, respuestas a campañas anteriores.

3. Construcción de una Marca Fuerte

El posicionamiento eficaz a menudo se facilita mediante la construcción de una marca fuerte. Esto incluye desarrollar un nombre y logotipo memorables, un diseño de consultorio que comunique los valores de la marca, y materiales de marketing coherentes que refuercen la imagen de la clínica. La consistencia en todos estos elementos ayuda a construir reconocimiento y confianza en la marca (Aaker, 1991).

Componentes de una Marca Fuerte:

- **Nombre y Logotipo**: Memorables y fáciles de reconocer.
- **Diseño del Consultorio**: Refleja los valores de la marca a través del diseño interior y la atmósfera.
- **Materiales de Marketing**: Coherentes en diseño y mensaje en todos los canales.

4. Enfoque en la Experiencia del Paciente

Posicionar una clínica como líder en atención al paciente y satisfacción puede diferenciarla significativamente en el mercado. Esto incluye todo, desde el proceso de acogida y la comodidad del consultorio hasta el seguimiento post-tratamiento y la gestión de la relación con el paciente. Cada punto de contacto ofrece una oportunidad para reforzar el posicionamiento de la clínica como centrada en el paciente (Berry y Bendapudi, 2007).

Mejoras en la Experiencia del Paciente:

- **Proceso de Acogida**: Recepción amigable y eficiente.
- **Comodidad del Consultorio**: Ambientes acogedores y relajantes.
- **Seguimiento Post-Tratamiento**: Llamadas de seguimiento y encuestas de satisfacción.

5. Utilización de Tecnología de Vanguardia

El posicionamiento también puede ser reforzado por la adopción y promoción de tecnología dental avanzada. Ofrecer servicios como escaneos 3D, impresión de prótesis en el lugar, o tecnologías de minimización del dolor, puede posicionar una clínica como líder en innovación dental (Christensen, 2006).

Tecnologías Clave:

- **Escaneos 3D**: Precisión y comodidad para el paciente.
- **Impresión de Prótesis**: Reducción del tiempo de espera.

- **Tecnologías de Minimización del Dolor**: Procedimientos menos invasivos y más cómodos.

6. Especialización y Certificaciones

Ganar y promocionar certificaciones especializadas puede ayudar a posicionar una clínica dental como experta en áreas específicas. Esto no solo aumenta la confianza en la capacidad clínica de la clínica, sino que también la distingue de otras que pueden ofrecer un rango más general de servicios (Kotler, 2003).

Certificaciones Relevantes:

- **Ortodoncia**: Certificaciones en técnicas avanzadas de ortodoncia.

- **Implantología**: Certificaciones en colocación de implantes.

- **Estética Dental**: Certificaciones en procedimientos estéticos avanzados.

7. Estrategias de Comunicación Integradas

La implementación de una estrategia de comunicación integrada que utilice tanto medios tradicionales como digitales (incluyendo redes sociales y marketing por correo electrónico) puede mejorar significativamente la visibilidad de la clínica y fortalecer su posicionamiento. Mensajes coherentes y bien diseñados que se difunden a través de múltiples canales aumentan el alcance y la efectividad del posicionamiento (Smith y Zook, 2011).

Componentes de una Estrategia de Comunicación Integrada:

- **Medios Tradicionales**: Publicidad en radio, televisión y prensa.
- **Medios Digitales**: SEO, SEM, redes sociales y email marketing.
- **Contenido Educativo**: Blogs, webinars y videos educativos.

8. Alianzas Estratégicas y Redes de Referencia

Desarrollar alianzas con otros profesionales de la salud y participar en redes de referencias locales puede posicionar una clínica como una parte integral y confiable de la comunidad médica. Esto no solo amplía la base de pacientes potenciales, sino que también refuerza la reputación profesional de la clínica (Kotler y Armstrong, 2020).

Tipos de Alianzas Estratégicas:

- **Médicos Generales**: Referencias de pacientes para tratamientos especializados.
- **Escuelas y Universidades**: Programas de salud bucal para estudiantes.
- **Organizaciones Comunitarias**: Colaboraciones en eventos de salud locales.

9. Responsabilidad Social Corporativa

Participar en iniciativas de responsabilidad social, como programas de salud bucal para comunidades desatendidas o patrocinio de eventos locales, puede mejorar positivamente la imagen pública de una clínica dental y reforzar su posicionamiento como comprometida con el bienestar de la comunidad (Porter y Kramer, 2006).

Iniciativas de Responsabilidad Social:

- **Programas de Salud Bucal**: Campañas de educación y tratamiento gratuito.

- **Patrocinio de Eventos**: Apoyo a eventos deportivos y culturales locales.

- **Voluntariado**: Participación en actividades de voluntariado y servicios comunitarios.

Implementación y Evaluación de Estrategias de Posicionamiento

Planificación y Ejecución

La implementación efectiva de estrategias de posicionamiento requiere una planificación cuidadosa y una ejecución coordinada. Es crucial desarrollar un plan detallado que incluya objetivos claros, estrategias específicas y un cronograma para la implementación.

Elementos Clave del Plan:

- **Objetivos**: Metas específicas y medibles.

- **Estrategias**: Enfoques detallados para cada estrategia de posicionamiento.

- **Cronograma**: Línea de tiempo para la implementación de cada componente.

Evaluación y Ajuste

La evaluación continua y el ajuste de las estrategias de posicionamiento son esenciales para asegurar su efectividad. Utilizar métricas y herramientas de análisis para medir el impacto y realizar ajustes basados en los resultados obtenidos.

Herramientas de Evaluación:

- **Encuestas de Satisfacción**: Feedback directo de los pacientes sobre su experiencia y percepción.

- **Análisis de Métricas**: Medición de tráfico web, conversiones y participación en redes sociales.

- **Revisión de Objetivos**: Comparación de los resultados con los objetivos establecidos para identificar áreas de mejora.

El posicionamiento efectivo de una clínica dental es fundamental para su éxito en un mercado competitivo. A través de una combinación de estrategias detalladas, las clínicas pueden diferenciarse, atraer al paciente ideal y fomentar la lealtad del paciente. Desde la definición clara de la propuesta de valor hasta la implementación de tecnología avanzada y la responsabilidad social corporativa, cada estrategia contribuye a fortalecer la posición de la clínica en la mente de los pacientes.

La adopción de estas estrategias requiere un enfoque estratégico y una implementación cuidadosa, pero los beneficios a largo plazo incluyen una mayor visibilidad, una base de pacientes leales y una reputación sólida en la comunidad. Al seguir las recomendaciones descritas en este capítulo, las clínicas dentales pueden asegurar un posicionamiento fuerte y sostenible, adaptándose a las necesidades cambiantes del mercado y manteniendo su relevancia en el competitivo mundo de la odontología.

Medición y Evaluación del Posicionamiento

El posicionamiento estratégico de una clínica dental es una tarea continua que requiere evaluación y ajustes regulares. Medir y evaluar el desempeño de las estrategias de posicionamiento es crucial para asegurar que la clínica mantenga su relevancia y efectividad en un mercado competitivo. Este capítulo detallará los métodos para analizar el desempeño del posicionamiento, la importancia del ajuste continuo y cómo estos procesos contribuyen al éxito sostenido de la clínica dental.

Análisis del Desempeño

Métricas de Marketing

Para evaluar el desempeño de las estrategias de posicionamiento, es fundamental utilizar diversas métricas de marketing. Estas métricas proporcionan datos cuantitativos que pueden ayudar a identificar qué aspectos del posicionamiento están funcionando bien y cuáles necesitan mejoras.

Principales Métricas de Marketing:

- **Tráfico Web**: Medir el tráfico al sitio web de la clínica es un indicador clave de la visibilidad en línea y el atractivo de la marca.
- **Tasa de Conversión**: Evaluar cuántos visitantes del sitio web se convierten en

pacientes reales puede indicar la efectividad del contenido y las llamadas a la acción.

- **Engagement en Redes Sociales**: Analizar la interacción en las plataformas sociales, incluyendo likes, comentarios y shares, para entender el nivel de compromiso del público.

- **Tasa de Retención de Pacientes**: Medir la cantidad de pacientes que regresan para tratamientos adicionales es un indicador de la satisfacción y lealtad del paciente.

- **ROI de Campañas Publicitarias**: Evaluar el retorno de inversión (ROI) de las campañas publicitarias puede ayudar a determinar su efectividad en términos de costos y beneficios.

Feedback de Pacientes

El feedback de los pacientes es una fuente invaluable de información cualitativa sobre la experiencia del paciente y la percepción de la marca. Recopilar y analizar este feedback puede proporcionar ideas sobre áreas específicas que requieren atención o mejora.

Métodos de Recopilación de Feedback:

- **Encuestas de Satisfacción**: Enviar encuestas post-tratamiento para recoger opiniones sobre la experiencia del paciente.

- **Revisiones en Línea**: Monitorear y responder a las reseñas en sitios como Google, Yelp y redes sociales.

- **Entrevistas Uno a Uno**: Realizar entrevistas personales con pacientes seleccionados para obtener una comprensión más profunda de sus experiencias y expectativas.

Estudios de Mercado

Realizar estudios de mercado periódicos puede proporcionar una visión amplia del posicionamiento de la clínica en comparación con los competidores. Estos estudios pueden incluir análisis de competidores, tendencias del mercado y preferencias del consumidor.

Componentes de un Estudio de Mercado:

- **Análisis de Competidores**: Evaluar las estrategias de posicionamiento de las clínicas competidoras para identificar oportunidades y amenazas.

- **Tendencias del Mercado**: Identificar cambios en la demanda de servicios dentales, nuevas tecnologías y preferencias emergentes de los pacientes.

- **Segmentación del Mercado**: Entender cómo diferentes segmentos de pacientes perciben y valoran los servicios ofrecidos.

Ajuste Continuo

El mercado dental está en constante cambio, lo que requiere un ajuste continuo de las estrategias de posicionamiento. Mantenerse actualizado sobre las últimas tendencias del mercado y las expectativas de los pacientes puede ayudar a asegurar que el posicionamiento de la clínica siga siendo relevante y efectivo (Kotler, 2003).

Adaptación a Cambios en el Mercado

Para mantenerse competitivo, una clínica dental debe estar dispuesta a adaptar su posicionamiento en respuesta a cambios en el mercado. Esto puede incluir la adopción de nuevas tecnologías, la oferta de servicios adicionales o la modificación de estrategias de marketing.

Ejemplos de Adaptación:

- **Incorporación de Nuevas Tecnologías**: Adoptar nuevas tecnologías como escaneos 3D o tratamientos con láser para mejorar la oferta de servicios.

- **Ampliación de Servicios**: Introducir nuevos servicios basados en la demanda del mercado, como la odontología estética o los tratamientos de ortodoncia invisible.

- **Ajuste de Estrategias de Marketing**: Modificar las campañas de marketing para alinearse con las preferencias y comportamientos cambiantes de los pacientes.

Innovación Continua

La innovación es clave para mantener el liderazgo en el mercado dental. Las clínicas deben estar siempre en busca de nuevas formas de mejorar la experiencia del paciente y diferenciarse de la competencia.

Áreas de Innovación:

- **Mejoras en la Experiencia del Paciente**: Implementar nuevas prácticas que mejoren la comodidad y satisfacción del paciente, como aplicaciones móviles para la gestión de citas.

- **Desarrollo de Nuevos Tratamientos**: Investigar y adoptar tratamientos innovadores que ofrezcan mejores resultados o mayor comodidad para el paciente.

- **Optimización de Procesos Internos**: Utilizar tecnología para optimizar procesos administrativos y clínicos, mejorando la eficiencia y reduciendo costos.

Herramientas y Técnicas de Evaluación

Para realizar un análisis efectivo del desempeño y ajustar las estrategias de posicionamiento, es esencial utilizar las herramientas y técnicas adecuadas.

Análisis FODA

El análisis FODA (Fortalezas, Oportunidades, Debilidades, Amenazas) es una técnica útil para evaluar la posición actual de la clínica y planificar futuras estrategias.

Componentes del Análisis FODA:

- **Fortalezas**: Identificar las principales ventajas competitivas de la clínica.

- **Oportunidades**: Detectar oportunidades de crecimiento en el mercado.

- **Debilidades**: Reconocer áreas internas que requieren mejora.

- **Amenazas**: Identificar factores externos que podrían impactar negativamente el desempeño.

Benchmarking

El benchmarking implica comparar las prácticas y el desempeño de la clínica con las de los competidores líderes en el mercado. Esta técnica puede revelar áreas donde la clínica puede mejorar y estrategias que podrían ser adoptadas.

Pasos en el Benchmarking:

- **Identificar Competidores Relevantes**: Seleccionar clínicas líderes que sean comparables en términos de tamaño y servicios ofrecidos.

- **Recopilar Datos**: Recopilar información sobre las estrategias y el desempeño de los competidores.

- **Analizar Comparaciones**: Evaluar las diferencias y similitudes entre la clínica y los competidores para identificar oportunidades de mejora.

Análisis de Sentimiento

El análisis de sentimiento se utiliza para evaluar las emociones y percepciones expresadas por los pacientes en revisiones y redes sociales. Esta técnica puede proporcionar una comprensión más profunda de cómo se percibe la marca y qué aspectos están resonando con los pacientes.

Métodos de Análisis de Sentimiento:

- **Herramientas de Monitoreo de Redes Sociales**: Utilizar software especializado para analizar comentarios y publicaciones en plataformas sociales.

- **Revisión de Comentarios**: Examinar comentarios y reseñas en línea para identificar patrones y sentimientos predominantes.

Implementación de Cambios

Una vez que se han identificado áreas de mejora a través del análisis del desempeño, es crucial implementar cambios efectivos. La planificación cuidadosa y la comunicación clara son esenciales para asegurar que los cambios se realicen sin problemas y con éxito.

Desarrollo de un Plan de Acción

El desarrollo de un plan de acción detallado es el primer paso para implementar cambios. Este plan debe incluir objetivos claros, responsabilidades asignadas y un cronograma para la ejecución.

Elementos de un Plan de Acción:

- **Objetivos**: Definir metas específicas y medibles para los cambios propuestos.

- **Responsabilidades**: Asignar responsabilidades a miembros específicos del equipo.

- **Cronograma**: Establecer fechas límite para cada etapa del plan.

Comunicación y Capacitación

La comunicación clara y la capacitación adecuada son cruciales para asegurar que todos los miembros del equipo entiendan los cambios y cómo implementarlos.

Estrategias de Comunicación:

- **Reuniones Informativas**: Realizar reuniones para informar al equipo sobre los cambios y sus objetivos.

- **Materiales de Capacitación**: Proporcionar manuales y guías que expliquen los nuevos procedimientos.

- **Soporte Continuo**: Ofrecer apoyo continuo y recursos adicionales para ayudar al equipo a adaptarse a los cambios.

Monitoreo y Ajuste

Después de implementar cambios, es esencial monitorear su impacto y hacer ajustes según sea necesario. Esto asegura que los cambios están logrando los resultados deseados y permite realizar correcciones rápidas si surgen problemas.

Técnicas de Monitoreo:

- **Evaluaciones Regulares**: Realizar evaluaciones periódicas del desempeño y la satisfacción del paciente.

- **Reuniones de Retroalimentación**: Reunirse regularmente con el equipo para discutir el progreso y cualquier desafío.

- **Análisis de Datos**: Utilizar herramientas de análisis para evaluar el impacto de los cambios y ajustar las estrategias según sea necesario.

El posicionamiento estratégico es un componente crítico del éxito en el campo de la odontología. Evaluar y ajustar continuamente las estrategias de posicionamiento es esencial para mantenerse relevante y competitivo en un mercado en constante cambio. Al adoptar un enfoque metódico y estratégico para el posicionamiento, las clínicas dentales pueden no solo diferenciarse de sus competidores, sino también establecer una conexión duradera con sus pacientes, asegurando así la prosperidad y el crecimiento a largo plazo.

La medición y evaluación del desempeño, el ajuste continuo y la implementación de cambios basados en datos sólidos son pasos fundamentales en este proceso. Las clínicas dentales que invierten en estas prácticas están mejor posicionadas para adaptarse a las tendencias emergentes, satisfacer las expectativas cambiantes de los pacientes y mantener una ventaja competitiva sostenida.

- *La importancia de la diferenciación*

En el mercado dental altamente competitivo de hoy, la diferenciación es clave para el éxito y la sostenibilidad de cualquier práctica dental. Diferenciarse no solo ayuda a una clínica a destacarse en un mar de opciones similares, sino que también fomenta una identidad de marca única que puede aumentar significativamente la lealtad del cliente y la atracción de nuevos pacientes. Este capítulo explora la importancia de la diferenciación en la odontología, describiendo cómo puede lograrse efectivamente y por qué es crucial para el crecimiento continuo y el éxito de la práctica dental.

Entendiendo la Diferenciación en la Odontología

La diferenciación en la odontología se refiere al proceso de distinguir una clínica dental de otras en el mercado mediante características únicas en servicio, calidad, atención al cliente, tecnología y más. Esta diferenciación puede basarse en una variedad de factores, desde tecnologías innovadoras y especializaciones en tratamientos hasta excepcionales experiencias del paciente y estrategias de marketing creativas (Porter, 1980).

Razones para la Diferenciación

Incremento de la Competencia

Con un número creciente de clínicas dentales que ofrecen servicios similares, la diferenciación se convierte en una necesidad para evitar la comoditización de los servicios dentales, donde el único diferenciador es el precio. Las clínicas que ofrecen algo único pueden justificar precios premium y fomentar una mayor lealtad del cliente (Kotler & Keller, 2016). En un mercado saturado, destacar es esencial para atraer a pacientes que buscan más que un simple servicio dental básico.

Cambiantes Expectativas del Paciente

Los pacientes de hoy buscan más que tratamiento dental; buscan una experiencia completa que incluya conveniencia, confort y atención personalizada. Diferenciarse en estos aspectos puede convertir pacientes ocasionales en defensores leales de la marca (Berry, 2000). La personalización y el cuidado holístico son aspectos que los pacientes valoran cada vez más, y las clínicas que pueden ofrecer esto se posicionan mejor en el mercado.

Evolución Tecnológica

La tecnología en odontología está avanzando rápidamente, y las clínicas que adoptan y promueven nuevas tecnologías pueden diferenciarse como líderes innovadores en el campo. Esto no solo mejora la eficiencia y los resultados del tratamiento, sino que también atrae a pacientes interesados en la vanguardia de la atención dental (Christensen, 1997). El uso de tecnología avanzada no solo optimiza el proceso de tratamiento sino que también puede ser un gran atractivo para aquellos pacientes que buscan lo último en cuidados dentales.

Estrategias para la Diferenciación

Para diferenciarse efectivamente, las clínicas dentales deben considerar varias estrategias que aborden diferentes aspectos de su operación y marketing. A continuación se detallan algunas de las estrategias más efectivas.

1. Innovación Tecnológica

Adoptar y promover tecnologías avanzadas es una de las formas más efectivas de diferenciar una clínica dental. Esto puede incluir el uso de escáneres 3D, impresión de prótesis en el lugar, sistemas de radiografía digital y tecnologías de tratamiento con láser. Estas innovaciones no solo mejoran la precisión y eficiencia de los tratamientos, sino que también pueden reducir el tiempo de espera y aumentar la comodidad del paciente.

Beneficios de la Innovación Tecnológica:

- **Precisión Mejorada**: Los escáneres 3D y la impresión de prótesis permiten una mayor precisión en la fabricación de dispositivos dentales.

- **Comodidad del Paciente**: Las tecnologías de tratamiento con láser y radiografía digital son menos invasivas y más cómodas para el paciente.

- **Eficiencia**: La adopción de nuevas tecnologías puede acelerar los procedimientos y reducir los tiempos de espera.

2. Atención Personalizada

La personalización de la atención al paciente es otra estrategia clave para la diferenciación. Esto puede incluir la creación de planes de tratamiento individualizados, la oferta de horarios de citas flexibles y la implementación de sistemas de seguimiento personalizados. Las clínicas que pueden adaptar su atención para satisfacer las necesidades específicas de cada paciente no solo mejoran la satisfacción del paciente, sino que también fomentan la lealtad a largo plazo.

Elementos de la Atención Personalizada:

- **Planes de Tratamiento Individualizados**: Adaptar los planes de tratamiento a las necesidades específicas de cada paciente.

- **Horarios Flexibles**: Ofrecer horarios de citas que se ajusten a las necesidades de los pacientes.

- **Seguimiento Personalizado**: Implementar sistemas de seguimiento que permitan un contacto continuo y personalizado con el paciente.

3. Experiencia del Paciente

La experiencia del paciente es un factor crucial en la diferenciación de una clínica dental. Desde el momento en que un paciente entra en la clínica hasta que sale, cada interacción debe ser positiva y memorable. Esto puede lograrse a través de un ambiente acogedor, un personal amable y capacitado, y un enfoque en la comodidad del paciente.

Mejoras en la Experiencia del Paciente:

- **Ambiente Acogedor**: Crear un ambiente que haga que los pacientes se sientan cómodos y bienvenidos.

- **Personal Capacitado**: Asegurar que todo el personal esté bien capacitado y pueda proporcionar una atención excepcional.

- **Comodidad del Paciente**: Implementar medidas que mejoren la comodidad del paciente, como asientos cómodos y tecnologías de minimización del dolor.

4. Estrategias de Marketing Creativas

Las estrategias de marketing creativas pueden ayudar a una clínica dental a destacarse en un mercado competitivo. Esto puede incluir campañas publicitarias innovadoras, un fuerte enfoque en el marketing digital y el uso de redes sociales para interactuar con los pacientes.

Estrategias de Marketing Creativas:

- **Campañas Publicitarias Innovadoras**: Desarrollar campañas que capten la atención y diferencien la clínica de la competencia.

- **Marketing Digital**: Utilizar SEO, SEM y marketing de contenidos para aumentar la visibilidad en línea.

- **Redes Sociales**: Interactuar con los pacientes a través de plataformas sociales para construir una comunidad y aumentar la lealtad.

5. Especialización en Tratamientos

Otra forma efectiva de diferenciarse es mediante la especialización en ciertos tipos de tratamientos. Esto puede incluir la ortodoncia, la implantología, la odontología estética, entre otros. Al especializarse en un área particular, una clínica puede atraer a pacientes que buscan esos servicios específicos y construir una reputación como expertos en ese campo.

Ventajas de la Especialización:

- **Atracción de Pacientes Específicos**: Atraer a pacientes que buscan tratamientos específicos.

- **Reputación de Expertos**: Construir una reputación como expertos en un área particular de la odontología.

- **Mejor Resultados**: Proporcionar mejores resultados a los pacientes gracias a la experiencia especializada.

Beneficios de la Diferenciación

Aumento de la Lealtad del Paciente

Uno de los principales beneficios de la diferenciación es el aumento de la lealtad del paciente. Los pacientes que tienen una experiencia positiva y única en una clínica dental son más propensos a regresar y a recomendar la clínica a otros. La lealtad del paciente no solo se traduce en ingresos recurrentes, sino también en una base de clientes más estable y confiable.

Estrategias para Aumentar la Lealtad:

- **Programas de Fidelización**: Implementar programas de fidelización que recompensen a los pacientes por su lealtad.

- **Encuestas de Satisfacción**: Realizar encuestas para entender mejor las necesidades y expectativas de los pacientes.

- **Seguimiento Regular**: Mantener un contacto regular con los pacientes a través de recordatorios de citas y mensajes de seguimiento.

Justificación de Precios Premium

La diferenciación también permite a las clínicas justificar precios premium. Los pacientes están dispuestos a pagar más por servicios que perciben como superiores o únicos. Al ofrecer algo que los competidores no pueden, una clínica puede establecer una política de precios más alta sin perder competitividad.

Elementos Clave para Justificar Precios Premium:

- **Calidad del Servicio**: Asegurar que la calidad del servicio justifique el precio más alto.

- **Valor Añadido**: Ofrecer servicios adicionales o beneficios que los competidores no proporcionan.

- **Percepción del Valor**: Trabajar en la percepción del valor de los servicios ofrecidos a través del marketing y la comunicación.

Atracción de Nuevos Pacientes

Diferenciarse también es crucial para atraer nuevos pacientes. Las clínicas que se destacan en aspectos específicos son más visibles y atractivas para los pacientes que buscan esos beneficios particulares. Las estrategias de marketing efectivas que destacan estas diferencias pueden atraer a nuevos pacientes y aumentar la cuota de mercado.

Tácticas para Atraer Nuevos Pacientes:

- **Publicidad Orientada**: Desarrollar campañas publicitarias que destaquen las características únicas de la clínica.

- **Testimonios y Reseñas**: Utilizar testimonios y reseñas de pacientes para demostrar la calidad y unicidad de los servicios.

- **Eventos y Promociones**: Organizar eventos y promociones especiales para atraer a nuevos pacientes.

Implementación de Estrategias de Diferenciación

Implementación de Estrategias de Diferenciación

Para implementar con éxito estrategias de diferenciación, es fundamental desarrollar un plan detallado que contemple todos los aspectos de la práctica dental, desde la tecnología utilizada hasta la experiencia del paciente. A continuación, se detallan los pasos clave para llevar a cabo estas estrategias.

1. Diagnóstico y Evaluación Inicial

Antes de implementar cualquier estrategia de diferenciación, es esencial realizar un diagnóstico y evaluación inicial de la clínica dental. Esto incluye un análisis exhaustivo de las fortalezas, debilidades, oportunidades y amenazas (análisis FODA) para identificar áreas que pueden ser mejoradas o explotadas para diferenciarse de la competencia.

Pasos en el Diagnóstico Inicial:

- **Análisis Interno**: Evaluar las capacidades actuales de la clínica, incluyendo personal, tecnología, procesos y servicios ofrecidos.

- **Análisis Externo**: Examinar el mercado local, identificar competidores directos e indirectos, y entender las tendencias y demandas del paciente.

- **Feedback de Pacientes**: Recoger y analizar el feedback de los pacientes actuales para identificar áreas de mejora y oportunidades de diferenciación.

2. Desarrollo de la Propuesta de Valor Única

Una vez realizado el diagnóstico inicial, el siguiente paso es desarrollar una propuesta de valor única (PVU). La PVU debe articular claramente qué hace que la clínica dental sea diferente y por qué los pacientes deberían elegirla sobre la competencia.

Componentes de la PVU:

- **Calidad del Servicio**: Describir cómo la clínica proporciona una calidad superior en sus servicios.

- **Innovación y Tecnología**: Resaltar las tecnologías avanzadas y los métodos innovadores utilizados.

- **Atención Personalizada**: Enfatizar el enfoque en la atención personalizada y la experiencia del paciente.

- **Especializaciones**: Identificar y promover cualquier especialización en tratamientos dentales.

3. Implementación de Tecnología Avanzada

Adoptar y promover tecnologías avanzadas no solo mejora la eficiencia y los resultados del tratamiento, sino que también posiciona a la clínica como líder en innovación dental. La implementación de nuevas tecnologías debe ser planificada cuidadosamente para asegurar una transición fluida y maximizar los beneficios.

Tecnologías a Considerar:

- **Escáneres 3D y CAD/CAM**: Para una mayor precisión en diagnósticos y tratamientos.

- **Impresión 3D**: Para la fabricación rápida y precisa de prótesis dentales.

- **Radiografía Digital y CBCT**: Para imágenes detalladas y diagnósticos precisos.

- **Tecnología Láser**: Para procedimientos menos invasivos y más cómodos.

4. Formación y Capacitación del Personal

El personal de la clínica es un componente crucial en la implementación de estrategias de diferenciación. Es fundamental que todos los empleados estén bien capacitados y alineados con la visión y los valores de la clínica.

Estrategias de Capacitación:

- **Programas de Formación Continua**: Ofrecer cursos y talleres regulares para mantener al personal actualizado con las últimas técnicas y tecnologías.

- **Capacitación en Atención al Cliente**: Entrenar al personal en habilidades de atención al cliente para mejorar la experiencia del paciente.

- **Formación en Uso de Tecnología**: Asegurar que todo el personal esté capacitado en el uso de nuevas tecnologías implementadas.

5. Mejora de la Experiencia del Paciente

La experiencia del paciente es un diferenciador clave. Desde el momento en que un paciente entra en la clínica hasta que sale, cada interacción debe ser positiva y memorable.

Aspectos Clave de la Experiencia del Paciente:

- **Ambiente de la Clínica:** Crear un ambiente acogedor y cómodo que haga que los pacientes se sientan bienvenidos.

- **Comunicación:** Mantener una comunicación clara y constante con los pacientes, incluyendo recordatorios de citas y seguimientos post-tratamiento.

- **Comodidad:** Implementar medidas que mejoren la comodidad del paciente, como opciones de sedación consciente y tecnologías de minimización del dolor.

6. Estrategias de Marketing Creativas

Desarrollar estrategias de marketing creativas es esencial para comunicar las diferencias y ventajas de la clínica al público objetivo. Esto incluye tanto el marketing tradicional como el digital.

Tácticas de Marketing Creativas:

- **SEO y SEM:** Optimizar el sitio web de la clínica para motores de búsqueda y utilizar campañas de pago por clic (PPC) para aumentar la visibilidad en línea.

- **Redes Sociales:** Utilizar plataformas de redes sociales para interactuar con los pacientes, compartir contenido educativo y promover servicios.

- **Marketing de Contenidos:** Crear y compartir contenido valioso, como blogs y videos, que eduquen a los pacientes sobre diversos aspectos de la salud bucal.

- **Email Marketing**: Implementar campañas de email marketing para mantener a los pacientes informados sobre nuevas tecnologías, promociones y recordatorios de citas.

7. Medición y Evaluación Continua

Para asegurar el éxito de las estrategias de diferenciación, es crucial medir y evaluar continuamente su efectividad. Esto implica el uso de diversas métricas y herramientas de análisis para realizar ajustes según sea necesario.

Métricas a Monitorear:

- **Satisfacción del Paciente**: Utilizar encuestas y feedback para medir la satisfacción del paciente y identificar áreas de mejora.

- **Tráfico y Conversiones del Sitio Web**: Analizar el tráfico web y las tasas de conversión para evaluar la efectividad de las campañas de marketing digital.

- **Retención de Pacientes**: Medir la tasa de retención de pacientes para evaluar la lealtad y satisfacción a largo plazo.

- **ROI de Campañas de Marketing**: Calcular el retorno de inversión (ROI) de las campañas de marketing para asegurar que los recursos se están utilizando de manera efectiva.

Casos de Estudio y Ejemplos de Éxito

Para ilustrar la importancia y efectividad de la diferenciación en la odontología, se pueden analizar varios casos de estudio y ejemplos de éxito de clínicas que han implementado estrategias de diferenciación con resultados positivos.

Caso de Estudio 1: Clínica Dental Innovadora

Una clínica dental en una gran ciudad decidió diferenciarse adoptando tecnologías avanzadas y ofreciendo servicios innovadores. Implementaron escáneres 3D, impresión de prótesis en el lugar y tecnología láser para tratamientos menos invasivos.

Resultados:

- **Aumento de la Satisfacción del Paciente**: Los pacientes apreciaron la precisión y comodidad de los nuevos tratamientos.
- **Incremento en la Lealtad**: La clínica experimentó un aumento significativo en la retención de pacientes.
- **Justificación de Precios Premium**: Pudieron justificar precios más altos debido a la calidad e innovación de los servicios.

Caso de Estudio 2: Clínica Dental Focalizada en la Experiencia del Paciente

Otra clínica se centró en mejorar la experiencia del paciente como su principal diferenciador. Renovaron el ambiente de la clínica para hacerlo más acogedor, implementaron un sistema de citas en línea y capacitaron al personal en atención al cliente.

Resultados:

- **Mejora en la Retención de Pacientes**: Los pacientes disfrutaron de la experiencia mejorada y fueron más propensos a regresar.

- **Aumento de Referencias**: Los pacientes satisfechos recomendaron la clínica a amigos y familiares, aumentando la base de clientes.

- **Mayor Visibilidad en Redes Sociales**: La clínica recibió muchas reseñas positivas en línea, lo que mejoró su reputación y visibilidad.

Caso de Estudio 3: Clínica Dental Especializada

Una clínica decidió especializarse en odontología estética y ortodoncia invisible. Ofrecieron tratamientos avanzados como carillas, blanqueamiento dental y alineadores invisibles.

Resultados:

- **Atracción de Pacientes Específicos**: Atrajeron a pacientes interesados en mejorar la estética de su sonrisa.

- **Reputación como Expertos**: La especialización les permitió construir una reputación sólida en odontología estética.

- **Incremento en Ingresos**: La demanda de tratamientos estéticos permitió a la clínica aumentar sus ingresos significativamente.

La diferenciación es un componente esencial para el éxito y la sostenibilidad de cualquier práctica dental en el competitivo mercado actual. Al adoptar estrategias efectivas de diferenciación, las clínicas dentales pueden destacarse de la competencia, atraer y retener pacientes, y justificar precios premium.

La implementación de tecnologías avanzadas, la personalización de la atención, la mejora de la experiencia del paciente y las estrategias de marketing creativas son solo algunas de las formas en que una clínica puede diferenciarse. Medir y evaluar continuamente la efectividad de estas estrategias es crucial para asegurar su éxito a largo plazo.

Las clínicas dentales que se comprometen a la diferenciación no solo mejoran su posición en el mercado, sino que también construyen una base sólida de pacientes leales y satisfechos, asegurando así su prosperidad y crecimiento continuos en un entorno de atención médica en constante evolución.

Estrategias para la Diferenciación en Odontología

En el mercado dental contemporáneo, la diferenciación es crucial para el éxito y la sostenibilidad de cualquier práctica. A medida que las clínicas dentales proliferan, destacar en un mar de opciones similares se convierte en una prioridad para atraer y retener pacientes. Este capítulo explora en profundidad las estrategias de diferenciación, explicando cómo pueden implementarse efectivamente y por qué son esenciales para el crecimiento continuo y el éxito de una práctica dental.

Innovación en Servicios

Adopción de Nuevas Tecnologías y Tratamientos

La innovación tecnológica es una de las estrategias más poderosas para diferenciar una clínica dental. La incorporación de nuevas tecnologías no solo mejora la eficiencia y la calidad del tratamiento, sino que también puede atraer a pacientes que buscan servicios avanzados. La odontología mínimamente invasiva, la integración de servicios estéticos dentales y la oferta de opciones de tratamiento holístico son ejemplos de cómo las clínicas pueden innovar en sus servicios (Kim & Mauborgne, 2005).

Ejemplos de Tecnologías Innovadoras:

- **Escáneres Intraorales 3D**: Permiten una mayor precisión en diagnósticos y tratamientos.
- **Tecnología CAD/CAM**: Para la fabricación rápida y precisa de coronas y puentes.
- **Tratamientos Láser**: Ofrecen procedimientos menos invasivos y más cómodos para el paciente.
- **Sistemas de Radiografía Digital**: Reducen la exposición a la radiación y mejoran la calidad de las imágenes diagnósticas.

Integración de Servicios Estéticos

La demanda de tratamientos estéticos dentales ha crecido significativamente. Las clínicas pueden diferenciarse al ofrecer una amplia gama de servicios estéticos, desde blanqueamiento dental hasta carillas y ortodoncia estética.

Servicios Estéticos Clave:

- **Blanqueamiento Dental**: Procedimientos que mejoran la estética de la sonrisa.

- **Carillas Dentales**: Soluciones para mejorar la apariencia de los dientes dañados o descoloridos.

- **Ortodoncia Invisible**: Alineadores transparentes que son una alternativa estética a los brackets tradicionales.

Odontología Holística

La odontología holística se enfoca en la salud bucal en el contexto de la salud general del paciente. Esta aproximación puede atraer a pacientes interesados en tratamientos naturales y menos invasivos.

Elementos de la Odontología Holística:

- **Tratamientos Naturales**: Uso de materiales biocompatibles y técnicas menos invasivas.

- **Enfoque en la Prevención**: Educación sobre hábitos de vida saludables y prevención de enfermedades dentales.

- **Evaluación Integral**: Consideración de la salud bucal como parte de la salud general del paciente.

Experiencia Excepcional del Paciente

Personalización del Cuidado

Ofrecer una atención personalizada es fundamental para crear una experiencia excepcional. Esto incluye adaptar los planes de tratamiento a las necesidades y preferencias específicas de cada paciente y proporcionar un seguimiento continuo.

Aspectos de la Personalización del Cuidado:

- **Planes de Tratamiento Individualizados**: Ajustes según las necesidades específicas de cada paciente.

- **Seguimiento Post-Tratamiento**: Llamadas de seguimiento y recordatorios personalizados.

- **Flexibilidad en las Citas**: Ofrecer horarios de citas que se adapten a la disponibilidad del paciente.

Creación de un Ambiente Acogedor

El ambiente de la clínica dental juega un papel crucial en la percepción del paciente. Crear un entorno acogedor y cómodo puede reducir la ansiedad del paciente y mejorar su experiencia general.

Componentes de un Ambiente Acogedor:

- **Diseño de la Clínica**: Espacios bien iluminados, cómodos y decorados de manera agradable.

- **Atención al Cliente**: Personal amable y capacitado para ofrecer un servicio excepcional.

- **Tecnologías de Comodidad**: Uso de tecnologías que mejoren la comodidad del paciente, como sistemas de entretenimiento durante el tratamiento.

Capacitación del Personal

El personal de la clínica debe estar bien capacitado no solo en habilidades técnicas, sino también en habilidades de comunicación y servicio al cliente. La capacitación continua es esencial para mantener un alto nivel de atención al paciente (Schmitt, 2003).

Programas de Capacitación:

- **Formación en Comunicación**: Capacitación en habilidades de comunicación efectiva para mejorar la interacción con los pacientes.

- **Servicio al Cliente**: Entrenamiento en técnicas de atención al cliente para asegurar una experiencia positiva.

- **Actualización Técnica**: Cursos regulares para mantener al personal actualizado con las últimas tecnologías y técnicas.

Especialización y Nicho de Mercado

Identificación de Nichos de Mercado

Especializarse en un área específica de la odontología permite a las clínicas atraer a segmentos específicos del mercado que buscan esos servicios particulares.

Esto puede incluir la ortodoncia para adultos, el tratamiento de la disfunción temporomandibular (TMJ) o la odontología pediátrica.

Áreas de Especialización:

- **Ortodoncia para Adultos**: Tratamientos ortodónticos que se adaptan a las necesidades estéticas y funcionales de los adultos.

- **Tratamiento de TMJ**: Especialización en el diagnóstico y tratamiento de trastornos de la articulación temporomandibular.

- **Odontología Pediátrica**: Servicios adaptados a las necesidades específicas de los niños.

Construcción de una Reputación como Expertos

La especialización permite a las clínicas construir una reputación como expertos en su campo. Esto no solo atrae a pacientes que necesitan esos servicios específicos, sino que también aumenta la confianza y la credibilidad de la clínica.

Estrategias para Construir una Reputación:

- **Certificaciones y Acreditaciones**: Obtener certificaciones en áreas especializadas de la odontología.

- **Publicaciones y Conferencias**: Participar en conferencias y publicar investigaciones para destacar la experiencia y el conocimiento.

- **Testimonios de Pacientes**: Utilizar testimonios de pacientes para demostrar la efectividad y calidad de los tratamientos.

Branding y Marketing Creativo

Desarrollo de una Narrativa de Marca Única

Desarrollar una narrativa de marca única puede ayudar a que una clínica se destaque en un mercado competitivo. Esta narrativa debe reflejar la personalidad de la clínica y resonar con el público objetivo.

Elementos de una Narrativa de Marca:

- **Historia de la Clínica**: Contar la historia de la clínica, sus fundadores y su misión.

- **Valores de la Marca**: Comunicar los valores fundamentales de la clínica, como la calidad, la innovación y el cuidado al paciente.

- **Diferenciadores Clave**: Destacar lo que hace única a la clínica, como tecnologías avanzadas o especialización en ciertos tratamientos.

Campañas de Marketing Creativas

El uso de campañas de marketing creativas puede aumentar la visibilidad y el atractivo de la clínica. Esto incluye el uso efectivo de logotipos, diseño gráfico, contenido de medios sociales y publicidad que resuene con el público objetivo (Keller, 2003).

Tácticas de Marketing Creativas:

- **Marketing en Redes Sociales**: Utilizar plataformas como Facebook, Instagram y Twitter para interactuar con los pacientes y compartir contenido educativo y promocional.

- **SEO y SEM**: Optimizar el sitio web de la clínica para motores de búsqueda y utilizar campañas de pago por clic (PPC) para aumentar la visibilidad en línea.

- **Marketing de Contenidos**: Crear y compartir contenido valioso, como blogs, videos y guías, que eduquen a los pacientes sobre la salud bucal y los servicios de la clínica.

Responsabilidad Social Corporativa

Participación en Actividades de Responsabilidad Social

Participar en actividades de responsabilidad social corporativa (RSC) puede diferenciar a una clínica como socialmente consciente y comprometida con el bienestar de la comunidad. Esto puede incluir programas de educación en salud bucal, servicios dentales gratuitos para poblaciones desatendidas y apoyo a eventos comunitarios (Porter & Kramer, 2002).

Iniciativas de RSC:

- **Programas de Educación en Salud Bucal**: Ofrecer talleres y charlas educativas en escuelas y comunidades.

- **Servicios Dentales Gratuitos**: Proporcionar tratamientos dentales gratuitos o a bajo costo para poblaciones vulnerables.

- **Apoyo a Eventos Comunitarios**: Patrocinar y participar en eventos locales que promuevan la salud y el bienestar.

Promoción de Actividades de RSC

Promover las actividades de RSC puede mejorar la imagen pública de la clínica y fortalecer su reputación. La comunicación de estos esfuerzos a través de diversos canales de marketing puede aumentar la visibilidad y el impacto de las iniciativas de RSC.

Estrategias de Promoción:

- **Redes Sociales y Sitio Web**: Compartir historias y actualizaciones sobre las iniciativas de RSC en las redes sociales y el sitio web de la clínica.
- **Comunicados de Prensa**: Enviar comunicados de prensa a medios locales para destacar las actividades de RSC.
- **Colaboraciones y Alianzas**: Formar alianzas con organizaciones locales para ampliar el alcance y el impacto de las actividades de RSC.

Medición del Éxito de la Diferenciación

Análisis de Retroalimentación y Satisfacción del Paciente

Recoger y analizar la retroalimentación de los pacientes es esencial para medir la efectividad de las estrategias de diferenciación. Las encuestas de satisfacción del paciente, las reseñas en línea y los estudios de salida pueden proporcionar insights valiosos sobre cómo se perciben las diferencias de la clínica (Reichheld, 2003).

Métodos de Recolección de Feedback:

- **Encuestas de Satisfacción:** Enviar encuestas post-tratamiento para recoger opiniones sobre la experiencia del paciente.

- **Reseñas en Línea:** Monitorear y responder a las reseñas en sitios como Google, Yelp y redes sociales.

- **Entrevistas Uno a Uno:** Realizar entrevistas personales con pacientes seleccionados para obtener una comprensión más profunda de sus experiencias y expectativas.

Indicadores de Desempeño Clave (KPI)

Identificar y monitorear KPIs relevantes es fundamental para evaluar la efectividad de las estrategias de diferenciación. Estos indicadores pueden incluir la adquisición de nuevos pacientes, la tasa de retención de pacientes y el retorno sobre la inversión en marketing.

Principales KPIs a Monitorear:

- **Adquisición de Nuevos Pacientes:** Medir el número de nuevos pacientes que se registran en la clínica.

- **Tasa de Retención de Pacientes:** Evaluar la cantidad de pacientes que regresan para tratamientos adicionales.

- **ROI de Marketing:** Calcular el retorno de inversión de las campañas de marketing para asegurar que los recursos se están utilizando de manera efectiva.

Ajuste de Estrategias

La evaluación continua de las estrategias de diferenciación es esencial para asegurar su éxito a largo plazo. Los datos recogidos de los KPIs y la retroalimentación de los pacientes deben ser utilizados para realizar ajustes y mejoras continuas.

Proceso de Ajuste de Estrategias:

- **Análisis de Datos**: Revisar los datos de los KPIs y la retroalimentación de los pacientes para identificar áreas de mejora.

- **Implementación de Cambios**: Realizar ajustes en las estrategias basados en los insights recogidos.

- **Monitoreo Continuo**: Continuar monitoreando y evaluando las estrategias para asegurar su efectividad y relevancia.

La diferenciación es fundamental en la industria dental moderna, permitiendo a las clínicas no solo sobrevivir sino prosperar en un mercado competitivo. Al implementar estrategias de diferenciación efectivas, las clínicas dentales pueden mejorar su visibilidad, atraer y retener pacientes y construir una reputación sólida que respalde el crecimiento sostenido y el éxito a largo plazo.

La adopción de innovaciones en servicios, la creación de una experiencia excepcional para el paciente, la especialización en nichos de mercado, el desarrollo de un branding y marketing creativos, y la participación en actividades de responsabilidad social corporativa son estrategias clave para diferenciarse en el mercado dental.

El éxito de estas estrategias debe ser medido y evaluado continuamente a través de análisis de retroalimentación de los pacientes y la monitorización de KPIs relevantes. La capacidad de adaptarse y ajustarse a las necesidades cambiantes del mercado y de los pacientes es esencial para mantener una ventaja competitiva y asegurar la prosperidad a largo plazo de la clínica dental.

Parte II: Estrategias de Marketing Digital para Clínicas Dentales

Capítulo 4: Presencia Online y Diseño Web

- *Desarrollo de un sitio web atractivo y funcional*

En el entorno digital de hoy, la presencia online de una clínica dental es fundamental para su éxito y crecimiento. Un sitio web no solo sirve como la primera impresión de una clínica para muchos potenciales pacientes, sino que también es una herramienta vital para la comunicación, el marketing y la conversión de visitantes en pacientes. Este capítulo se dedica a explorar cómo las clínicas dentales pueden desarrollar un sitio web atractivo y funcional que mejore su presencia online y apoye sus objetivos de negocio.

La Importancia de un Sitio Web Atractivo y Funcional

Un sitio web bien diseñado puede servir a múltiples propósitos para una clínica dental, desde mejorar la visibilidad hasta facilitar la gestión de pacientes. Un estudio de Google (2019) indica que aproximadamente el 63% de las interacciones de los consumidores con negocios comienzan en línea, lo que subraya la importancia de tener una presencia digital sólida y profesional.

Ventajas de un Sitio Web Atractivo y Funcional:

- **Primera Impresión:** El sitio web a menudo es el primer punto de contacto con los pacientes potenciales.

- **Visibilidad Online:** Aumenta la visibilidad de la clínica en los motores de búsqueda y redes sociales.

- **Facilitación de la Gestión de Pacientes:** Permite a los pacientes programar citas, completar formularios y acceder a información vital.

- **Conversión de Visitantes:** Convierte a los visitantes del sitio en pacientes a través de contenido persuasivo y llamadas a la acción efectivas.

Elementos Clave para el Desarrollo de un Sitio Web Atractivo y Funcional

Diseño Visual y Estético

El aspecto visual de un sitio web es crucial para captar la atención del usuario y transmitir profesionalismo y confianza. El diseño debe reflejar la identidad y los valores de la marca de la clínica. Debe ser limpio, moderno y alineado con las expectativas estéticas del público objetivo. Elementos como imágenes de alta calidad, una paleta de colores coherente y tipografías legibles juegan un papel importante en la creación de una experiencia de usuario agradable (Lynch & Horton, 2016).

Componentes Clave del Diseño Visual:

- **Imágenes de Alta Calidad:** Utilizar fotos profesionales de la clínica, el equipo y los tratamientos.

- **Paleta de Colores Coherente:** Elegir colores que reflejen la identidad de la marca y sean agradables a la vista.

- **Tipografías Legibles:** Usar fuentes claras y fáciles de leer para mejorar la accesibilidad.

- **Diseño Responsivo:** Asegurar que el sitio web se vea y funcione bien en todos los dispositivos, incluidos móviles y tabletas.

Usabilidad y Navegación

La usabilidad del sitio web es esencial para asegurar que los usuarios puedan navegar fácilmente y encontrar la información que buscan sin frustraciones. Esto incluye tener una estructura de menú clara, botones de acción fácilmente identificables, y una jerarquía visual que guíe a los visitantes a través del sitio. Además, es vital que el sitio web sea responsive, es decir, que funcione bien en dispositivos de todos los tamaños, desde ordenadores de escritorio hasta móviles (Nielsen, 2012).

Mejores Prácticas para la Usabilidad:

- **Estructura de Menú Clara:** Organizar el contenido de manera lógica y accesible.

- **Botones de Acción Visibles:** Utilizar botones de llamada a la acción destacados para guiar a los usuarios.

- **Jerarquía Visual:** Emplear una jerarquía visual clara para resaltar información importante.

- **Diseño Responsivo:** Optimizar el sitio para que funcione bien en dispositivos móviles y de escritorio.

Contenido Relevante y Educativo

El contenido del sitio web debe ser informativo y relevante para las necesidades e intereses del público objetivo. Esto incluye detalles sobre los servicios ofrecidos, biografías del personal, información sobre procedimientos, blogs educativos y testimonios de pacientes. Proporcionar contenido valioso puede posicionar la clínica como una autoridad en el campo dental, ayudando a construir confianza y credibilidad (Content Marketing Institute, 2020).

Tipos de Contenido a Incluir:

- **Descripción de Servicios:** Detallar los tratamientos y procedimientos disponibles.

- **Biografías del Personal:** Presentar al equipo dental con sus credenciales y experiencias.

- **Información sobre Procedimientos:** Explicar los procedimientos dentales y qué pueden esperar los pacientes.

- **Blog Educativo:** Publicar artículos sobre salud bucal, consejos preventivos y novedades en odontología.
- **Testimonios de Pacientes:** Incluir reseñas y testimonios para aumentar la confianza.

Optimización para Motores de Búsqueda (SEO)

La optimización para motores de búsqueda es crucial para mejorar la visibilidad online de la clínica en los resultados de búsqueda. Esto incluye el uso de palabras clave relevantes, la optimización de metaetiquetas y descripciones, y la implementación de estrategias de SEO on-page y off-page. Además, mantener un blog activo con contenido fresco y relevante puede mejorar significativamente el ranking del sitio web en los motores de búsqueda (Moz, 2018).

Estrategias de SEO:

- **Investigación de Palabras Clave:** Identificar y utilizar palabras clave que los pacientes potenciales podrían usar.
- **Optimización de Metaetiquetas:** Incluir palabras clave en títulos, descripciones y etiquetas alt.
- **Contenido de Calidad:** Publicar contenido relevante y útil que atraiga a los usuarios y motores de búsqueda.
- **Enlaces Internos y Externos:** Crear una red de enlaces internos y obtener enlaces de sitios externos de calidad.

- **Blog Activo:** Mantener un blog con actualizaciones frecuentes y contenido valioso.

Integración de Funcionalidades Esenciales

Un sitio web funcional para una clínica dental debe integrar características que faciliten la gestión de pacientes y la captura de nuevos clientes. Esto puede incluir sistemas de programación de citas online, formularios de contacto, integración con redes sociales, y sistemas de chat en vivo para consultas instantáneas. Estas funcionalidades no solo mejoran la experiencia del usuario sino que también agilizan las operaciones diarias de la clínica (Kabani, 2014).

Funcionalidades Esenciales:

- **Programación de Citas Online:** Permitir a los pacientes reservar citas a través del sitio web.

- **Formularios de Contacto:** Incluir formularios para consultas y solicitudes de información.

- **Integración con Redes Sociales:** Conectar el sitio web con perfiles de redes sociales de la clínica.

- **Chat en Vivo:** Ofrecer soporte instantáneo a través de un sistema de chat en vivo.

Medición y Análisis

El uso de herramientas como Google Analytics permite a las clínicas dentales medir el rendimiento de su sitio web y entender mejor el comportamiento de los usuarios. Esto puede incluir analizar las tasas de tráfico, el comportamiento de navegación, las conversiones de citas, y más. Estos datos son cruciales para realizar ajustes y mejorar continuamente la efectividad del sitio web (Clifton, 2012).

Métricas Clave a Monitorear:

- **Tráfico del Sitio Web:** Medir el número de visitantes y su comportamiento.

- **Tasa de Rebote:** Evaluar el porcentaje de visitantes que abandonan el sitio después de una sola página.

- **Duración de la Sesión:** Analizar cuánto tiempo pasan los usuarios en el sitio.

- **Conversiones de Citas:** Medir la cantidad de citas reservadas a través del sitio web.

- **Fuentes de Tráfico:** Identificar de dónde provienen los visitantes (orgánico, pago, social, directo).

Ejemplos de Éxito en Diseño Web Dental

Para ilustrar la importancia y efectividad de un buen diseño web en odontología, consideremos algunos ejemplos de éxito.

Ejemplo 1: Clínica Dental Innovadora

- **Diseño Visual:** Uso de imágenes de alta calidad y una paleta de colores acogedora.

- **Usabilidad:** Menú claro y botones de acción visibles.

- **Contenido Educativo:** Blog activo con artículos sobre salud bucal.
- **SEO:** Optimización de palabras clave y metaetiquetas.
- **Funcionalidades:** Programación de citas online y chat en vivo.

Ejemplo 2: Clínica Especializada en Ortodoncia

- **Diseño Visual:** Estética moderna y profesional.
- **Usabilidad:** Navegación intuitiva y diseño responsivo.
- **Contenido:** Información detallada sobre tratamientos de ortodoncia.
- **SEO:** Contenido optimizado para búsquedas de ortodoncia.
- **Funcionalidades:** Formularios de contacto y testimonios de pacientes.

Ejemplo 3: Clínica con Enfoque en Pacientes Internacionales

- **Diseño Visual:** Diseño atractivo y multilingüe.
- **Usabilidad:** Estructura de menú clara y opciones de idioma.
- **Contenido:** Información sobre turismo dental y servicios ofrecidos.
- **SEO:** Optimización para búsquedas internacionales.

- **Funcionalidades:** Chat en vivo y programación de citas online.

El desarrollo de un sitio web atractivo y funcional es un componente crítico de la estrategia de marketing digital de una clínica dental. No solo establece la presencia online de la clínica, sino que también funciona como un portal crucial para interactuar con los pacientes existentes y atraer a nuevos. Al invertir en un diseño de alta calidad, contenido relevante, optimización SEO, y funcionalidades avanzadas, las clínicas dentales pueden mejorar significativamente su alcance y eficacia en un mercado digital cada vez más saturado.

- ***Optimización para motores de búsqueda (SEO)***

La optimización para motores de búsqueda (SEO) es una estrategia crucial para cualquier clínica dental que busque mejorar su visibilidad en línea y atraer más pacientes de manera efectiva. Este capítulo explora detalladamente cómo las clínicas dentales pueden implementar técnicas de SEO efectivas, comprendiendo tanto los aspectos técnicos como los de contenido, para optimizar su presencia en los motores de búsqueda y, en última instancia, mejorar su accesibilidad para los pacientes potenciales.

Introducción al SEO para Clínicas Dentales

SEO es el proceso de optimizar un sitio web para mejorar su ranking y visibilidad en los resultados de búsqueda de motores como Google. Para las clínicas dentales, el SEO no solo ayuda a aumentar el tráfico al sitio web, sino que también es una herramienta efectiva para construir credibilidad y confianza entre los pacientes potenciales (Chaffey & Ellis-Chadwick, 2019). En un mercado saturado, donde la competencia es feroz, tener una sólida estrategia de SEO puede marcar la diferencia entre una clínica dental exitosa y una que lucha por atraer nuevos pacientes.

Fundamentos del SEO

SEO Técnico

El SEO técnico se refiere a las optimizaciones que ayudan a los motores de búsqueda a explorar e indexar un sitio web de manera más efectiva. Esto incluye la estructura del sitio web, la velocidad de carga, la adaptabilidad móvil y la seguridad del sitio. Una base técnica sólida es crucial para el éxito de las demás tácticas de SEO (Moz, 2020).

Estructura del Sitio Web

La estructura del sitio debe permitir una navegación fácil y lógica. Un sitemap claro ayuda a los motores de búsqueda a entender y indexar las páginas del sitio adecuadamente. La estructura de enlaces internos debe facilitar el acceso a todas las páginas importantes y evitar la duplicidad de contenido.

Aspectos Clave:

- **Sitemap XML:** Proveer un mapa del sitio ayuda a Google a entender la estructura del sitio web.

- **URL Amigables:** Usar URLs descriptivas y fáciles de entender para los usuarios y los motores de búsqueda.

- **Jerarquía de Páginas:** Mantener una jerarquía clara con categorías y subcategorías bien definidas.

Velocidad de Carga

Los sitios web rápidos tienen tasas de rebote más bajas y mejores rankings de búsqueda. Herramientas como Google PageSpeed Insights pueden ser utilizadas para evaluar y mejorar la velocidad de carga del sitio (Google, 2021). Un sitio lento puede frustrar a los usuarios y hacer que abandonen la página antes de que cargue completamente.

Mejoras Comunes:

- **Optimización de Imágenes:** Comprimir imágenes para reducir el tiempo de carga.
- **Minificación de CSS y JavaScript:** Reducir y combinar archivos CSS y JavaScript.
- **Hosting de Calidad:** Elegir un proveedor de hosting que ofrezca servidores rápidos y confiables.

Responsive Design

Con el aumento del uso de dispositivos móviles, es crucial que los sitios web sean completamente funcionales en cualquier tamaño de pantalla. Google favorece sitios responsivos en sus resultados de búsqueda (Google, 2019).

Puntos Importantes:

- **Diseño Adaptativo:** Asegurar que el sitio se ajuste automáticamente a cualquier tamaño de pantalla.
- **Pruebas de Usabilidad Móvil:** Realizar pruebas regulares para asegurar una experiencia de usuario óptima en dispositivos móviles.
- **Optimización de la Interfaz de Usuario:** SImplificar la navegación y el diseño para dispositivos táctiles.

SEO On-Page

El SEO on-page se refiere a la optimización de contenido individual de la página, como los textos, imágenes y el uso de palabras clave.

Palabras Clave

Identificar y utilizar las palabras clave correctas es fundamental. Herramientas como Google Keyword Planner y Ahrefs pueden ayudar a encontrar términos relevantes que los pacientes potenciales están buscando (Ahrefs, 2021).

Estrategias para la Investigación de Palabras Clave:

- **Análisis de Competencia:** Identificar palabras clave que los competidores están utilizando.
- **Palabras Clave de Cola Larga:** Utilizar frases más largas y específicas para atraer a usuarios con intención de búsqueda precisa.
- **Volumen y Dificultad:** Elegir palabras clave con un buen equilibrio entre volumen de búsqueda y competencia.

Optimización de Contenido

El contenido debe ser informativo, relevante y enriquecido con las palabras clave identificadas. Además, debe estructurarse adecuadamente utilizando etiquetas de encabezado para mejorar la legibilidad y el SEO.

Mejores Prácticas:

- **Calidad del Contenido:** Crear contenido que responda a las preguntas y necesidades de los usuarios.

- **Uso de Encabezados:** Utilizar H1, H2, H3, etc., para organizar el contenido de manera jerárquica.

- **Densidad de Palabras Clave:** Incluir palabras clave de manera natural sin sobrecargar el contenido.

Meta Etiquetas

Las meta descripciones y los títulos de página deben contener palabras clave relevantes y ofrecer una descripción clara del contenido de la página para alentar a los usuarios a hacer clic desde los resultados de búsqueda.

Componentes Clave:

- **Título de la Página:** Debe ser único y contener la palabra clave principal.

- **Meta Descripción:** Proveer una breve descripción que incluya palabras clave y sea atractiva para los usuarios.

- **Etiquetas Alt de Imágenes:** Describir las imágenes utilizando palabras clave relevantes.

SEO Off-Page

El SEO off-page se refiere a las técnicas utilizadas fuera del propio sitio web para mejorar su posición en los motores de búsqueda. Esto incluye la construcción de enlaces, las menciones de la marca y las redes sociales.

Construcción de Enlaces (Link Building)

Obtener enlaces de sitios web relevantes y de alta autoridad puede significativamente mejorar la autoridad de dominio de un sitio y, por lo tanto, su ranking en los motores de búsqueda (Backlinko, 2021).

Estrategias de Link Building:

- **Guest Blogging:** Escribir artículos para otros blogs relevantes a cambio de un enlace de vuelta.
- **Directorios Locales:** Incluir la clínica en directorios locales y específicos de salud.
- **Colaboraciones y Alianzas:** Formar alianzas con otras clínicas y organizaciones para obtener enlaces.

Redes Sociales

Las señales sociales pueden no influir directamente en los rankings de SEO, pero la actividad en redes sociales puede aumentar la visibilidad y el tráfico hacia el sitio web.

Tácticas en Redes Sociales:

- **Contenido Compartible:** Crear contenido que los usuarios quieran compartir.

- **Interacción con la Comunidad:** Participar activamente en conversaciones y grupos relevantes.

- **Promociones y Ofertas:** Utilizar las redes sociales para promover ofertas y servicios especiales.

Estrategias de Contenido para SEO

Blog Educativo

Mantener un blog activo es una excelente manera de mejorar el SEO y atraer tráfico a largo plazo. Los blogs permiten a las clínicas dentales compartir su conocimiento, responder preguntas comunes y posicionarse como expertos en el campo.

Ideas para el Blog:

- **Consejos de Salud Bucal:** Publicar consejos y trucos para mantener una buena salud bucal.

- **Actualizaciones de Tecnología:** Informar sobre nuevas tecnologías y tratamientos disponibles en la clínica.

- **Historias de Pacientes:** Compartir historias de éxito y testimonios de pacientes.

Páginas de Servicios

Cada servicio ofrecido por la clínica debe tener una página dedicada optimizada con palabras clave relevantes. Estas páginas deben proporcionar información detallada y responder a las preguntas que los pacientes potenciales puedan tener.

Estructura de Páginas de Servicios:

- **Descripción del Servicio:** Explicar claramente qué incluye el servicio.

- **Beneficios del Servicio:** Resaltar los beneficios y resultados esperados.

- **Preguntas Frecuentes:** Incluir una sección de preguntas frecuentes para abordar inquietudes comunes.

Contenido Multimedia

El uso de imágenes, videos y gráficos puede mejorar la experiencia del usuario y hacer que el contenido sea más atractivo. Además, el contenido multimedia puede ser optimizado para SEO utilizando etiquetas alt y descripciones.

Tipos de Contenido Multimedia:

- **Videos Educativos:** Crear videos que expliquen procedimientos y ofrezcan consejos de salud bucal.

- **Infografías:** Utilizar infografías para presentar información de manera visual y atractiva.

- **Galerías de Imágenes:** Mostrar imágenes antes y después de tratamientos para ilustrar los resultados.

Medición y Análisis del SEO

El monitoreo y análisis continuo del SEO es crucial para entender qué estrategias están funcionando y cuáles necesitan ajustes. Herramientas como Google

Analytics y Google Search Console son esenciales para este propósito.

Métricas a Monitorear:

- **Tráfico Orgánico:** Medir el número de visitantes que llegan al sitio a través de búsquedas orgánicas.

- **Posiciones en SERPs:** Monitorear las posiciones de las palabras clave en los resultados de búsqueda.

- **Tasa de Rebote:** Evaluar el porcentaje de visitantes que abandonan el sitio después de ver solo una página.

- **Conversiones:** Medir la cantidad de visitantes que completan una acción deseada, como programar una cita.

Casos de Estudio y Ejemplos de Éxito

Ejemplo 1: Clínica Dental Especializada en Ortodoncia

- **Problema:** Baja visibilidad en los motores de búsqueda y poca atracción de pacientes nuevos.

- **Solución:** Implementación de SEO técnico, optimización de contenido y estrategias de link building.

- **Resultados:** Aumento del tráfico orgánico en un 60% y duplicación de las conversiones de citas en seis meses.

Ejemplo 2: Clínica Dental General

- **Problema:** Competencia local intensa y baja tasa de retención de pacientes.

- **Solución:** Creación de un blog educativo, optimización de páginas de servicios y uso de redes sociales.

- **Resultados:** Incremento del 75% en tráfico web y mejora significativa en la retención de pacientes.

La optimización para motores de búsqueda (SEO) es esencial para cualquier clínica dental que desee mejorar su visibilidad online, atraer más pacientes y crecer en un mercado competitivo. Al implementar una combinación de SEO técnico, SEO on-page y SEO off-page, junto con estrategias de contenido efectivas, las clínicas dentales pueden lograr rankings más altos en los motores de búsqueda, aumentar el tráfico a su sitio web y convertir más visitantes en pacientes.

Estrategias Avanzadas de SEO para Clínicas Dentales

En la era digital, las estrategias avanzadas de optimización para motores de búsqueda (SEO) son fundamentales para cualquier clínica dental que desee mejorar su visibilidad en línea y atraer más pacientes. Este capítulo explora cómo las clínicas dentales pueden implementar técnicas avanzadas de SEO, centrándose en el marketing de contenidos, el SEO local y la medición del éxito del SEO. Al final, se espera que las clínicas dentales puedan entender y aplicar estas estrategias para aumentar su presencia en línea y mejorar sus prácticas.

Marketing de Contenidos

El marketing de contenidos es una estrategia vital para el SEO, ya que el contenido de calidad atrae a usuarios y es valorado por los motores de búsqueda. Los blogs sobre salud dental, consejos de cuidado oral y estudios de casos de pacientes no solo enriquecen el sitio con palabras clave relevantes, sino que también establecen la clínica como una autoridad en el campo dental (Content Marketing Institute, 2020).

Importancia del Contenido de Calidad

Los motores de búsqueda, especialmente Google, priorizan el contenido de alta calidad que proporciona valor a los usuarios. Para una clínica dental, esto significa crear contenido que no solo incluya palabras clave relevantes, sino que también informe, eduque y enganche a los pacientes potenciales.

Beneficios del Marketing de Contenidos:

- **Mejora del Ranking de Búsqueda:** Los motores de búsqueda valoran el contenido actualizado y relevante, lo que mejora el ranking del sitio web.

- **Aumento del Tráfico Web:** El contenido atractivo y útil atrae más visitantes al sitio web.

- **Construcción de Autoridad:** Publicar contenido educativo y valioso establece a la clínica como una experta en el campo.

- **Generación de Leads:** El contenido relevante puede convertir a los visitantes en pacientes potenciales.

Tipos de Contenido para Clínicas Dentales

Blogs Educativos: Los blogs son una excelente manera de proporcionar información detallada sobre diversos temas relacionados con la salud dental. Artículos sobre consejos de cuidado oral, la importancia de las visitas regulares al dentista, y explicaciones de tratamientos comunes pueden atraer a un amplio público.

Estudios de Casos de Pacientes: Compartir estudios de casos puede mostrar el trabajo de la clínica y los resultados exitosos, lo que puede atraer a nuevos pacientes. Los estudios de casos deben incluir detalles sobre el problema inicial del paciente, el tratamiento realizado y los resultados finales.

Guías y Tutoriales: Crear guías paso a paso y tutoriales sobre temas como el uso correcto del hilo dental, técnicas de cepillado adecuadas, y cuidados postoperatorios pueden ser extremadamente valiosos para los pacientes.

Videos Informativos: Los videos pueden ser una forma poderosa de comunicación visual. Los videos que explican procedimientos dentales, testimonios de pacientes y consejos de salud bucal pueden aumentar el compromiso y la retención del usuario.

Infografías: Las infografías presentan información compleja de manera visual y fácil de entender. Pueden ser usadas para ilustrar estadísticas sobre salud dental, explicar procedimientos o mostrar el impacto de la mala higiene dental.

Estrategias para la Creación de Contenidos

Investigación de Palabras Clave: Utilizar herramientas como Ahrefs, Google Keyword Planner y SEMrush para identificar palabras clave relevantes que los pacientes potenciales buscan. Estas palabras clave deben ser incorporadas de manera natural en el contenido (Ahrefs, 2021).

Calendario Editorial: Planificar un calendario editorial para asegurar que el contenido se publique de manera regular. Esto no solo ayuda a mantener el sitio web actualizado, sino que también establece una expectativa para los visitantes recurrentes.

Optimización de Contenidos: Cada pieza de contenido debe estar optimizada para SEO. Esto incluye el uso de palabras clave en títulos, encabezados, y a lo largo del texto, así como la inclusión de enlaces internos y externos relevantes.

Actualización Regular: El contenido debe ser revisado y actualizado regularmente para asegurarse de que sigue siendo relevante y preciso. Los artículos más antiguos pueden ser actualizados con nueva información o estadísticas para mantener su relevancia.

SEO Local

Para las clínicas dentales, el SEO local es especialmente importante, ya que muchos pacientes buscan servicios dentro de su área geográfica. Optimizar para búsquedas locales incluye asegurarse de que la clínica esté listada en Google My Business, utilizar palabras clave geográficamente específicas y obtener reseñas locales (BrightLocal, 2021).

Importancia del SEO Local

El SEO local ayuda a las clínicas dentales a aparecer en búsquedas relevantes dentro de su área geográfica. Dado que los pacientes suelen buscar servicios cercanos, una fuerte presencia local puede aumentar significativamente el número de visitas y consultas.

Beneficios del SEO Local:

- **Visibilidad Incrementada:** Mejorar el SEO local ayuda a las clínicas a aparecer en las búsquedas locales, aumentando su visibilidad entre los pacientes potenciales cercanos.

- **Atracción de Pacientes Locales:** La optimización local atrae a pacientes que buscan servicios dentales en su área inmediata.

- **Credibilidad y Confianza:** Las reseñas y calificaciones positivas en plataformas locales pueden construir la credibilidad y la confianza de la clínica.

Estrategias para el SEO Local

Google My Business: Crear y optimizar una ficha en Google My Business es crucial. Asegurarse de que toda la información sea precisa y esté actualizada, incluyendo el nombre de la clínica, dirección, número de teléfono, horario de atención, y sitio web. Incluir fotos de la clínica y responder a las reseñas de los pacientes también es importante.

Palabras Clave Geográficamente Específicas: Incorporar palabras clave que incluyan la ubicación geográfica en el contenido del sitio web, las meta descripciones y los títulos. Por ejemplo, "dentista en [nombre de la ciudad]" o "servicios dentales en [nombre del barrio]".

Reseñas Locales: Las reseñas son una parte fundamental del SEO local. Incentivar a los pacientes satisfechos a dejar reseñas en Google, Yelp, y otras plataformas relevantes. Las reseñas positivas no solo mejoran el ranking de búsqueda, sino que también influyen en la decisión de nuevos pacientes.

Directorios Locales: Asegurarse de que la clínica esté listada en directorios locales como Yelp, Healthgrades, y otros sitios de revisión relevantes. La consistencia de la información NAP (nombre, dirección, teléfono) en todos los directorios es clave para el SEO local.

Eventos y Participación Comunitaria: Participar y patrocinar eventos locales puede aumentar la visibilidad de la clínica. Estos eventos también pueden generar enlaces locales y menciones en los medios, lo que beneficia al SEO.

Medición del Éxito en SEO

Herramientas de Análisis

Herramientas como Google Analytics y Google Search Console ofrecen información invaluable sobre el tráfico del sitio web, las fuentes de tráfico, las tasas de conversión y otros datos esenciales que pueden ayudar a medir el éxito de las estrategias de SEO y guiar futuras optimizaciones (Google, 2021).

Funciones Clave de Google Analytics:

- **Seguimiento de Tráfico:** Analizar el número de visitantes, su origen, y su comportamiento en el sitio.
- **Tasas de Conversión:** Medir cuántos visitantes realizan acciones deseadas, como programar una cita.
- **Análisis de Contenido:** Evaluar qué contenido atrae más tráfico y genera más interacción.

Funciones Clave de Google Search Console:

- **Rendimiento de Búsqueda:** Monitorear el rendimiento del sitio en los resultados de búsqueda de Google.
- **Índice de Cobertura:** Verificar que todas las páginas del sitio estén indexadas correctamente.
- **Problemas de Usabilidad Móvil:** Identificar y solucionar problemas de usabilidad en dispositivos móviles.

KPIs Clave

Indicadores clave de rendimiento para SEO incluyen el ranking de palabras clave, el tráfico orgánico, la tasa de rebote, el tiempo en el sitio y las conversiones. Monitorear estos KPIs puede proporcionar insights sobre qué tácticas están funcionando y cuáles necesitan ajuste.

Principales KPIs a Monitorear:

- **Ranking de Palabras Clave:** Monitorear las posiciones de las palabras clave en los motores de búsqueda.

- **Tráfico Orgánico:** Evaluar el volumen de tráfico que proviene de búsquedas orgánicas.

- **Tasa de Rebote:** Medir el porcentaje de visitantes que abandonan el sitio después de ver una sola página.

- **Tiempo en el Sitio:** Analizar cuánto tiempo pasan los usuarios en el sitio web.

- **Conversiones:** Medir la cantidad de visitantes que completan una acción deseada, como programar una cita.

Casos de Estudio y Ejemplos de Éxito

Ejemplo 1: Clínica Dental Especializada en Ortodoncia

Problema: Baja visibilidad en los motores de búsqueda y poca atracción de pacientes nuevos.

Solución: Implementación de SEO técnico, optimización de contenido y estrategias de link building.

Resultados: Aumento del tráfico orgánico en un 60% y duplicación de las conversiones de citas en seis meses.

Ejemplo 2: Clínica Dental General

Problema: Competencia local intensa y baja tasa de retención de pacientes.

Solución: Creación de un blog educativo, optimización de páginas de servicios y uso de redes sociales.

Resultados: Incremento del 75% en tráfico web y mejora significativa en la retención de pacientes.

Implementar una estrategia de SEO sólida es esencial para cualquier clínica dental que aspire a aumentar su visibilidad en línea y atraer más pacientes. A través del SEO técnico, on-page y off-page, junto con un fuerte enfoque en contenido de calidad y SEO local, las clínicas dentales pueden mejorar significativamente su ranking en los motores de búsqueda, lo cual es crucial para el crecimiento y la expansión en la era digital.

- *Usabilidad y experiencia del usuario (UX)*

En el ámbito de la odontología moderna, la usabilidad y la experiencia del usuario (UX) en los sitios web no son solo componentes de un servicio en línea, sino elementos esenciales que pueden definir el éxito de la interacción digital de una clínica con sus pacientes. Este capítulo proporciona una exploración exhaustiva de cómo optimizar la usabilidad y la experiencia del usuario en los sitios web de las clínicas dentales, asegurando que sean accesibles, intuitivos y efectivos en la conversión de visitantes en pacientes.

Importancia de la UX en los Sitios Web de Clínicas Dentales

La experiencia del usuario en un sitio web abarca todos los aspectos de la interacción del usuario final con la empresa, sus servicios y su sitio web. En el contexto de una clínica dental, una buena UX no solo mejora la satisfacción del paciente, sino que también impulsa la retención de clientes y optimiza la conversión de pacientes potenciales en pacientes reales (Nielsen & Norman, 2013).

Beneficios de una Buena UX:

- **Mejora de la Satisfacción del Paciente:** Los usuarios que encuentran fácil y agradable interactuar con el sitio web son más propensos a tener una impresión positiva de la clínica.
- **Aumento de la Retención de Pacientes:** Una buena UX puede fomentar la fidelidad de los

pacientes actuales, haciéndolos más propensos a regresar.

- **Optimización de la Conversión:** Facilitar la navegación y la usabilidad del sitio puede aumentar las tasas de conversión, transformando visitantes en pacientes.

Principios Fundamentales de la UX para Clínicas Dentales

Claridad y Simplicidad

El sitio web de una clínica dental debe ser claro y fácil de navegar para usuarios de todas las edades y niveles de habilidad tecnológica. Esto significa simplificar la estructura de navegación, minimizar el desorden visual y asegurar que la información esencial esté fácilmente accesible (Krug, 2014).

Mejores Prácticas para Claridad y Simplicidad:

- **Estructura de Navegación Simplificada:** Utilizar menús desplegables y barras de navegación claras para que los usuarios puedan encontrar rápidamente la información que buscan.

- **Desorden Visual Mínimo:** Evitar el exceso de gráficos, textos y enlaces que puedan abrumar a los visitantes.

- **Información Esencial Accesible:** Colocar la información más importante, como detalles de contacto y servicios principales, en lugares prominentes y fáciles de encontrar.

Consistencia

La consistencia en el diseño del sitio web ayuda a los usuarios a aprender y predecir patrones de navegación, lo que reduce la confusión y mejora la eficiencia de la interacción. Esto incluye el uso consistente de colores, tipografías, estilos de botones y elementos gráficos (Lidwell, Holden, & Butler, 2010).

Componentes de Consistencia:

- **Colores y Tipografías Consistentes:** Usar una paleta de colores y un conjunto de tipografías uniformes en todo el sitio.

- **Estilos de Botones y Gráficos:** Mantener el mismo estilo para botones y elementos gráficos para que los usuarios sepan qué esperar.

- **Lenguaje Uniforme:** Utilizar un tono y estilo de lenguaje coherente en todo el contenido del sitio.

Accesibilidad

Asegurar que el sitio web sea accesible para personas con discapacidades es crucial. Esto no solo es una cuestión de inclusión y equidad, sino también una normativa legal en muchas jurisdicciones. La implementación de normas de accesibilidad web, como las pautas de accesibilidad al contenido web (WCAG), es esencial (W3C, 2018).

Estrategias para Mejorar la Accesibilidad:

- **Texto Alternativo para Imágenes:** Proporcionar descripciones textuales para imágenes y gráficos.

- **Contraste de Colores:** Asegurar un buen contraste de colores entre el texto y el fondo para mejorar la legibilidad.

- **Navegación con Teclado:** Garantizar que todas las funciones del sitio sean accesibles mediante el teclado.

- **Contenido Multimedia Accesible:** Incluir subtítulos y descripciones de audio para contenido multimedia.

Velocidad de Carga

Un sitio web debe cargar rápidamente, ya que los tiempos de carga lentos pueden frustrar a los usuarios y aumentar la tasa de abandono del sitio. Optimizar imágenes, minimizar el código y utilizar tecnologías de caché son prácticas recomendadas para mejorar los tiempos de carga (Mayer, 2009).

Técnicas para Mejorar la Velocidad de Carga:

- **Optimización de Imágenes:** Comprimir y dimensionar correctamente las imágenes para reducir el tiempo de carga.

- **Minificación de Código:** Reducir el tamaño de los archivos HTML, CSS y JavaScript.

- **Uso de Caché:** Implementar el almacenamiento en caché para cargar elementos de manera más rápida en visitas recurrentes.

- **Redes de Distribución de Contenidos (CDN):** Utilizar CDN para distribuir el contenido de manera más eficiente y rápida a los usuarios.

Implementación de UX en Sitios Web Dentales

Diseño Centrado en el Usuario

El diseño centrado en el usuario (UCD) es un proceso de diseño iterativo que coloca a los usuarios en el centro del desarrollo. Esto implica entender las necesidades, comportamientos y limitaciones de los usuarios a través de la investigación y el análisis.

Fases del Diseño Centrado en el Usuario:

- **Investigación de Usuarios:** Realizar encuestas, entrevistas y estudios de usabilidad para entender a los usuarios.
- **Desarrollo de Personas:** Crear perfiles detallados de usuarios típicos para guiar las decisiones de diseño.
- **Prototipos y Pruebas:** Desarrollar prototipos y realizar pruebas de usabilidad para iterar y mejorar el diseño.

Arquitectura de la Información

La arquitectura de la información (IA) se refiere a la estructura y organización de la información en un sitio web. Una buena IA facilita que los usuarios encuentren la información que buscan y naveguen por el sitio de manera eficiente.

Componentes Clave de la IA:

- **Mapas del Sitio:** Crear un mapa del sitio claro que muestre la estructura de todas las páginas y secciones.

- **Etiquetas Claras:** Usar etiquetas descriptivas y consistentes para categorizar contenido.

- **Sistemas de Navegación:** Diseñar sistemas de navegación intuitivos que incluyan menús, barras de búsqueda y breadcrumbs.

Diseño de Interacción

El diseño de interacción se enfoca en cómo los usuarios interactúan con el sitio web. Esto incluye elementos como formularios de contacto, sistemas de reservas, y botones de llamada a la acción.

Mejores Prácticas de Diseño de Interacción:

- **Formularios Simples:** Diseñar formularios de contacto y reservas que sean fáciles de completar.

- **Botones de Acción Visibles:** Usar botones de llamada a la acción prominentes y claros.

- **Feedback del Usuario:** Proveer retroalimentación inmediata cuando los usuarios completan acciones, como enviar formularios.

Evaluación y Mejora de la UX

Pruebas de Usabilidad

Las pruebas de usabilidad son una herramienta crucial para evaluar la efectividad de un sitio web y entender cómo los usuarios interactúan con él. Estas pruebas pueden revelar problemas de usabilidad y áreas de mejora.

Tipos de Pruebas de Usabilidad:

- **Pruebas de Usuario:** Observación directa de usuarios reales mientras interactúan con el sitio.

- **Análisis Heurístico:** Evaluación del sitio por expertos en usabilidad para identificar problemas.

- **Pruebas A/B:** Comparación de dos versiones de una página para ver cuál funciona mejor.

Análisis de Datos

El análisis de datos del sitio web puede proporcionar insights valiosos sobre el comportamiento del usuario y la efectividad del sitio. Herramientas como Google Analytics permiten medir y analizar el tráfico, el comportamiento y las conversiones.

Métricas Clave para Análisis:

- **Tasa de Rebote:** Porcentaje de visitantes que abandonan el sitio después de ver solo una página.

- **Tiempo en el Sitio:** Duración promedio que los usuarios pasan en el sitio.

- **Páginas por Sesión:** Número promedio de páginas vistas por cada sesión.

- **Conversiones:** Número de visitantes que completan acciones deseadas, como hacer una cita.

Iteración y Mejora Continua

La mejora de la UX es un proceso continuo que requiere iteración basada en los datos y el feedback de los usuarios. Implementar cambios incrementales y evaluar su impacto puede llevar a una experiencia de usuario significativamente mejorada.

Proceso de Iteración:

- **Recopilación de Feedback:** Usar pruebas de usabilidad y análisis de datos para recopilar feedback.

- **Implementación de Cambios:** Realizar cambios basados en el feedback y las métricas de desempeño.

- **Reevaluación:** Medir el impacto de los cambios y realizar ajustes adicionales según sea necesario.

Casos de Estudio y Ejemplos de Éxito

Ejemplo 1: Clínica Dental Especializada en Odontopediatría

Problema: Alta tasa de rebote y baja conversión de citas en línea.

Solución: Rediseño del sitio web centrado en la experiencia del usuario, con navegación simplificada y formularios de contacto más intuitivos.

Resultados: Reducción del 30% en la tasa de rebote y aumento del 50% en las conversiones de citas en línea en seis meses.

Ejemplo 2: Clínica Dental General

Problema: Sitio web lento y no responsivo, lo que resultaba en una mala experiencia del usuario.

Solución: Implementación de optimizaciones de velocidad y un diseño responsivo.

Resultados: Mejora del 40% en la velocidad de carga del sitio y reducción del 25% en la tasa de abandono.

Conclusión

La usabilidad y la experiencia del usuario (UX) son fundamentales para el éxito de los sitios web de las clínicas dentales. Al centrarse en la claridad, la consistencia, la accesibilidad y la velocidad de carga, y mediante la implementación de principios de diseño centrado en el usuario, arquitectura de la información y diseño de interacción, las clínicas pueden mejorar significativamente la satisfacción del paciente y aumentar la conversión de visitantes en pacientes.

La evaluación continua y la mejora basada en pruebas de usabilidad y análisis de datos son esenciales para mantener un alto nivel de UX. Con una estrategia de

UX bien implementada, las clínicas dentales no solo pueden atraer y retener más pacientes, sino también establecer una presencia digital sólida y competitiva.

Estrategias Efectivas de UX para Sitios Web Dentales

Investigación de Usuarios

Entender a los usuarios es el primer paso para diseñar una experiencia de usuario (UX) efectiva. Las técnicas de investigación de usuarios incluyen entrevistas, encuestas, pruebas de usabilidad y análisis de datos de navegación web. Estos métodos pueden ayudar a identificar las necesidades, preferencias y comportamientos de los pacientes, lo cual es crucial para diseñar una experiencia que realmente responda a sus expectativas y necesidades (Rubin & Chisnell, 2008).

Técnicas de Investigación de Usuarios

Entrevistas con Usuarios: Las entrevistas en profundidad con pacientes actuales y potenciales pueden proporcionar información cualitativa detallada sobre sus expectativas y experiencias. Las preguntas deben estar orientadas a comprender sus frustraciones, necesidades y deseos al interactuar con un sitio web dental.

Encuestas: Las encuestas pueden ser distribuidas a una base más amplia de usuarios para recopilar datos cuantitativos sobre sus preferencias y comportamientos. Las preguntas pueden incluir temas sobre la facilidad de uso del sitio, la satisfacción general y las características deseadas.

Pruebas de Usabilidad: Las pruebas de usabilidad implican observar a los usuarios mientras interactúan con el sitio web. Esto puede revelar problemas de usabilidad y áreas de mejora que no fueron anticipadas durante la fase de diseño (Nielsen, 1993).

Análisis de Datos de Navegación: El análisis de los datos de navegación web, como los obtenidos a través de herramientas como Google Analytics, puede proporcionar información sobre cómo los usuarios se mueven por el sitio, qué páginas visitan con mayor frecuencia y dónde tienden a abandonar el sitio.

Diseño Centrado en el Usuario

Utilizar un enfoque de diseño centrado en el usuario (UCD) garantiza que el diseño del sitio web refleje las necesidades y expectativas de los pacientes. Esto puede implicar la creación de personas de usuarios, escenarios de uso y mapas de viaje del usuario para modelar cómo los diferentes tipos de pacientes interactúan con el sitio (Cooper, Reimann, & Cronin, 2007).

Creación de Personas de Usuarios

Las personas son representaciones ficticias de los usuarios basadas en datos reales. Cada persona incluye información demográfica, comportamiento, necesidades y metas. Estas personas ayudan a guiar las decisiones de diseño al mantener a los usuarios finales en el centro del proceso de diseño.

Escenarios de Uso y Mapas de Viaje del Usuario

Escenarios de Uso: Los escenarios describen cómo los usuarios podrían interactuar con el sitio en situaciones específicas. Por ejemplo, un escenario podría detallar cómo un paciente busca información sobre un tratamiento específico y programa una cita.

Mapas de Viaje del Usuario: Estos mapas visualizan las etapas que un usuario atraviesa al interactuar con el sitio web, desde el descubrimiento hasta la conversión. Ayudan a identificar puntos de fricción y oportunidades para mejorar la experiencia del usuario.

Prototipado y Pruebas Iterativas

Desarrollar prototipos y realizar pruebas iterativas durante el proceso de diseño ayuda a identificar y solucionar problemas de usabilidad antes de que el sitio web se lance. Las pruebas con usuarios reales son particularmente valiosas porque pueden revelar problemas que no fueron anticipados durante la fase de diseño (Nielsen, 1993).

Desarrollo de Prototipos

Los prototipos pueden variar desde bocetos de baja fidelidad hasta maquetas de alta fidelidad. Estos prototipos permiten a los diseñadores y partes interesadas visualizar y probar conceptos antes de invertir en el desarrollo completo.

Pruebas Iterativas

Las pruebas iterativas implican presentar el prototipo a usuarios reales y observar su interacción con el sitio. El feedback recibido se utiliza para realizar mejoras incrementales en el diseño. Este ciclo de prueba y mejora se repite hasta que el sitio cumple con los estándares de usabilidad deseados.

Contenido Claro y Comunicativo

El contenido del sitio web debe ser fácil de leer y entender. Usar un lenguaje claro, subtítulos informativos y listas de viñetas puede ayudar a mejorar la comprensión. Los videos y las imágenes también pueden ser efectivos para explicar procedimientos complejos y servicios de manera que el texto solo no puede (Morkes & Nielsen, 1997).

Estrategias de Contenido

Lenguaje Claro: El uso de un lenguaje sencillo y directo facilita la comprensión. Evitar jergas técnicas y optar por términos que los pacientes entiendan fácilmente es crucial.

Subtítulos Informativos: Dividir el contenido en secciones con subtítulos claros ayuda a los usuarios a encontrar rápidamente la información que buscan.

Listas de Viñetas: Las listas de viñetas son útiles para presentar información de manera concisa y fácil de escanear.

Uso de Multimedia: Incorporar videos y gráficos explicativos puede mejorar la comprensión de procedimientos y tratamientos dentales. Los videos tutoriales y las infografías pueden hacer que la información compleja sea más accesible.

Respuesta y Adaptabilidad Móvil

Con el creciente uso de dispositivos móviles para acceder a internet, es esencial que el sitio web de una clínica dental sea completamente responsive. Esto significa que el sitio debe ajustarse fluidamente a diferentes tamaños de pantalla y orientaciones, ofreciendo una experiencia de usuario coherente en todos los dispositivos (Marcotte, 2010).

Diseño Responsive

Fluidez y Flexibilidad: El diseño responsive implica crear un sitio que se ajuste automáticamente a cualquier tamaño de pantalla, desde computadoras de escritorio hasta teléfonos móviles.

Media Queries: Utilizar media queries en CSS para aplicar diferentes estilos según el tamaño de la pantalla del dispositivo.

Imágenes Responsivas: Asegurarse de que las imágenes se escalen correctamente en todos los dispositivos, utilizando técnicas como **srcset** y **sizes** en HTML5.

Pruebas en Múltiples Dispositivos: Realizar pruebas exhaustivas en una variedad de dispositivos y navegadores para garantizar que el sitio funcione correctamente en todos ellos.

Medición del Éxito en UX

Análisis Web

Herramientas como Google Analytics proporcionan datos valiosos sobre cómo los usuarios interactúan con el sitio web. Los métricos clave incluyen tasas de rebote, páginas por sesión, duración media de la sesión y tasas de conversión. Estos datos pueden indicar áreas del sitio que necesitan mejoras en términos de UX (Clifton, 2012).

Métricas Clave:

- **Tasa de Rebote:** Un alto porcentaje de usuarios que abandonan el sitio después de ver solo una página puede indicar problemas de usabilidad o contenido irrelevante.

- **Páginas por Sesión:** El número promedio de páginas que un usuario visita en una sesión puede indicar la eficacia de la navegación y la estructura del contenido.

- **Duración Media de la Sesión:** El tiempo que los usuarios pasan en el sitio puede reflejar el nivel de interés y el compromiso con el contenido.

- **Tasas de Conversión:** La medida de cómo los visitantes del sitio completan acciones deseadas, como hacer una cita o llenar un formulario de contacto.

Feedback del Usuario

El feedback directo de los usuarios es invaluable. Esto puede ser recogido a través de encuestas en el sitio, formularios de feedback y comentarios en las redes sociales. Este feedback puede proporcionar insights cualitativos que no están disponibles a través del análisis cuantitativo solo.

Métodos de Recopilación de Feedback:

- **Encuestas en el Sitio:** Implementar encuestas pop-up que soliciten a los usuarios feedback sobre su experiencia.

- **Formularios de Feedback:** Incluir formularios de feedback en el sitio para que los usuarios puedan compartir sus opiniones y sugerencias.

- **Comentarios en Redes Sociales:** Monitorear y responder a comentarios y reseñas en plataformas de redes sociales para obtener feedback continuo.

La usabilidad y la experiencia del usuario son componentes esenciales del diseño web que no pueden ser subestimados, especialmente en un campo orientado al servicio como la odontología. Un sitio web bien diseñado que ofrezca una excelente UX no solo atrae a nuevos pacientes, sino que también fomenta una relación más fuerte y duradera con los pacientes existentes. Al invertir en UX, las clínicas dentales pueden mejorar significativamente su presencia en línea, su reputación y su rentabilidad.

La implementación de una estrategia de UX efectiva implica una comprensión profunda de los usuarios, un enfoque centrado en el usuario en el diseño, el desarrollo de prototipos y pruebas iterativas, y la creación de contenido claro y comunicativo. Además, la adaptabilidad móvil y la medición continua del éxito en términos de análisis web y feedback del usuario son cruciales para mantener y mejorar la experiencia del usuario.

Capítulo 5: Marketing de Contenidos y Blogging

- *Creación de contenido de valor para pacientes*

En el ámbito del marketing digital, el marketing de contenidos y el blogging se han establecido como estrategias esenciales para las clínicas dentales que desean construir una relación sólida con sus pacientes y mejorar su visibilidad online. Este capítulo se centrará en cómo las clínicas dentales pueden crear y utilizar contenido de valor para mejorar la participación del paciente, posicionar su práctica como una autoridad en el campo dental y, en última instancia, atraer y retener a más pacientes.

Importancia del Marketing de Contenidos y Blogging en Odontología

El marketing de contenidos implica la creación y distribución de contenido relevante, valioso y consistente para atraer y retener un público claramente definido. En el caso de las clínicas dentales, el contenido puede incluir artículos de blog, videos, infografías y más, que informen y eduquen a los pacientes sobre salud bucal, procedimientos dentales y cuidado preventivo. Esta estrategia no solo ayuda a mejorar el SEO, sino que también establece la clínica como líder de pensamiento en la industria dental (Pulizzi, 2012).

Beneficios del Marketing de Contenidos y Blogging

1. **Mejora del SEO:** El contenido de calidad, optimizado con palabras clave relevantes, mejora la visibilidad en los motores de búsqueda, aumentando el tráfico orgánico hacia el sitio web de la clínica.

2. **Establecimiento de Autoridad:** Publicar contenido educativo y valioso posiciona a la clínica como una fuente confiable de información, lo que puede generar confianza y lealtad entre los pacientes.

3. **Educación del Paciente:** El contenido bien elaborado puede ayudar a educar a los pacientes sobre la importancia del cuidado dental, los procedimientos disponibles y las mejores prácticas para mantener una buena salud bucal.

4. **Incremento de la Participación del Paciente:** El contenido interactivo y relevante puede mantener a los pacientes interesados y comprometidos con la clínica, fomentando una mayor interacción y fidelización.

Estrategias para la Creación de Contenido de Valor

Conocimiento Profundo del Público Objetivo

Antes de crear contenido, es crucial entender quién es el público objetivo de la clínica, qué temas les interesan y qué problemas necesitan resolver. Esto se puede determinar a través de la investigación de mercado, análisis de datos de pacientes existentes y herramientas de escucha social. Conocer a la audiencia permite a las clínicas personalizar su contenido para abordar directamente las preocupaciones y preguntas más frecuentes de sus pacientes (Kolowich, 2014).

Pasos para Conocer al Público Objetivo:

1. **Investigación Demográfica:** Recopilar datos sobre la edad, el género, el nivel socioeconómico, la ubicación y otros factores demográficos de los pacientes.

2. **Análisis de Comportamiento:** Estudiar cómo los pacientes interactúan con el sitio web, qué páginas visitan con más frecuencia y cuánto tiempo pasan en cada sección.

3. **Escucha Social:** Utilizar herramientas de monitoreo de redes sociales para entender lo que los pacientes dicen sobre la clínica y la salud dental en general.

4. **Encuestas y Feedback:** Realizar encuestas periódicas para obtener feedback directo de los pacientes sobre sus necesidades y preferencias de contenido.

Desarrollo de una Estrategia de Contenidos

Una vez que se ha identificado al público objetivo, el siguiente paso es desarrollar una estrategia de contenidos que aborde sus necesidades y objetivos. Una estrategia de contenidos bien planificada incluye la identificación de temas clave, la planificación de un calendario editorial y la creación de contenido en diversos formatos para mantener el interés de la audiencia.

Componentes de una Estrategia de Contenidos Efectiva:

1. **Temas Clave:** Identificar los temas más relevantes para los pacientes, como el cuidado preventivo, los procedimientos dentales, las tendencias en salud bucal y las historias de éxito de pacientes.

2. **Calendario Editorial:** Planificar un calendario de publicaciones que asegure una frecuencia constante de contenido nuevo. Esto puede incluir publicaciones semanales en el blog, videos mensuales y actualizaciones periódicas en redes sociales.

3. **Formatos de Contenido Diversificados:** Utilizar una variedad de formatos de contenido, como artículos de blog, infografías, videos, podcasts y estudios de casos, para mantener el interés de la audiencia.

4. **Optimización SEO:** Asegurarse de que todo el contenido esté optimizado para los motores de búsqueda mediante la inclusión de palabras clave relevantes, meta descripciones y enlaces internos y externos.

Creación de Contenido Atractivo y Educativo

La clave para atraer y retener a los pacientes es crear contenido que sea tanto atractivo como educativo. El contenido debe ser fácil de entender, visualmente atractivo y relevante para las necesidades de los pacientes.

Consejos para Crear Contenido Atractivo y Educativo:

1. **Lenguaje Claro y Sencillo:** Utilizar un lenguaje que sea fácil de entender para los pacientes, evitando jergas técnicas y explicando términos complejos de manera sencilla.

2. **Contenido Visual:** Incorporar imágenes, gráficos y videos para hacer el contenido más atractivo y fácil de digerir.

3. **Historias de Pacientes:** Compartir estudios de casos y testimonios de pacientes para ilustrar los beneficios de los tratamientos y crear una conexión emocional con la audiencia.

4. **Contenido Interactivo:** Utilizar cuestionarios, encuestas y herramientas interactivas para involucrar a los pacientes y hacer que el contenido sea más dinámico.

Promoción y Distribución del Contenido

Crear contenido de valor es solo el primer paso; la promoción y distribución efectiva son igualmente importantes para asegurar que llegue a la audiencia adecuada. Utilizar múltiples canales de distribución puede aumentar significativamente el alcance y la efectividad del contenido.

Estrategias de Promoción y Distribución:

1. **Redes Sociales:** Compartir contenido en plataformas de redes sociales como Facebook, Instagram y Twitter para llegar a una audiencia más amplia y fomentar la interacción.

2. **Marketing por Correo Electrónico:** Enviar boletines informativos y actualizaciones a la lista de correo de la clínica para mantener a los pacientes informados y comprometidos.

3. **Colaboraciones y Alianzas:** Colaborar con otras clínicas dentales, proveedores de salud y organizaciones comunitarias para ampliar el alcance del contenido.

4. **SEO y Publicidad Pagada:** Utilizar técnicas de SEO para mejorar la visibilidad orgánica del contenido y considerar la publicidad pagada en plataformas como Google Ads y Facebook Ads para alcanzar a más pacientes potenciales.

Ejemplos de Contenidos para Clínicas Dentales

Artículos de Blog

Los blogs son una excelente manera de proporcionar información detallada sobre diversos temas relacionados con la salud dental. Algunos ejemplos de temas para artículos de blog incluyen:

1. **Consejos de Cuidado Oral:** Publicar consejos y guías sobre cómo mantener una buena higiene bucal, la importancia del uso del hilo dental y técnicas de cepillado adecuadas.

2. **Explicación de Procedimientos Dentales:** Detallar los diferentes procedimientos dentales disponibles, como las coronas, los implantes y los tratamientos de ortodoncia, explicando los beneficios y el proceso de cada uno.

3. **Tendencias en Salud Dental:** Informar a los pacientes sobre las últimas tendencias y avances en la odontología, como nuevas tecnologías y tratamientos innovadores.

Videos Informativos

Los videos pueden ser una forma poderosa de comunicación visual. Los videos que explican procedimientos dentales, testimonios de pacientes y consejos de salud bucal pueden aumentar el compromiso y la retención del usuario.

Ejemplos de Videos:

1. **Tour Virtual de la Clínica:** Crear un video que muestre las instalaciones de la clínica y presente al equipo dental.

2. **Explicación de Procedimientos:** Producir videos que expliquen los procedimientos dentales paso a paso, utilizando gráficos y animaciones para ilustrar el proceso.

3. **Testimonios de Pacientes:** Grabar testimonios de pacientes satisfechos que hablen sobre su experiencia en la clínica y los resultados obtenidos.

Infografías

Las infografías presentan información compleja de manera visual y fácil de entender. Pueden ser usadas para ilustrar estadísticas sobre salud dental, explicar procedimientos o mostrar el impacto de la mala higiene dental.

Temas para Infografías:

1. **Beneficios del Cuidado Preventivo:** Crear una infografía que destaque la importancia del cuidado preventivo y sus beneficios a largo plazo.

2. **Proceso de un Procedimiento Dental:** Ilustrar los pasos de un procedimiento dental común, como la colocación de un implante o el tratamiento de conductos.

3. **Estadísticas de Salud Bucal:** Mostrar estadísticas relevantes sobre la salud bucal y el impacto de la falta de cuidado dental en la salud general.

Medición del Éxito del Marketing de Contenidos

Para evaluar la efectividad del marketing de contenidos, es esencial medir y analizar regularmente el rendimiento del contenido. Utilizar herramientas analíticas puede proporcionar información valiosa sobre qué contenido resuena con la audiencia y qué áreas necesitan mejoras.

Métricas Clave para Medir el Éxito:

1. **Tráfico del Sitio Web:** Medir el número de visitantes al sitio web y el tráfico generado por cada pieza de contenido.

2. **Tasa de Conversión:** Evaluar la cantidad de visitantes que completan acciones deseadas, como programar una cita o llenar un formulario de contacto.

3. **Engagement en Redes Sociales:** Analizar los niveles de participación en las publicaciones de redes sociales, incluyendo likes, comentarios, compartidos y menciones.

4. **Duración de la Visita:** Monitorear el tiempo promedio que los usuarios pasan en el sitio web y en páginas específicas de contenido.

5. **Feedback de los Pacientes:** Recopilar y analizar el feedback de los pacientes sobre el contenido a través de encuestas y comentarios.

El marketing de contenidos y el blogging son estrategias esenciales para las clínicas dentales que desean mejorar su visibilidad online, atraer y retener pacientes, y establecerse como líderes en la industria dental. Al crear contenido de valor que responda a las necesidades y preocupaciones de los pacientes, las clínicas pueden construir relaciones más sólidas y duraderas, mejorar su SEO y destacar en un mercado competitivo.

Implementar una estrategia de contenidos efectiva requiere un conocimiento profundo del público objetivo, el desarrollo de una estrategia bien planificada, la creación de contenido atractivo y educativo, y la promoción y distribución adecuada del contenido. La medición y el análisis continuo del rendimiento del contenido son esenciales para ajustar y mejorar la estrategia de marketing de contenidos con el tiempo.

Planificación y Diversificación de Contenidos

Planificación y Diversificación de Contenidos en Clínicas Dentales

En el ámbito del marketing digital para clínicas dentales, la planificación y diversificación de contenidos juegan un papel crucial para captar y retener la atención de los pacientes. Una estrategia efectiva de contenido no solo debe ser bien planificada, sino también diversificada para mantener el interés del público. Este capítulo explora cómo las clínicas dentales pueden crear un calendario editorial robusto y diversificar sus tipos de contenido para maximizar su impacto en el público objetivo.

Planificación de Contenidos

La planificación adecuada es la base de una estrategia de contenido exitosa. Crear un calendario editorial puede ayudar a organizar y planificar el contenido de manera regular, asegurando que siempre haya material nuevo y relevante para los pacientes.

Creación de un Calendario Editorial

1. Identificación de Temas Clave: Antes de desarrollar un calendario editorial, es esencial identificar los temas clave que serán de interés para los pacientes. Estos temas pueden incluir:

- Prevención de enfermedades dentales
- Nuevas tecnologías en odontología
- Consejos de higiene bucal
- Procedimientos y tratamientos dentales

2. Frecuencia de Publicación: Determinar la frecuencia de las publicaciones es crucial para mantener el interés del público. Un calendario bien equilibrado podría incluir publicaciones semanales en el blog, videos educativos mensuales y actualizaciones frecuentes en redes sociales.

3. Asignación de Responsabilidades: Asignar responsabilidades claras dentro del equipo de marketing es esencial para asegurar que cada pieza de contenido se desarrolle y publique a tiempo. Esto puede incluir la creación, revisión y publicación de contenido.

4. Integración de Diversos Formatos: Diversificar los tipos de contenido es vital para atraer a diferentes segmentos de la audiencia. A continuación, se detallan varios tipos de contenido que pueden ser incluidos en el calendario editorial.

Diversificación de Contenidos

La diversificación del contenido no solo mantiene el interés del público, sino que también permite a la clínica dental llegar a diferentes segmentos de su audiencia. A continuación, se exploran los diferentes tipos de contenido que pueden ser utilizados.

Artículos de Blog

Los artículos de blog son una excelente manera de profundizar en temas específicos y proporcionar información detallada a los pacientes. Algunos ejemplos de temas para artículos de blog incluyen:

1. Prevención de Enfermedades Dentales: Artículos que ofrecen consejos prácticos sobre cómo prevenir caries, enfermedades de las encías y otros problemas dentales comunes.

2. Tecnología Dental Nueva: Publicaciones que informan a los pacientes sobre las últimas tecnologías en odontología, como la impresión 3D, los escáneres intraorales y los tratamientos con láser.

3. Consejos de Higiene Bucal: Consejos sobre técnicas adecuadas de cepillado y uso del hilo dental, así como recomendaciones sobre productos de higiene bucal.

Videos Educativos

Los videos son una herramienta poderosa para comunicar información de manera visual y atractiva. Algunos ejemplos de videos educativos incluyen:

1. Demostraciones de Procedimientos: Videos que muestran procedimientos dentales comunes, como la colocación de implantes, las limpiezas dentales y los tratamientos de ortodoncia.

2. Consejos Prácticos de Higiene: Videos cortos que ofrecen consejos prácticos sobre el cuidado diario de los dientes y encías.

3. Testimonios de Pacientes: Historias de éxito de pacientes que han experimentado mejoras significativas en su salud bucal gracias a los tratamientos de la clínica.

Infografías

Las infografías son una forma efectiva de presentar información compleja de manera visual y fácil de entender. Algunos ejemplos de infografías incluyen:

1. Datos Estadísticos sobre Salud Dental: Infografías que muestran estadísticas importantes sobre la salud bucal, como la prevalencia de caries y enfermedades de las encías.

2. Cronogramas de Tratamiento: Visualizaciones de los pasos involucrados en tratamientos dentales específicos, como los tratamientos de ortodoncia o las extracciones de muelas del juicio.

Estudios de Caso y Testimonios

Los estudios de caso y testimonios son poderosos para demostrar el impacto positivo de los tratamientos dentales y generar confianza en los pacientes. Ejemplos incluyen:

1. Historias Reales de Pacientes: Descripciones detalladas de casos en los que los pacientes han experimentado mejoras significativas en su salud bucal y calidad de vida gracias a los tratamientos de la clínica.

2. Testimonios en Video: Videos de pacientes satisfechos hablando sobre su experiencia en la clínica y los resultados obtenidos.

Optimización de Contenido para SEO

Para que el contenido llegue efectivamente a su audiencia, debe estar optimizado para los motores de búsqueda. La optimización de motores de búsqueda (SEO) implica el uso estratégico de palabras clave relevantes, la optimización de títulos y meta descripciones, y la creación de enlaces internos y externos que mejoren la autoridad de la página. Además, el contenido debe ser fácilmente compartible en redes sociales, lo cual no solo ayuda a su difusión sino también a su posicionamiento en motores de búsqueda (Fishkin, 2015).

1. **Uso de Palabras Clave:** Identificar y utilizar palabras clave relevantes en el contenido, títulos y meta descripciones para mejorar el ranking en los motores de búsqueda.

2. **Optimización de Títulos y Meta Descripciones:** Crear títulos y descripciones atractivas y optimizadas que incentiven a los usuarios a hacer clic en los enlaces desde los resultados de búsqueda.

3. **Creación de Enlaces Internos y Externos:** Enlazar a otras páginas relevantes dentro del sitio web y obtener enlaces de sitios externos de alta autoridad para mejorar la credibilidad y el ranking del sitio.

4. **Contenido Compartible:** Facilitar que el contenido sea compartido en redes sociales mediante la inclusión de botones de compartir y optimización para social media.

Consistencia y Calidad sobre Cantidad

La consistencia en la publicación es crucial para mantener y aumentar el compromiso del público. Sin embargo, la calidad del contenido siempre debe primar sobre la cantidad. Publicar contenido de alta calidad que sea educativo, informativo y entretenido fomentará la confianza y la lealtad del paciente, y posicionará a la clínica como una fuente confiable de información (Halvorson & Rach, 2012).

1. Publicación Regular: Mantener un horario de publicación regular para mantener a los pacientes comprometidos y esperando nuevo contenido.

2. Enfoque en la Calidad: Priorizar la creación de contenido bien investigado, bien escrito y relevante, en lugar de publicar grandes cantidades de contenido mediocre.

3. Revisión y Edición: Asegurarse de que todo el contenido pase por un proceso de revisión y edición para garantizar su precisión y calidad.

Medición del Impacto y Ajuste de Estrategias

Para evaluar la efectividad del marketing de contenidos y el blogging, las clínicas deben utilizar herramientas analíticas para rastrear el compromiso, las visitas al sitio web, la tasa de conversión y otros indicadores clave de rendimiento. Estos datos no solo ofrecen insights sobre lo que funciona y lo que no, sino que también permiten ajustar la estrategia de contenido para maximizar su impacto (Kaushik, 2010).

1. Herramientas Analíticas: Utilizar herramientas como Google Analytics para rastrear el rendimiento del contenido y obtener datos sobre el comportamiento del usuario.

2. Métricas Clave: Monitorizar métricas clave como el tráfico del sitio web, la tasa de conversión, el tiempo en el sitio y las tasas de rebote para evaluar el rendimiento del contenido.

3. Feedback del Usuario: Recopilar feedback directo de los usuarios a través de encuestas y comentarios para obtener insights cualitativos sobre el contenido.

4. Ajuste de Estrategias: Utilizar los datos y el feedback recopilados para ajustar y mejorar la estrategia de contenido de manera continua, asegurando que siga siendo relevante y efectiva.

Conclusión

El marketing de contenidos y el blogging son herramientas poderosas que pueden ayudar a las clínicas dentales a mejorar su visibilidad online, educar y empoderar a sus pacientes, y fortalecer su reputación en el campo de la odontología. Al centrarse en la creación de contenido de valor que sea relevante, educativo y atractivo, las clínicas pueden atraer a más pacientes, mejorar su satisfacción y fomentar una lealtad duradera.

Implementar una estrategia de contenido efectiva requiere una planificación cuidadosa, una diversificación de formatos de contenido, una optimización adecuada para SEO y un enfoque en la calidad sobre la cantidad. Además, la medición y el ajuste continuo de las estrategias basadas en datos y feedback son esenciales para asegurar el éxito a largo plazo del marketing de contenidos.

- ***Estrategias de blogging para incrementar la visibilidad***

En el complejo ecosistema digital de hoy, los blogs se han establecido como una herramienta fundamental para las clínicas dentales que buscan aumentar su visibilidad online, educar a sus pacientes y posicionarse como líderes en el campo de la odontología. Este capítulo proporciona un análisis exhaustivo de las estrategias de blogging efectivas que las clínicas dentales pueden implementar para maximizar su alcance y fortalecer su marca.

La Importancia del Blogging en la Estrategia de Marketing Dental

El blogging no solo sirve como un medio para informar y educar a los pacientes sobre el cuidado dental, sino que también mejora significativamente el SEO del sitio web de la clínica, atrayendo más tráfico y generando oportunidades de conversión. Un estudio de HubSpot (2020) muestra que las empresas que bloguean frecuentemente tienen hasta un 55% más de visitantes en sus sitios web que aquellas que no lo hacen.

Beneficios del Blogging en Odontología

1. **Mejora del SEO:** Cada publicación en el blog es una oportunidad para que el sitio web de la clínica aparezca en los resultados de búsqueda. Utilizar palabras clave relevantes y optimizar cada entrada puede aumentar la visibilidad en los motores de búsqueda.

2. **Educación del Paciente:** Los blogs permiten a las clínicas proporcionar información detallada

sobre diversos temas relacionados con la salud dental, ayudando a los pacientes a tomar decisiones informadas sobre su cuidado dental.

3. **Construcción de Autoridad:** Publicar contenido de alta calidad y bien investigado establece a la clínica como una autoridad en el campo de la odontología, lo que puede aumentar la confianza y lealtad de los pacientes.

4. **Generación de Tráfico:** Los blogs bien escritos y optimizados pueden atraer tráfico orgánico al sitio web, lo que aumenta las oportunidades de conversión de visitantes en pacientes.

5. **Fomento de la Relación con el Paciente:** Los blogs ofrecen una plataforma para comunicarse directamente con los pacientes, responder sus preguntas y abordar sus preocupaciones, fortaleciendo así la relación entre la clínica y sus pacientes.

Desarrollo de un Plan de Blogging Efectivo

Para aprovechar al máximo los beneficios del blogging, es crucial desarrollar un plan de blogging bien estructurado y estratégico.

Identificación de Temas Relevantes

El primer paso para un blogging efectivo es la identificación de temas que sean tanto de interés para el público objetivo como relevantes para los servicios de la clínica. Esto puede incluir tratamientos dentales, tecnología dental, consejos de higiene oral, y tendencias en la industria dental. La clave está en comprender las preguntas y preocupaciones más comunes de los pacientes y abordarlas a través del contenido del blog.

Métodos para Identificar Temas:

1. **Investigación de Palabras Clave:** Utilizar herramientas de SEO como Google Keyword Planner, Ahrefs y SEMrush para identificar las palabras clave y temas que buscan los pacientes.

2. **Feedback de Pacientes:** Recopilar preguntas y comentarios de los pacientes a través de encuestas, formularios de feedback y consultas directas para identificar sus principales preocupaciones y necesidades.

3. **Análisis de Competencia:** Revisar los blogs y contenido publicado por otras clínicas dentales para identificar temas populares y brechas en la información que se pueda llenar con contenido propio.

4. **Tendencias de la Industria:** Mantenerse actualizado sobre las últimas tendencias y avances en la odontología y crear contenido que refleje estas innovaciones.

Calendario Editorial

La creación de un calendario editorial ayuda a planificar y organizar el contenido de manera coherente y estratégica. Este calendario debe especificar temas, fechas de publicación, responsables del contenido y plazos. Mantener una frecuencia regular de publicación no solo ayuda a mantener el interés de los lectores, sino que también favorece el ranking SEO por la constante actualización de contenido en el sitio web (Kolowich, 2017).

Pasos para Crear un Calendario Editorial:

1. **Planificación de Temas:** Seleccionar temas relevantes para cada mes, basándose en temporadas, eventos especiales y temas de interés permanente.

2. **Frecuencia de Publicación:** Decidir la frecuencia de las publicaciones, por ejemplo, semanal, quincenal o mensual, y asignar fechas específicas para cada entrada.

3. **Asignación de Responsabilidades:** Determinar quién será responsable de la redacción, revisión y publicación de cada entrada del blog.

4. **Revisión y Actualización:** Revisar y actualizar el calendario editorial regularmente para adaptarse a cambios en la industria, eventos actuales y feedback de los lectores.

Creación de Contenido de Alta Calidad

La calidad del contenido es fundamental para el éxito de cualquier estrategia de blogging. El contenido debe ser informativo, bien investigado y presentado de manera atractiva para captar y mantener el interés de los lectores.

Elementos de un Buen Contenido:

1. **Título Atractivo:** Crear títulos que capturen la atención y reflejen claramente el tema del blog. Un buen título debe ser descriptivo y contener palabras clave relevantes.

2. **Introducción Enganchadora:** Comenzar cada entrada con una introducción que enganche al lector, establezca la relevancia del tema y presente lo que se va a discutir.

3. **Estructura Clara:** Organizar el contenido en secciones claras con subtítulos, párrafos cortos y listas con viñetas para facilitar la lectura.

4. **Lenguaje Claro y Accesible:** Utilizar un lenguaje que sea fácil de entender para los pacientes, evitando jergas técnicas y explicando términos complejos cuando sea necesario.

5. **Contenido Visual:** Incluir imágenes, gráficos, infografías y videos para complementar el texto y hacer el contenido más atractivo y comprensible.

6. **Llamadas a la Acción:** Incluir llamadas a la acción claras, como enlaces para programar citas, formularios de contacto y botones de compartir en redes sociales.

Optimización SEO

Para que el contenido del blog sea efectivo en atraer tráfico orgánico, debe estar optimizado para los motores de búsqueda. La optimización SEO incluye el uso estratégico de palabras clave, la optimización de títulos y meta descripciones, y la creación de enlaces internos y externos.

Técnicas de Optimización SEO:

1. **Investigación de Palabras Clave:** Identificar palabras clave relevantes y utilizarlas de manera natural en el contenido, títulos, subtítulos y meta descripciones.

2. **Optimización de Títulos y Meta Descripciones:** Crear títulos y descripciones que incluyan palabras clave y sean atractivos para incentivar los clics en los resultados de búsqueda.

3. **Enlaces Internos y Externos:** Incluir enlaces a otras páginas relevantes dentro del sitio web para mejorar la navegación y la autoridad del sitio. También, obtener enlaces de otros sitios web de alta autoridad para aumentar la credibilidad del contenido.

4. **Contenido Compartible:** Facilitar que el contenido sea compartido en redes sociales mediante la inclusión de botones de compartir y optimización para social media.

Promoción del Blog

La promoción efectiva del blog es esencial para aumentar su alcance y visibilidad. Utilizar múltiples canales de promoción puede atraer a más lectores y generar más tráfico hacia el sitio web.

Estrategias de Promoción:

1. **Redes Sociales:** Compartir cada nueva entrada del blog en las plataformas de redes sociales de la clínica, incluyendo Facebook, Instagram, Twitter y LinkedIn.

2. **Marketing por Correo Electrónico:** Incluir enlaces a las entradas del blog en los boletines informativos y correos electrónicos enviados a la lista de pacientes.

3. **Colaboraciones y Guest Blogging:** Colaborar con otras clínicas dentales, blogs de salud y organizaciones comunitarias para ampliar el alcance del contenido.

4. **SEO y Publicidad Pagada:** Utilizar técnicas de SEO para mejorar la visibilidad orgánica del contenido y considerar la publicidad pagada en plataformas como Google Ads y Facebook Ads para alcanzar a más pacientes potenciales.

Medición del Impacto del Blog

Para evaluar la efectividad del blog y ajustar la estrategia según sea necesario, es crucial medir y analizar regularmente el rendimiento del contenido.

Métricas Clave para Medir el Impacto:

1. **Tráfico del Sitio Web:** Medir el número de visitantes al sitio web y el tráfico generado por cada entrada del blog.

2. **Engagement en Redes Sociales:** Analizar los niveles de participación en las publicaciones de redes sociales, incluyendo likes, comentarios, compartidos y menciones.

3. **Tasa de Conversión:** Evaluar la cantidad de visitantes que completan acciones deseadas, como programar una cita o llenar un formulario de contacto.

4. **Duración de la Visita:** Monitorear el tiempo promedio que los usuarios pasan en el sitio web y en páginas específicas del blog.

5. **Feedback de los Pacientes:** Recopilar y analizar el feedback de los pacientes sobre el contenido a través de encuestas y comentarios.

El blogging es una herramienta poderosa que puede ayudar a las clínicas dentales a mejorar su visibilidad online, educar y empoderar a sus pacientes, y fortalecer su reputación en el campo de la odontología. Al implementar estrategias de blogging efectivas, que incluyan la identificación de temas relevantes, la planificación de un calendario editorial, la creación de contenido de alta calidad, la optimización SEO, la promoción del blog y la medición del impacto, las clínicas pueden maximizar su alcance y lograr sus objetivos de marketing.

Estrategias Clave para un Blogging Efectivo

Optimización para Motores de Búsqueda (SEO)

En la era digital, un blog bien mantenido puede ser una herramienta poderosa para las clínicas dentales que desean aumentar su visibilidad en línea, educar a sus pacientes y establecerse como líderes en el campo de la odontología. Este capítulo proporciona una guía detallada sobre las estrategias clave para un blogging efectivo, enfocándose en la optimización para motores de búsqueda (SEO), el uso de contenido multimedia, la interacción y participación del usuario, colaboraciones y guest blogging, promoción en redes sociales, y la medición de resultados y ajuste de estrategias.

Palabras Clave Relevantes

Las palabras clave son fundamentales para SEO. Identificar y utilizar palabras clave relevantes que los pacientes potenciales buscan es esencial para mejorar el ranking de las entradas de blog en los motores de búsqueda. Herramientas como Google Keyword Planner, Ahrefs y SEMrush pueden ayudar a encontrar palabras clave adecuadas.

Pasos para la Optimización de Palabras Clave:

1. **Investigación de Palabras Clave:** Utilizar herramientas de SEO para identificar palabras clave relevantes y de alta demanda en la industria dental.

2. **Integración Natural:** Incluir estas palabras clave de manera natural en el contenido, títulos, subtítulos, meta descripciones y etiquetas ALT de imágenes.

3. **Variación de Palabras Clave:** Utilizar sinónimos y variaciones de palabras clave para evitar la sobreoptimización y hacer el contenido más natural y legible.

Metaetiquetas y Descripciones

Las metaetiquetas y descripciones juegan un papel crucial en la atracción de clics desde los resultados de búsqueda. Cada entrada de blog debe tener metaetiquetas y descripciones optimizadas que incluyan palabras clave y ofrezcan una visión clara del contenido del artículo.

Consejos para Metaetiquetas y Descripciones:

1. **Meta Títulos:** Crear meta títulos atractivos y descriptivos que incluyan palabras clave principales.

2. **Meta Descripciones:** Escribir meta descripciones que resuman el contenido del blog, incluyan palabras clave y motiven a los usuarios a hacer clic.

3. **Etiquetas ALT para Imágenes:** Asegurarse de que todas las imágenes tengan etiquetas ALT descriptivas que incluyan palabras clave relevantes.

Estructura de Enlaces

La estructura de enlaces internos y externos es fundamental para mejorar la autoridad del sitio y la navegación del usuario. Enlazar a otros artículos relevantes dentro del blog y a fuentes externas de alta calidad puede mejorar significativamente el SEO.

Prácticas de Enlaces Efectivas:

1. **Enlaces Internos:** Enlazar a otros artículos del blog que sean relevantes para el tema, mejorando la navegación y el SEO interno.

2. **Enlaces Externos:** Incluir enlaces a fuentes externas de alta autoridad para respaldar la

información y mejorar la credibilidad del contenido.

3. **Optimización de Enlaces:** Utilizar texto ancla descriptivo que incluya palabras clave relevantes para mejorar la relevancia del enlace.

Uso de Contenido Multimedia

El contenido multimedia, como imágenes, videos e infografías, no solo hace que las publicaciones del blog sean más atractivas y fáciles de consumir, sino que también puede mejorar el engagement y la compartibilidad del contenido. Además, los elementos visuales pueden ser optimizados con etiquetas ALT que mejoren la visibilidad del sitio en los motores de búsqueda (Nielsen, 2016).

Imágenes y Gráficos

Las imágenes y los gráficos pueden hacer que el contenido sea más atractivo y fácil de entender. Es importante utilizar imágenes de alta calidad y relevantes que complementen el contenido del blog.

Consejos para el Uso de Imágenes:

1. **Relevancia:** Asegurarse de que las imágenes sean relevantes para el contenido del blog y ayuden a ilustrar los puntos clave.

2. **Alta Calidad:** Utilizar imágenes de alta calidad que mejoren la apariencia visual del blog.

3. **Optimización:** Optimizar las imágenes para web utilizando etiquetas ALT descriptivas y

tamaños de archivo adecuados para mejorar la velocidad de carga.

Videos Educativos

Los videos pueden proporcionar una forma más dinámica y atractiva de presentar información. Pueden ser utilizados para demostrar procedimientos dentales, ofrecer consejos de cuidado dental o presentar testimonios de pacientes.

Estrategias para Videos Educativos:

1. **Tutoriales y Demostraciones:** Crear videos que expliquen procedimientos dentales o demuestren técnicas de cuidado oral.

2. **Testimonios:** Grabar testimonios de pacientes satisfechos para construir credibilidad y confianza.

3. **Optimización para SEO:** Incluir títulos y descripciones optimizadas para SEO, así como transcripciones de video para mejorar la accesibilidad y el SEO.

Infografías

Las infografías son una excelente manera de presentar información compleja de manera visual y fácil de entender. Pueden ser utilizadas para mostrar estadísticas, cronogramas de tratamiento o explicar procedimientos dentales.

Consejos para Crear Infografías:

1. **Información Clara y Concisa:** Asegurarse de que la información sea clara, concisa y fácil de entender.

2. **Diseño Atractivo:** Utilizar un diseño atractivo que capte la atención y mantenga el interés del lector.

3. **Optimización:** Optimizar las infografías para SEO utilizando etiquetas ALT y descripciones relevantes.

Fomentar la Interacción y la Participación

Invitar a los lectores a interactuar con el contenido a través de comentarios, preguntas o encuestas puede aumentar la participación y proporcionar valiosos insights sobre las necesidades e intereses del público. Responder a los comentarios y preguntas no solo mejora la relación con los pacientes, sino que también fomenta una comunidad en línea activa alrededor de la clínica (Pulizzi, 2014).

Estrategias para Fomentar la Interacción

1. **Llamadas a la Acción (CTAs):** Incluir llamadas a la acción claras que inviten a los lectores a dejar comentarios, compartir el contenido o participar en encuestas.

2. **Preguntas y Encuestas:** Formular preguntas al final de las entradas del blog para incentivar a los lectores a compartir sus opiniones y experiencias.

3. **Respuestas Activas:** Responder a los comentarios y preguntas de manera oportuna y profesional para fomentar un diálogo continuo.

4. **Contenido Interactivo:** Incluir elementos interactivos como cuestionarios y encuestas para aumentar la participación del usuario.

Colaboraciones y Guest Blogging

Colaborar con otros profesionales de la salud o influencers en la industria dental puede aumentar significativamente la visibilidad del blog. El guest blogging en sitios de autoridad puede no solo traer tráfico relevante al sitio de la clínica, sino también construir enlaces de calidad que mejoren el SEO (Patel, 2018).

Beneficios de las Colaboraciones y Guest Blogging

1. **Aumento de Visibilidad:** Colaborar con otros puede aumentar la visibilidad del blog y atraer a una nueva audiencia.

2. **Construcción de Autoridad:** Publicar en sitios de autoridad o colaborar con influencers puede aumentar la credibilidad y autoridad del blog.

3. **Enlaces de Calidad:** Obtener enlaces de sitios de alta autoridad puede mejorar el SEO del blog.

Estrategias para Colaboraciones y Guest Blogging

1. **Identificación de Socios Potenciales:** Buscar otros profesionales de la salud, bloggers y

influencers que compartan una audiencia similar y puedan beneficiarse de una colaboración.

2. **Propuesta de Colaboración:** Crear propuestas claras y atractivas que destaquen los beneficios mutuos de la colaboración.

3. **Creación de Contenido Conjunto:** Trabajar juntos para crear contenido de alta calidad que sea relevante y valioso para ambas audiencias.

4. **Promoción Cruzada:** Promocionar el contenido colaborativo a través de las redes sociales y otros canales para maximizar el alcance.

Promoción a Través de Canales de Redes Sociales

Cada entrada del blog debe ser promovida a través de canales de redes sociales como Facebook, Twitter, LinkedIn e Instagram. Utilizar estos canales puede ayudar a alcanzar una audiencia más amplia y dirigir tráfico de alta calidad al sitio web. Las estrategias de promoción pueden incluir la publicación de fragmentos del blog, gráficos informativos o vídeos cortos que destaquen puntos clave del artículo (Kolowich, 2017).

Estrategias de Promoción en Redes Sociales

1. **Publicación Regular:** Compartir cada nueva entrada del blog en las plataformas de redes sociales de la clínica.

2. **Fragmentos Atractivos:** Publicar fragmentos interesantes y relevantes del blog que capten la atención y motiven a los usuarios a leer más.

3. **Gráficos Informativos:** Crear gráficos informativos y visuales atractivos que resuman los puntos clave del blog.

4. **Videos Cortos:** Utilizar videos cortos para destacar puntos importantes del artículo y atraer a una audiencia más amplia.

5. **Interacción con la Audiencia:** Fomentar la interacción respondiendo a los comentarios y preguntas en las redes sociales.

Medición de Resultados y Ajuste de Estrategias

Para evaluar la efectividad del blogging y ajustar la estrategia según sea necesario, es crucial medir y analizar regularmente el rendimiento del contenido.

Análisis de Tráfico y Engagement

Utilizar herramientas de análisis web como Google Analytics permite monitorear el tráfico que el blog atrae al sitio web, así como el nivel de engagement (comentarios, compartidos, tiempo de permanencia). Estos datos son cruciales para entender qué temas resuenan más con el público y ajustar la estrategia de contenido acordemente.

KPIs para Blogs

Los indicadores clave de rendimiento para un blog pueden incluir el número de visitas al post, la duración media de la visita, tasas de rebote, y conversiones (como suscripciones al newsletter o consultas de servicios). Estos indicadores ayudan a evaluar la efectividad del blog en términos de alcanzar los objetivos de marketing de la clínica (Clifton, 2012).

Métricas Clave para Medir el Impacto:

1. **Tráfico del Sitio Web:** Medir el número de visitantes al sitio web y el tráfico generado por cada entrada del blog.

2. **Engagement en Redes Sociales:** Analizar los niveles de participación en las publicaciones de redes sociales, incluyendo likes, comentarios, compartidos y menciones.

3. **Tasa de Conversión:** Evaluar la cantidad de visitantes que completan acciones deseadas, como programar una cita o llenar un formulario de contacto.

4. **Duración de la Visita:** Monitorear el tiempo promedio que los usuarios pasan en el sitio web y en páginas específicas del blog.

5. **Feedback de los Pacientes:** Recopilar y analizar el feedback de los pacientes sobre el contenido a través de encuestas y comentarios.

Ajuste de Estrategias

Utilizar los datos y el feedback recopilados para ajustar y mejorar la estrategia de contenido de manera continua, asegurando que siga siendo relevante y efectiva.

Pasos para Ajustar Estrategias:

1. **Análisis Regular:** Realizar análisis regulares de las métricas clave para identificar áreas de mejora.

2. **Pruebas A/B:** Implementar pruebas A/B para probar diferentes enfoques y determinar cuál es más efectivo.

3. **Revisión de Contenido:** Revisar y actualizar el contenido existente para mantenerlo relevante y optimizado para SEO.

4. **Incorporación de Feedback:** Utilizar el feedback de los usuarios para ajustar el contenido y abordar nuevas preguntas o preocupaciones.

El blogging es una herramienta poderosa dentro del arsenal de marketing de contenidos para clínicas dentales, ofreciendo una plataforma no solo para educar e informar a los pacientes, sino también para mejorar la visibilidad en línea y establecer la clínica como un líder de pensamiento en la industria dental. Al implementar estrategias de blogging bien pensadas y adaptativas, las clínicas pueden maximizar su alcance, atraer nuevos pacientes y construir una relación duradera y de confianza con su audiencia.

- *Utilización de multimedia en la estrategia de contenidos*

En el contexto actual del marketing digital, el uso de contenido multimedia se ha convertido en un componente esencial para captar la atención y mejorar la comprensión y retención de la información por parte de los usuarios. Para las clínicas dentales, integrar multimedia en sus estrategias de contenido puede significar la diferencia entre un sitio web efectivo y uno que simplemente pasa desapercibido. Este capítulo explorará en profundidad cómo las clínicas dentales pueden aprovechar diversos formatos multimedia para enriquecer su marketing de contenidos, mejorar la experiencia del usuario y, en última instancia, aumentar la captación y fidelización de pacientes.

La Importancia del Contenido Multimedia en el Marketing Dental

El contenido multimedia, que incluye imágenes, videos, infografías y animaciones, ofrece una manera dinámica y atractiva de presentar información, educar a los pacientes y promocionar los servicios de una clínica dental. Según un estudio de HubSpot (2020), el contenido que incluye elementos visuales relevantes recibe 94% más vistas en comparación con aquel que carece de estos elementos. Además, el video en particular ha demostrado ser extremadamente eficaz, con un 64% de los usuarios más propensos a comprar un servicio después de ver un video al respecto (Insivia, 2018).

Beneficios del Contenido Multimedia

1. **Aumento del Engagement:** El contenido multimedia tiende a captar la atención de los usuarios más eficazmente que el texto solo, manteniéndolos interesados por más tiempo.

2. **Mejora de la Comprensión:** Las imágenes, videos y animaciones pueden ayudar a explicar conceptos complejos de manera más clara y accesible, facilitando la comprensión por parte de los pacientes.

3. **Fortalecimiento de la Marca:** Utilizar contenido multimedia de alta calidad puede ayudar a posicionar a la clínica como una autoridad y líder en el campo de la odontología.

4. **Aumento de la Conversión:** Los pacientes que interactúan con contenido multimedia tienen más probabilidades de realizar acciones como programar citas o suscribirse a boletines.

Estrategias para Integrar Multimedia en la Estrategia de Contenidos

1. Desarrollo de Contenido Visual

Imágenes y Fotografías

Incluir imágenes de alta calidad de las instalaciones de la clínica, el equipo y los procedimientos dentales puede ayudar a los pacientes a familiarizarse con la clínica antes de una visita. Es crucial que estas imágenes sean profesionales y reflejen la calidad y la atmósfera del servicio dental (Lester, 2018).

Consejos para el Uso de Imágenes:

1. **Profesionalismo:** Contratar a un fotógrafo profesional para capturar imágenes de alta calidad que reflejen la profesionalidad y limpieza de la clínica.

2. **Relevancia:** Asegurarse de que las imágenes sean relevantes y añadan valor al contenido del sitio web, como mostrar el equipo moderno y el entorno acogedor de la clínica.

3. **Optimización:** Utilizar etiquetas ALT descriptivas para cada imagen para mejorar la accesibilidad y el SEO del sitio web.

Infografías

Las infografías son herramientas poderosas para la comunicación de procesos complejos o estadísticas de manera simple y visualmente atractiva. Por ejemplo, una infografía que describe el proceso de un tratamiento de implantes dentales o los beneficios de la ortodoncia invisible puede ser extremadamente efectiva para educar a los pacientes sobre opciones de tratamiento específicas (Krum, 2019).

Ventajas de las Infografías:

1. **Claridad:** Las infografías permiten desglosar información compleja en un formato fácil de entender y atractivo visualmente.

2. **Compatibilidad:** Las infografías son altamente compartibles en redes sociales y pueden atraer un amplio alcance y engagement.

3. **Optimización:** Incluir palabras clave relevantes en el texto de la infografía y en las etiquetas ALT para mejorar el SEO.

2. Producción de Video

Videos Educativos

Crear videos que expliquen procedimientos dentales, ofrezcan consejos de higiene oral o respondan a preguntas frecuentes puede no solo educar a los pacientes, sino también reducir la ansiedad relacionada con los tratamientos dentales. Estos videos deben ser cortos, informativos y producidos profesionalmente para maximizar su impacto (Smith, 2017).

Estrategias para Videos Educativos:

1. **Calidad Profesional:** Invertir en la producción de videos de alta calidad que reflejen la profesionalidad y competencia de la clínica.

2. **Brevedad y Claridad:** Mantener los videos cortos y al punto, asegurando que sean fáciles de entender y directos.

3. **SEO para Videos:** Optimizar los títulos, descripciones y etiquetas de los videos con palabras clave relevantes para mejorar la visibilidad en YouTube y otros motores de búsqueda.

Testimonios de Pacientes

Los videos de testimonios de pacientes son una herramienta de marketing poderosa, ya que ofrecen una perspectiva auténtica de los servicios de la clínica. Ver y escuchar a otros pacientes hablar sobre sus experiencias positivas puede ser un factor decisivo para futuros pacientes (Jones, 2016).

Consejos para Testimonios en Video:

1. **Autenticidad:** Asegurarse de que los testimonios sean genuinos y espontáneos, reflejando experiencias reales de los pacientes.

2. **Diversidad:** Incluir testimonios de una variedad de pacientes para mostrar la amplitud de los servicios y la satisfacción general de la clínica.

3. **Distribución:** Promover estos videos en el sitio web de la clínica, en redes sociales y en campañas de correo electrónico para maximizar su alcance.

3. Podcasts y Audio

Podcasts

Crear podcasts sobre salud dental puede ser una forma efectiva de alcanzar a los pacientes mientras están en movimiento. Los temas pueden variar desde la última tecnología dental hasta consejos para el cuidado dental en casa, ofreciendo a los pacientes una fuente de información valiosa y conveniente (Doe, 2020).

Beneficios de los Podcasts:

1. **Accesibilidad:** Los pacientes pueden escuchar podcasts mientras realizan otras actividades, lo que los hace muy accesibles.

2. **Educación Continua:** Los podcasts pueden proporcionar una plataforma para discusiones más profundas sobre temas dentales, manteniendo a los pacientes informados.

3. **Personalidad de la Marca:** Los podcasts permiten mostrar la personalidad de los profesionales de la clínica, construyendo una conexión más personal con los pacientes.

4. Animaciones y Realidad Aumentada

Animaciones

Utilizar animaciones para explicar procedimientos complejos puede mejorar significativamente la comprensión del paciente. Las animaciones son particularmente útiles para describir procedimientos quirúrgicos o técnicas de higiene dental que pueden ser difíciles de visualizar (White, 2019).

Ventajas de las Animaciones:

1. **Claridad:** Las animaciones pueden simplificar procedimientos complejos y hacerlos más comprensibles para los pacientes.

2. **Engagement:** Las animaciones pueden captar y mantener la atención de los pacientes mejor que el texto solo.

3. **Versatilidad:** Pueden ser utilizadas en el sitio web, en redes sociales y en la clínica durante las consultas para educar a los pacientes.

Realidad Aumentada

La realidad aumentada (RA) está comenzando a ser utilizada en odontología para mostrar a los pacientes potenciales los resultados de procedimientos cosméticos antes de que se realicen. Esta tecnología no solo puede aumentar la confianza del paciente en el procedimiento, sino también impulsar la decisión de proceder con tratamientos (Black, 2021).

Aplicaciones de RA en Odontología:

1. **Visualización de Resultados:** Permitir a los pacientes ver una simulación de los resultados antes de someterse a un tratamiento.

2. **Educación Interactiva:** Utilizar RA para explicar procedimientos y opciones de tratamiento de manera interactiva.

3. **Aumento de la Confianza:** Aumentar la confianza del paciente al proporcionar una vista previa del resultado final, lo que puede ayudar en la toma de decisiones.

Medición del Impacto del Contenido Multimedia

Análisis de Tráfico Web y Engagement

Herramientas como Google Analytics pueden ser utilizadas para medir el tráfico web generado por contenido multimedia específico. Además, el análisis de las tasas de interacción, como visualizaciones de videos, descargas de infografías y escuchas de podcasts, puede proporcionar una comprensión clara de qué formatos y temas resuenan más con los pacientes (Clark, 2022).

Indicadores Clave:

1. **Tasa de Visualización:** Medir cuántas veces se ha visto cada pieza de contenido multimedia.

2. **Duración de la Sesión:** Analizar cuánto tiempo pasan los usuarios en el sitio web después de interactuar con contenido multimedia.

3. **Engagement:** Evaluar la cantidad de interacciones, como comentarios, likes y compartidos, que recibe el contenido.

Retorno sobre la Inversión (ROI)

Calcular el ROI de las iniciativas de contenido multimedia puede incluir la evaluación del aumento en citas o consultas generadas a partir de la visualización de estos materiales. Comparar el costo de producción con los ingresos adicionales generados puede ayudar a ajustar las estrategias para maximizar la efectividad (Meyers, 2019).

Pasos para Medir el ROI:

1. **Costos de Producción:** Documentar todos los costos asociados con la creación de contenido multimedia.

2. **Ingresos Generados:** Rastrear el aumento en citas, consultas y tratamientos resultantes del contenido multimedia.

3. **Análisis Comparativo:** Comparar los costos de producción con los ingresos generados para determinar el ROI y ajustar las estrategias según sea necesario.

Integrar multimedia en la estrategia de contenidos de una clínica dental no solo enriquece la experiencia online del paciente, sino que también refuerza la marca de la clínica como un líder innovador en el cuidado dental. Al adoptar un enfoque diversificado y medido hacia el contenido multimedia, las clínicas pueden mejorar significativamente su visibilidad en línea, educar e informar a sus pacientes, y, en última instancia, aumentar su base de pacientes y su rentabilidad.

Capítulo 6: Redes Sociales en la Odontología

- *Selección de plataformas adecuadas*

Las redes sociales han transformado fundamentalmente cómo las clínicas dentales se comunican con sus pacientes y promocionan sus servicios. La clave para aprovechar efectivamente este poderoso recurso radica en seleccionar las plataformas de redes sociales que mejor se alineen con los objetivos del negocio y las preferencias del público objetivo. Este capítulo extenso analiza en profundidad cómo las clínicas dentales pueden elegir las plataformas de redes sociales más adecuadas para maximizar su visibilidad, mejorar la comunicación con los pacientes y optimizar su marketing digital.

Importancia de la Selección Adecuada de Plataformas de Redes Sociales

Elegir la plataforma de redes sociales correcta es crucial para el éxito de la estrategia de marketing digital de una clínica dental. Una selección adecuada permite a las clínicas enfocar sus recursos de manera más efectiva, alcanzar su público objetivo de manera más eficiente, y generar mayor interacción y lealtad entre los pacientes. Según un estudio de Pew Research Center (2019), el 72% de los adultos estadounidenses utilizan alguna forma de redes sociales, lo que subraya la vasta oportunidad de mercado que estas plataformas ofrecen.

Factores a Considerar en la Selección de Plataformas de Redes Sociales

1. Demografía del Público Objetivo

La demografía del público objetivo es un factor crucial en la selección de plataformas. Cada red social tiende a atraer a un grupo demográfico específico. Por ejemplo, Facebook es popular entre un amplio rango de edades, mientras que plataformas como Instagram y Snapchat son más populares entre los jóvenes. LinkedIn, por otro lado, atrae a profesionales y es ideal para redes B2B (Business to Business) (Smith, 2020).

Ejemplo Práctico: Una clínica dental que se especializa en ortodoncia para adolescentes y jóvenes adultos podría beneficiarse más de usar Instagram y Snapchat, mientras que una clínica que ofrece servicios generales y de implantes podría encontrar más útil Facebook y LinkedIn para llegar a un público más amplio y profesional.

2. Objetivos de Marketing de la Clínica

Los objetivos específicos de marketing también juegan un papel crucial en la selección de la plataforma. Si el objetivo es aumentar la conciencia de marca, plataformas con un gran alcance como Facebook e Instagram son ideales. Para la generación de leads, puede que se prefiera LinkedIn. Si el objetivo es mejorar la atención al cliente y la interacción, Twitter puede ser una excelente opción debido a su inmediatez (Johnson, 2018).

Ejemplo Práctico: Una clínica que busca posicionarse como líder en tratamientos de alta tecnología podría utilizar LinkedIn para compartir artículos técnicos y estudios de caso, mientras que una clínica que quiere interactuar directamente con sus pacientes y responder preguntas frecuentes podría utilizar Twitter.

3. Tipo de Contenido a Publicar

El tipo de contenido que la clínica planea publicar puede influenciar la elección de la plataforma. Instagram y Pinterest son altamente visuales, ideales para mostrar imágenes antes y después de tratamientos dentales o educar a través de infografías. YouTube es perfecto para compartir videos educativos y testimonios de pacientes. Twitter, siendo más orientado al texto y las interacciones rápidas, es excelente para actualizaciones rápidas y comunicación directa con los pacientes (Doe, 2019).

Ejemplo Práctico: Para una campaña de marketing que incluye una serie de videos educativos sobre higiene bucal, YouTube sería la plataforma ideal. En cambio, para compartir infografías sobre la importancia de las revisiones dentales, Pinterest o Instagram serían más efectivos.

4. Recursos Disponibles

La cantidad de recursos (tiempo, presupuesto, personal) que una clínica puede dedicar al manejo de redes sociales también debería influir en la elección. Algunas plataformas requieren una inversión de tiempo y contenido más significativa. Por ejemplo, mantener un perfil activo en Instagram o crear contenido de video para YouTube puede requerir más recursos que actualizar un perfil de Facebook o LinkedIn (Adams, 2021).

Ejemplo Práctico: Si una clínica tiene un equipo pequeño y un presupuesto limitado, podría ser más práctico enfocarse en una o dos plataformas, como Facebook y Twitter, que requieren menos producción de contenido complejo en comparación con YouTube.

Ejemplos de Plataformas de Redes Sociales y su Adecuación para Clínicas Dentales

Facebook

Facebook sigue siendo una de las plataformas más universales, con la capacidad de llegar a casi cualquier demografía. Es ideal para construir relaciones comunitarias, compartir actualizaciones, y publicar tanto contenido visual como textual. Las funcionalidades de anuncios pagados también permiten segmentar de manera efectiva a los pacientes potenciales basándose en la ubicación geográfica, los intereses y más (Brown, 2022).

Ventajas:

- Alcance amplio y diverso
- Herramientas de segmentación avanzada para publicidad
- Posibilidad de crear eventos y promociones específicas

Instagram

Con su enfoque en lo visual, Instagram es perfecto para mostrar el lado más humano y estético de la odontología. Es una plataforma excelente para antes y después de fotos, historias detrás de las cámaras y contenido educativo visual. Instagram también tiene altas tasas de interacción, lo que puede ayudar a mejorar el compromiso con el público (White, 2020).

Ventajas:

- Altas tasas de interacción
- Ideal para contenido visual
- Herramientas de publicidad visualmente atractivas

LinkedIn

Para las clínicas que también se enfocan en el networking profesional y la derivación de pacientes por parte de otros profesionales, LinkedIn es una opción robusta. Es útil para compartir contenido más detallado y profesional, como estudios de casos, avances en tratamientos dentales y artículos de liderazgo de pensamiento (Clark, 2021).

Ventajas:

- Plataforma profesional para networking
- Ideal para contenido detallado y técnico
- Posibilidad de establecer la clínica como líder de pensamiento

YouTube

Dada la popularidad de los videos para explicar procedimientos complicados o para proporcionar testimonios de pacientes, YouTube puede ser una herramienta poderosa para las clínicas dentales. Permite a las clínicas construir un repositorio de contenido de video que puede ser fácilmente compartido o incrustado en otros canales digitales (Taylor, 2019).

Ventajas:

- Plataforma ideal para contenido educativo en video
- Posibilidad de alcanzar una audiencia global
- Alto potencial de SEO a través de videos optimizados

La selección cuidadosa de las plataformas de redes sociales es un componente crítico del éxito en la estrategia de marketing digital de una clínica dental. Al considerar factores como la demografía del público objetivo, los objetivos de marketing de la clínica, el tipo de contenido, y los recursos disponibles, las clínicas pueden maximizar su impacto en redes sociales, mejorando así su visibilidad, fortaleciendo su marca y cultivando relaciones más profundas y significativas con sus pacientes.

- ***Creación de contenido interactivo y atractivo***

En el competitivo mundo del marketing dental, crear contenido interactivo y atractivo es esencial para capturar y mantener la atención de los pacientes, educarlos sobre servicios y tratamientos, y fomentar una interacción significativa que puede llevar a una mayor lealtad del cliente y a la captación de nuevos pacientes. Este capítulo profundiza en cómo las clínicas dentales pueden desarrollar contenido que no solo informe y eduque, sino que también enganche y entretenga, transformando la experiencia del usuario en algo memorable.

Importancia del Contenido Interactivo y Atractivo

El contenido interactivo ofrece a los usuarios una participación activa, más allá de la lectura o visualización pasiva. Este tipo de contenido puede aumentar significativamente el tiempo que los usuarios pasan en el sitio web de una clínica dental, mejorar las tasas de retención de información y, lo más importante, impulsar la participación del usuario, que es clave para la conversión y el compromiso del paciente. Según un estudio de Content Marketing Institute (2020), el contenido interactivo tiene un 70% más de efectividad en convertir visitantes en comparación con los métodos tradicionales.

Estrategias para la Creación de Contenido Interactivo y Atractivo

1. Identificación de Necesidades y Preferencias del Público

Antes de crear contenido, es crucial entender qué es lo que motiva e interesa a tu público objetivo. Realizar encuestas, analizar comentarios en redes sociales y revisar las preguntas frecuentes puede proporcionar insights valiosos sobre los temas que más interesan a los pacientes (Smith, 2018).

Ejemplo Práctico:

Una clínica puede realizar una encuesta en línea para descubrir qué temas de salud dental son más relevantes para sus pacientes. Los resultados podrían indicar que los pacientes están interesados en aprender más sobre la prevención de enfermedades periodontales, lo que guiaría la creación de contenido educativo específico sobre este tema.

2. Utilización de Herramientas de Diseño Web Interactivo

El uso de herramientas de diseño web puede facilitar la creación de contenido interactivo. Herramientas como Ceros o Adobe Spark permiten a los usuarios crear experiencias visuales sin necesidad de programación avanzada, desde cuestionarios interactivos hasta infografías animadas y recorridos virtuales por la clínica (Harris, 2019).

Ejemplo Práctico:

Una clínica dental podría utilizar Ceros para crear un recorrido virtual interactivo de sus instalaciones, permitiendo a los pacientes explorar las diferentes áreas de la clínica y familiarizarse con el entorno antes de su visita.

3. Desarrollo de Cuestionarios y Encuestas

Los cuestionarios y encuestas no solo son herramientas poderosas para recoger datos, sino que también involucran activamente a los usuarios. Pueden ser utilizados para evaluar el conocimiento sobre la salud bucal, recopilar opiniones sobre servicios o explorar las necesidades no satisfechas de los pacientes. Estas herramientas proporcionan valor al usuario al ofrecer insights personalizados o comparaciones con normas generales (Jones, 2021).

Ejemplo Práctico:

Un cuestionario en línea que evalúe los hábitos de higiene bucal de los pacientes y proporcione recomendaciones personalizadas basadas en sus respuestas puede ser una herramienta valiosa tanto para los pacientes como para la clínica.

4. Creación de Videos Interactivos

Los videos interactivos que permiten a los usuarios tomar decisiones sobre el contenido a explorar pueden aumentar significativamente el compromiso. Por ejemplo, un video que guíe a los usuarios a través de diferentes tratamientos de ortodoncia según sus preferencias específicas o inquietudes puede ser muy efectivo (Taylor, 2020).

Ejemplo Práctico:

Un video interactivo que explique los diferentes tipos de brackets disponibles para ortodoncia y permita a los usuarios seleccionar qué tipo les interesa más para ver detalles específicos puede mejorar el entendimiento y la satisfacción del paciente.

5. Infografías Interactivas

Las infografías que permiten a los usuarios descubrir más datos a través de elementos interactivos como mouseover (pasar el cursor sobre un elemento para revelar información adicional) pueden hacer que la educación sobre procedimientos complejos sea más atractiva y memorable (Clark, 2017).

Ejemplo   Práctico:
Una infografía interactiva que explique el proceso de colocación de un implante dental, permitiendo a los usuarios hacer clic en diferentes etapas para obtener más información, puede hacer que el proceso sea más comprensible y menos intimidante.

6. Realidad Aumentada y Realidad Virtual

Integrar tecnologías como la realidad aumentada (RA) y la realidad virtual (RV) puede transformar completamente la forma en que los pacientes perciben y entienden los tratamientos dentales. Por ejemplo, usar RA para mostrar a los pacientes los resultados potenciales de un procedimiento de estética dental puede aumentar significativamente el interés y la conversión (White, 2022).

Ejemplo Práctico:

Una aplicación de RA que permita a los pacientes ver cómo se verían con diferentes tratamientos de blanqueamiento dental o carillas puede ayudar a aumentar la aceptación de estos procedimientos.

7. Juegos y Simulaciones

Desarrollar juegos educativos o simulaciones que enseñen técnicas de cepillado o fomenten buenos hábitos de salud dental puede ser una manera divertida y efectiva de educar tanto a niños como a adultos (Brown, 2018).

Ejemplo Práctico:

Un juego interactivo para niños que les enseñe cómo cepillarse correctamente los dientes y mantener una buena higiene bucal puede hacer que la educación sobre la salud dental sea más atractiva y memorable.

8. Contenido Generado por el Usuario (CGU)

Involucrar a los pacientes para que creen contenido, como testimonios o historias de éxito, y compartirlo en la plataforma de la clínica puede aumentar la autenticidad y el compromiso del contenido. Este enfoque no solo mejora el contenido del sitio web, sino que también fortalece la comunidad en línea alrededor de la clínica (Martin, 2019).

Ejemplo Práctico:

Una campaña que invite a los pacientes a compartir sus experiencias de tratamiento con fotos y testimonios en las redes sociales de la clínica puede generar contenido auténtico y aumentar la lealtad del paciente.

Medición del Impacto y Ajuste de Estrategias

Análisis de Participación y Comportamiento del Usuario

Medir cómo los usuarios interactúan con el contenido interactivo es crucial para evaluar su efectividad. Herramientas como Google Analytics y Hotjar pueden proporcionar datos sobre cómo los usuarios interactúan con el contenido, qué caminos siguen y dónde se desenganchan (Kaplan, 2021).

Ejemplo Práctico:

Analizar los datos de interacción de un video interactivo puede revelar qué partes del video son más atractivas para los usuarios y dónde tienden a abandonar, lo que permite ajustar futuros contenidos para mejorar el compromiso.

Ajustes Basados en Feedback

Recoger feedback directo de los usuarios a través de encuestas y comentarios puede ayudar a ajustar y mejorar el contenido interactivo. Esta información puede guiar futuras iteraciones y asegurar que el contenido siga siendo relevante y atractivo (Nguyen, 2022).

Ejemplo Práctico:

Implementar encuestas de satisfacción después de que los usuarios interactúen con un cuestionario o video interactivo puede proporcionar insights valiosos sobre cómo mejorar la experiencia del usuario.

Crear contenido interactivo y atractivo es fundamental para las clínicas dentales que desean mejorar su presencia online y conectar de manera más efectiva con sus pacientes. Al implementar las estrategias discutidas, las clínicas pueden mejorar significativamente el compromiso del usuario, aumentar la retención de información y, en última instancia, fomentar una relación más profunda y gratificante con su público.

- **Estrategias de engagement y fidelización de pacientes**

En el competitivo entorno de la odontología moderna, desarrollar y mantener relaciones duraderas con los pacientes es crucial para el éxito continuo de una clínica dental. Este capítulo exhaustivo aborda las estrategias de engagement y fidelización de pacientes, ofreciendo una guía detallada para las clínicas dentales sobre cómo pueden mejorar la interacción con los pacientes y asegurar su lealtad a largo plazo.

La Importancia del Engagement y la Fidelización de Pacientes

El engagement y la fidelización de pacientes no solo aseguran un flujo constante de negocio para una clínica dental, sino que también promueven un boca a boca positivo que puede ser más efectivo que cualquier estrategia publicitaria tradicional. Según estudios en el campo del marketing de servicios, la retención de clientes es significativamente menos costosa que la adquisición de nuevos, y los clientes leales tienden a gastar más a lo largo del tiempo (Reichheld, 2001). La fidelización crea una base sólida de pacientes satisfechos que no solo regresan regularmente, sino que también recomiendan los servicios de la clínica a amigos y familiares.

Estrategias para Mejorar el Engagement y la Fidelización

1. Comunicación Personalizada

Una comunicación efectiva y personalizada es fundamental para el engagement del paciente. Utilizar el nombre del paciente, recordar detalles importantes de sus tratamientos anteriores y sus preferencias, y personalizar las comunicaciones pueden hacer que los pacientes se sientan valorados y bien atendidos. Las herramientas de CRM (Customer Relationship Management) pueden ayudar en la gestión de esta información para personalizar las interacciones (Peppers & Rogers, 2016).

Ejemplos de Implementación:

- **Correos Electrónicos Personalizados:** Enviar recordatorios de citas, felicitaciones de cumpleaños y actualizaciones sobre nuevos servicios o promociones.

- **Llamadas de Seguimiento Personalizadas:** Realizar llamadas telefónicas para verificar cómo se siente el paciente después de un tratamiento y resolver cualquier duda que pueda tener.

2. Educación Continua

Proporcionar a los pacientes información valiosa sobre su salud dental y el cuidado preventivo a través de newsletters, blogs y redes sociales puede aumentar su engagement. Al educar a los pacientes sobre la importancia del cuidado dental continuo y cómo pueden mantener su salud bucal, las clínicas pueden establecer una relación de confianza y autoridad (Content Marketing Institute, 2020).

Ejemplos de Implementación:

- **Blogs Educativos:** Publicar artículos sobre temas relevantes, como la prevención de caries, la importancia de la higiene oral y los beneficios de los tratamientos modernos.
- **Webinars y Seminarios:** Organizar eventos en línea donde los pacientes puedan aprender sobre temas específicos y hacer preguntas en tiempo real.

3. Programas de Fidelización

Implementar programas de fidelización que recompensen a los pacientes por su lealtad puede ser una estrategia efectiva. Esto podría incluir descuentos en tratamientos futuros, servicios complementarios para procedimientos regulares, o beneficios exclusivos para miembros. Estos programas no solo mejoran la retención, sino que también incentivan a los pacientes a seguir eligiendo la clínica para sus necesidades dentales (Kumar & Reinartz, 2016).

Ejemplos de Implementación:

- **Puntos de Recompensa:** Ofrecer puntos por cada visita o tratamiento, que luego pueden ser canjeados por descuentos o servicios gratuitos.
- **Membresías Exclusivas:** Crear un programa de membresía que ofrezca beneficios adicionales, como consultas prioritarias o acceso a eventos especiales.

4. Experiencia del Paciente de Alta Calidad

La experiencia del paciente en la clínica es crucial. Desde el ambiente del consultorio hasta la interacción con el personal, cada aspecto debe ser optimizado para confort y eficiencia. Clínicas que invierten en tecnología moderna, aseguran procedimientos indoloros y reducen tiempos de espera, generalmente reportan mayores tasas de satisfacción del paciente (Berry, 2002).

Ejemplos de Implementación:

- **Ambiente Agradable:** Crear un ambiente acogedor en la clínica con una decoración relajante y comodidades como WiFi gratuito y bebidas.

- **Tecnología Avanzada:** Utilizar equipos modernos y técnicas avanzadas para garantizar tratamientos más rápidos y menos dolorosos.

5. Feedback y Mejora Continua

Fomentar y responder activamente al feedback de los pacientes es esencial para el engagement y la fidelización. Encuestas de satisfacción, cajas de comentarios en la clínica, y solicitudes de reseñas online son métodos efectivos para recolectar opiniones. Este feedback debe ser evaluado y utilizado para realizar mejoras continuas en los servicios (Heskett et al., 1997).

Ejemplos de Implementación:

- **Encuestas Post-Tratamiento:** Enviar encuestas a los pacientes después de sus visitas para obtener sus opiniones sobre la experiencia.

- **Análisis de Reseñas Online:** Monitorear y responder a las reseñas en plataformas como Google y Yelp para demostrar que la clínica valora la opinión de los pacientes y está comprometida con la mejora continua.

6. Eventos Comunitarios y Talleres

Organizar eventos comunitarios y talleres educativos sobre salud dental puede aumentar el engagement de los pacientes al proporcionar valor más allá de los tratamientos dentales regulares. Estos eventos también ofrecen una oportunidad para que los pacientes interactúen con el personal de la clínica en un entorno menos formal, fortaleciendo la relación paciente-clínica (Harris & Rae, 2009).

Ejemplos de Implementación:

- **Jornadas de Puertas Abiertas:** Invitar a la comunidad a visitar la clínica, conocer al personal y aprender sobre los servicios ofrecidos.

- **Talleres de Salud Bucal:** Ofrecer talleres educativos sobre técnicas de cepillado, la importancia del hilo dental y otros temas relevantes.

7. Uso de Redes Sociales y Móviles

Las plataformas de redes sociales y las aplicaciones móviles pueden ser utilizadas para interactuar con los pacientes diariamente. Publicar consejos de cuidado dental, recordatorios de citas, y promociones especiales a través de estos canales puede mantener a la clínica en la mente de los pacientes y mejorar la comunicación (Tuten & Solomon, 2017).

Ejemplos de Implementación:

- **Redes Sociales Activas:** Mantener perfiles activos en plataformas como Facebook, Instagram y Twitter para compartir contenido relevante y atractivo.

- **Aplicaciones Móviles:** Desarrollar una aplicación móvil que permita a los pacientes programar citas, recibir recordatorios y acceder a recursos educativos.

8. Seguimiento Post-Tratamiento

El seguimiento después de los tratamientos es una táctica clave en la fidelización. Una llamada o un mensaje de texto para verificar cómo se siente el paciente después de un procedimiento puede hacer una gran diferencia en cómo perciben su cuidado. Esto no solo ayuda a identificar y solucionar rápidamente cualquier problema, sino que también muestra al paciente que la clínica se preocupa por su bienestar más allá del consultorio (Zablah et al., 2012).

Ejemplos de Implementación:

- **Llamadas de Seguimiento:** Realizar llamadas telefónicas para verificar el estado del paciente y responder a cualquier pregunta o preocupación.

- **Mensajes de Texto Personalizados:** Enviar mensajes de texto personalizados para asegurar que el paciente está bien y recordarles próximas citas.

Medición del Éxito en Engagement y Fidelización

Para evaluar la efectividad de las estrategias implementadas, las clínicas deben rastrear indicadores como tasas de retención de pacientes, frecuencia de visitas, y puntuaciones de satisfacción. Herramientas analíticas y encuestas periódicas pueden proporcionar datos importantes que ayuden a medir el impacto de las iniciativas de fidelización (Kaplan & Norton, 1996).

Indicadores Clave de Rendimiento (KPIs):

- **Tasa de Retención de Pacientes:** Medir el porcentaje de pacientes que regresan a la clínica después de su primera visita.

- **Frecuencia de Visitas:** Analizar la frecuencia con la que los pacientes programan citas para tratamientos de seguimiento o revisiones.

- **Satisfacción del Paciente:** Utilizar encuestas y reseñas para evaluar la satisfacción general del paciente con los servicios de la clínica.

- **Referencias de Pacientes:** Contar el número de nuevos pacientes referidos por clientes actuales, lo cual es un indicativo de la lealtad y la satisfacción del paciente.

Implementar estrategias efectivas de engagement y fidelización es esencial para las clínicas dentales que buscan no solo sobrevivir sino prosperar en el mercado actual. Al enfocarse en personalizar la comunicación, educar y recompensar a los pacientes, y continuamente buscar mejorar la experiencia del paciente, las clínicas pueden construir una base de pacientes leales y motivados, asegurando así el éxito a largo plazo de la práctica dental. La combinación de tecnologías avanzadas, programas de fidelización innovadores y una atención centrada en el paciente puede transformar significativamente la relación entre la clínica y sus pacientes.

Capítulo 7: Publicidad en Línea para Dentistas

- *Google Ads y publicidad en redes sociales*

En el mundo digital actual, la publicidad en línea se ha convertido en una herramienta indispensable para las clínicas dentales que buscan expandir su alcance, atraer nuevos pacientes y mantenerse competitivas en un mercado en constante evolución. Este capítulo explorará en detalle las estrategias de publicidad en línea más efectivas para dentistas, centrándose en Google Ads y la publicidad en redes sociales.

Importancia de la Publicidad en Línea para Dentistas

La publicidad en línea ofrece a las clínicas dentales la oportunidad de llegar a clientes potenciales en el momento exacto en que están buscando servicios dentales. Además, permite una segmentación precisa del público objetivo, un control total sobre el presupuesto y la capacidad de medir el retorno de la inversión de manera eficiente. En un estudio reciente, se encontró que el 78% de las búsquedas relacionadas con salud comienzan en línea, lo que destaca la importancia de tener una presencia sólida en la web (Pew Research Center, 2021).

Google Ads: Estrategias Efectivas para Dentistas

1. Publicidad de Búsqueda

Google Ads ofrece la oportunidad de mostrar anuncios en los resultados de búsqueda cuando los usuarios buscan términos relacionados con servicios dentales. Los dentistas pueden pujar por palabras clave relevantes, como "implantes dentales" o "blanqueamiento dental", y aparecer en la parte superior de los resultados de búsqueda, lo que aumenta la visibilidad y las posibilidades de que los usuarios hagan clic en su sitio web (Smith, 2020).

Estrategias Clave:

- **Selección de Palabras Clave:** Utilizar herramientas como Google Keyword Planner para identificar las palabras clave más relevantes y de mayor volumen de búsqueda.
- **Anuncios de Texto Atractivos:** Crear anuncios de texto que sean claros, concisos y que incluyan una llamada a la acción efectiva.
- **Páginas de Destino Optimizadas:** Asegurarse de que las páginas de destino estén optimizadas para convertir visitantes en pacientes, con información clara y formularios fáciles de completar.

2. Publicidad de Display

La publicidad de display permite a los dentistas mostrar anuncios visuales en una red de sitios web asociados con Google. Estos anuncios pueden incluir imágenes llamativas y mensajes persuasivos que captan la atención de los usuarios mientras navegan por la web. La segmentación precisa basada en intereses y comportamientos garantiza que los anuncios lleguen al público adecuado en el momento adecuado (Taylor, 2019).

Estrategias Clave:

- **Creativos Atractivos:** Diseñar anuncios visuales que capten la atención con imágenes de alta calidad y mensajes claros.
- **Segmentación por Intereses:** Utilizar la segmentación por intereses para llegar a usuarios que hayan mostrado interés en temas relacionados con la salud dental.
- **Retargeting:** Implementar campañas de retargeting para volver a captar a usuarios que han visitado el sitio web de la clínica pero no han convertido.

3. Anuncios de Remarketing

El remarketing es una estrategia poderosa que permite a los dentistas mostrar anuncios específicos a personas que han visitado su sitio web en el pasado. Esto les permite volver a conectarse con usuarios interesados y recordarles los servicios dentales que ofrecen. Los anuncios de remarketing pueden aparecer en sitios web asociados con Google, así como en las redes sociales y en aplicaciones móviles (Clark, 2021).

Estrategias Clave:

- **Segmentación de Audiencias:** Crear listas de audiencias basadas en las interacciones previas de los usuarios con el sitio web.

- **Creativos Personalizados:** Diseñar anuncios personalizados que respondan a las acciones específicas que los usuarios han tomado en el sitio web.

- **Frecuencia de Impresión:** Controlar la frecuencia de impresión para evitar el cansancio del usuario con los anuncios repetitivos.

4. Anuncios de Google Maps

Con la creciente dependencia de los usuarios en los dispositivos móviles para encontrar servicios locales, los anuncios de Google Maps son una herramienta invaluable para los dentistas. Estos anuncios aparecen en los resultados de búsqueda de Google Maps cuando los usuarios buscan servicios dentales en su área local. Incluir información como horarios de atención, reseñas de clientes y enlaces directos al sitio web puede aumentar las probabilidades de que los usuarios elijan su clínica (Johnson, 2018).

Estrategias Clave:

- **Optimización de la Ficha de Google My Business:** Asegurarse de que la ficha de Google My Business esté completamente optimizada con información precisa y actualizada.

- **Reseñas y Valoraciones:** Fomentar la obtención de reseñas positivas de pacientes satisfechos para mejorar la reputación online de la clínica.

- **Promociones Locales:** Utilizar anuncios de Google Maps para promocionar ofertas especiales o nuevos servicios.

Publicidad en Redes Sociales: Estrategias Efectivas para Dentistas

1. Facebook Ads

Facebook ofrece una plataforma publicitaria robusta que permite a los dentistas llegar a una audiencia altamente segmentada en función de sus datos demográficos, intereses y comportamientos. Los anuncios de Facebook pueden incluir imágenes atractivas, videos informativos y llamadas a la acción claras que animan a los usuarios a programar una cita o aprender más sobre los servicios dentales ofrecidos (Adams, 2021).

Estrategias Clave:

- **Segmentación Demográfica y por Intereses:** Utilizar las herramientas de segmentación de Facebook para llegar a audiencias específicas basadas en su ubicación, edad, género, intereses y comportamientos.

- **Formatos de Anuncios Variados:** Experimentar con diferentes formatos de anuncios, como carruseles, videos y presentaciones de diapositivas para ver qué tipo de contenido resuena más con la audiencia.

- **Llamadas a la Acción Claras:** Incluir llamadas a la acción claras y directas en los anuncios, como "Reserva tu cita ahora" o "Conoce nuestros servicios".

2. Instagram Ads

Dado el enfoque visual de Instagram, los anuncios en esta plataforma son altamente efectivos para los dentistas que desean mostrar el antes y el después de los tratamientos dentales, compartir testimonios de clientes satisfechos y destacar la cultura de la clínica. Los anuncios en Instagram pueden ser tanto en el feed como en las historias, lo que ofrece una variedad de opciones para captar la atención del público (White, 2020).

Estrategias Clave:

- **Contenido Visual Atractivo:** Utilizar imágenes y videos de alta calidad que muestren los resultados de tratamientos y la atmósfera de la clínica.

- **Historias de Instagram:** Aprovechar las historias de Instagram para publicar contenido más informal y detrás de cámaras, lo que puede humanizar la marca y aumentar la conexión con los seguidores.

- **Anuncios de Video:** Crear videos cortos y atractivos que expliquen los servicios dentales y resalten los beneficios para los pacientes.

3. LinkedIn Ads

LinkedIn es una plataforma invaluable para los dentistas que buscan conectarse con otros profesionales de la salud y promocionar servicios especializados, como ortodoncia o implantología. Los anuncios en LinkedIn pueden dirigirse a profesionales de la salud específicos, como médicos y enfermeras, así como a usuarios en roles ejecutivos y de liderazgo que puedan estar interesados en servicios dentales para sus equipos (Brown, 2022).

Estrategias Clave:

- **Segmentación Profesional:** Dirigir los anuncios a audiencias específicas basadas en sus roles profesionales, industrias y títulos de trabajo.

- **Contenido Educativo y Profesional:** Publicar artículos y estudios de casos que demuestren la experiencia y la competencia de la clínica en tratamientos especializados.

- **Anuncios de Mensajes Patrocinados:** Utilizar mensajes patrocinados para enviar comunicaciones directas y personalizadas a los profesionales de la salud.

4. Twitter Ads

Los anuncios en Twitter pueden ser efectivos para promocionar eventos especiales en la clínica, como jornadas de puertas abiertas o promociones especiales. Los tweets promocionados pueden llegar a una amplia audiencia de usuarios interesados en salud y bienestar, y pueden incluir imágenes, videos y enlaces que dirigen a los usuarios a la página de destino deseada (Doe, 2019).

Estrategias Clave:

- **Tweets Promocionados:** Utilizar tweets promocionados para aumentar la visibilidad de eventos especiales, promociones y noticias de la clínica.

- **Contenido Relevante y Oportuno:** Publicar contenido que sea relevante y oportuno, aprovechando tendencias y hashtags populares para aumentar el alcance.

- **Interacción con Usuarios:** Participar activamente en conversaciones y responder a las preguntas de los usuarios para fomentar una comunidad en línea y mejorar la reputación de la clínica.

Medición del Éxito en Publicidad en Línea

Para evaluar la efectividad de las campañas publicitarias en línea, es crucial rastrear métricas clave como el número de clics, el coste por clic (CPC), la tasa de conversión y el retorno de la inversión (ROI). Herramientas como Google Analytics y los informes de la plataforma publicitaria proporcionan datos detallados que permiten a los dentistas evaluar el rendimiento de sus campañas y realizar ajustes según sea necesario (Taylor, 2021).

Métricas Clave para Rastrear:

- **Número de Clics:** El número total de clics en los anuncios.

- **Coste por Clic (CPC):** El coste promedio por cada clic en los anuncios.

- **Tasa de Conversión:** El porcentaje de visitantes que completan una acción deseada, como programar una cita.

- **Retorno de la Inversión (ROI):** La relación entre el beneficio obtenido de las campañas publicitarias y el coste total invertido.

Herramientas de Análisis:

- **Google Analytics:** Proporciona datos detallados sobre el tráfico del sitio web, el comportamiento del usuario y las conversiones.

- **Informes de la Plataforma Publicitaria:** Las plataformas como Google Ads y Facebook Ads ofrecen informes integrados que permiten analizar el rendimiento de los anuncios y ajustar las estrategias según sea necesario.

La publicidad en línea ofrece a las clínicas dentales la capacidad de llegar a clientes potenciales de manera eficiente y efectiva en un mercado altamente competitivo. Ya sea a través de Google Ads o de publicidad en redes sociales, las estrategias de publicidad en línea pueden ayudar a los dentistas a aumentar la visibilidad de su clínica, atraer nuevos pacientes y mejorar la fidelización a largo plazo. Implementar y medir estas estrategias de manera continua permitirá a las clínicas optimizar sus campañas y maximizar el retorno de su inversión en publicidad digital.

- *Estrategias de targeting y retargeting*

En el mundo del marketing odontológico, las estrategias de targeting y retargeting desempeñan un papel crucial en la maximización del retorno de inversión (ROI) y en la generación de conversiones efectivas. Estas técnicas permiten a las clínicas dentales llegar de manera más precisa a su audiencia objetivo, lo que resulta en una mayor eficiencia en la asignación de recursos publicitarios y en una mejora en la efectividad general de la campaña. En este capítulo, exploraremos en detalle cómo estas estrategias pueden ser implementadas de manera efectiva en el contexto de la odontología moderna.

Importancia del Targeting y Retargeting en Marketing Odontológico

El targeting y retargeting son fundamentales para garantizar que los esfuerzos de marketing se dirijan de manera efectiva a aquellos que son más propensos a convertirse en pacientes de la clínica dental. Al dirigirse específicamente a segmentos de la población con mayor probabilidad de estar interesados en los servicios dentales ofrecidos, las clínicas pueden maximizar el impacto de sus campañas publicitarias y optimizar sus resultados.

Estrategias de Targeting

1. Demográfico

El targeting demográfico implica dirigirse a segmentos específicos de la población según características como la edad, el género, la ubicación geográfica, el estado civil y los ingresos. Para una clínica dental, esto puede significar dirigirse a grupos demográficos específicos que son más propensos a requerir ciertos servicios dentales, como los jóvenes adultos para tratamientos de ortodoncia o los adultos mayores para servicios de implantes dentales (Smith, 2019).

Estrategias Clave:

- **Segmentación por Edad:** Dirigir campañas a jóvenes adultos que podrían estar interesados en ortodoncia estética.
- **Segmentación por Género:** Diseñar anuncios específicos que resuenen más con hombres o mujeres según los servicios que suelen requerir más.
- **Segmentación Geográfica:** Enfocar campañas publicitarias en áreas geográficas donde se sabe que la demanda de ciertos servicios es alta.

2. Comportamental

El targeting comportamental se basa en el comportamiento en línea de los usuarios, como las búsquedas que realizan, los sitios web que visitan y las acciones que realizan en línea. Para una clínica dental, esto puede implicar dirigirse a personas que han buscado información sobre procedimientos dentales específicos o que han visitado sitios web relacionados con la salud bucal (Hoffman & Novak, 2018).

Estrategias Clave:

- **Búsquedas Recientes:** Anunciar a usuarios que han buscado términos como "blanqueamiento dental" o "implantes dentales".

- **Historial de Navegación:** Dirigir anuncios a usuarios que han visitado páginas de salud bucal y dental.

- **Interacciones Anteriores:** Utilizar datos sobre interacciones anteriores para personalizar anuncios y mejorar la relevancia.

3. Intereses

El targeting por intereses se centra en los intereses y pasatiempos de los usuarios, lo que permite a las clínicas dentales llegar a aquellos que están más interesados en la salud bucal y los servicios dentales. Esto puede incluir dirigirse a personas que siguen cuentas de redes sociales relacionadas con la salud y el bienestar, o que han expresado interés en temas relacionados con la odontología (Evans, 2020).

Estrategias Clave:

- **Redes Sociales:** Identificar y dirigirse a seguidores de páginas de salud bucal y bienestar.

- **Grupos y Comunidades:** Participar y anunciar en grupos de redes sociales centrados en la salud y el bienestar.

- **Intereses Relacionados:** Utilizar datos de intereses relacionados para mejorar la segmentación de anuncios.

Estrategias de Retargeting

El retargeting es una estrategia que implica dirigirse a personas que ya han interactuado con la clínica dental de alguna manera, como visitando su sitio web o expresando interés en sus servicios. Esta técnica es especialmente efectiva para recordar a los usuarios sobre la clínica y fomentar conversiones adicionales.

1. Retargeting de Sitios Web

El retargeting de sitios web implica mostrar anuncios a personas que han visitado el sitio web de la clínica dental pero que no han realizado ninguna acción, como programar una cita o completar un formulario de contacto. Estos anuncios pueden recordar a los usuarios sobre la clínica y alentarlos a tomar medidas adicionales (Facebook Business, 2021).

Estrategias Clave:

- **Listas de Audiencia:** Crear listas de audiencia basadas en visitantes del sitio web que no han convertido.

- **Anuncios Personalizados:** Mostrar anuncios que recuerden a los usuarios los beneficios de los servicios dentales y les animen a volver y completar una acción.

- **Ofertas Especiales:** Incluir ofertas especiales o descuentos en los anuncios para incentivar la conversión.

2. Retargeting de Redes Sociales

El retargeting de redes sociales implica mostrar anuncios a personas que han interactuado con la clínica dental en plataformas de redes sociales como Facebook e Instagram. Esto puede incluir a aquellos que han visitado la página de la clínica, han interactuado con publicaciones o han expresado interés en eventos o promociones (Google Ads, 2021).

Estrategias Clave:

- **Engagement Tracking:** Utilizar herramientas de tracking para identificar y segmentar a los usuarios que han interactuado con la página de la clínica.

- **Creativos Dinámicos:** Crear anuncios dinámicos que se adapten a las interacciones previas del usuario.

- **Seguimiento de Eventos:** Dirigir anuncios a usuarios que han mostrado interés en eventos o promociones específicos.

Implementación de Estrategias de Targeting y Retargeting

1. Uso de Plataformas Publicitarias

Las plataformas publicitarias como Google Ads y Facebook Ads ofrecen herramientas avanzadas de targeting y retargeting que permiten a las clínicas dentales llegar de manera efectiva a su audiencia objetivo. Estas plataformas permiten a los anunciantes especificar criterios de targeting y retargeting y ajustar sus estrategias en función de los resultados obtenidos.

Estrategias Clave:

- **Google Ads:** Utilizar las opciones de targeting de Google para llegar a usuarios basados en su comportamiento de búsqueda y ubicación geográfica.

- **Facebook Ads:** Aprovechar las herramientas de segmentación de Facebook para llegar a audiencias específicas basadas en sus intereses y comportamientos.

2. Creación de Contenido Relevante

Es importante crear contenido relevante y atractivo que resuena con la audiencia objetivo. Esto puede incluir publicaciones en redes sociales, anuncios de búsqueda y contenido en el sitio web de la clínica dental que aborde las necesidades y preocupaciones específicas de los pacientes potenciales.

Estrategias Clave:

- **Contenido Educativo:** Publicar artículos y videos que eduquen a los pacientes sobre diversos tratamientos y cuidados dentales.

- **Testimonios de Pacientes:** Compartir historias de éxito y testimonios de pacientes satisfechos para construir confianza y credibilidad.

- **Ofertas Especiales:** Promocionar ofertas especiales y descuentos en servicios dentales para atraer nuevos pacientes.

3. Seguimiento y Optimización Continua

Es fundamental realizar un seguimiento continuo del rendimiento de las campañas publicitarias y realizar ajustes según sea necesario. Esto puede implicar realizar pruebas A/B para determinar qué mensajes y creatividades son más efectivos, así como ajustar los criterios de targeting y retargeting en función de los resultados obtenidos (Papatla & Liu, 2020).

Estrategias Clave:

- **Pruebas A/B:** Ejecutar pruebas A/B para comparar diferentes versiones de anuncios y determinar cuál funciona mejor.

- **Análisis de Métricas:** Utilizar herramientas analíticas para monitorear las métricas clave y ajustar las campañas en consecuencia.

- **Optimización de Bids:** Ajustar las estrategias de pujas para maximizar el ROI y minimizar el coste por adquisición.

Medición del Éxito

Para medir el éxito de las estrategias de targeting y retargeting, las clínicas dentales pueden utilizar una variedad de métricas, incluidas las tasas de clics, las conversiones y el retorno de la inversión (ROI). Estas métricas proporcionan información valiosa sobre el rendimiento de las campañas publicitarias y pueden ayudar a guiar futuras decisiones de marketing.

Métricas Clave:

- **Tasa de Clics (CTR):** Mide la efectividad de los anuncios en generar clics.

- **Tasa de Conversión:** Mide el porcentaje de usuarios que realizan una acción deseada después de hacer clic en un anuncio.

- **Retorno de la Inversión (ROI):** Calcula la rentabilidad de las campañas publicitarias en función de los ingresos generados.

Herramientas de Medición:

- **Google Analytics:** Proporciona datos detallados sobre el tráfico del sitio web, el comportamiento del usuario y las conversiones.

- **Informes de Plataforma:** Utilizar los informes de Google Ads y Facebook Ads para evaluar el rendimiento de las campañas y ajustar las estrategias según sea necesario.

En resumen, las estrategias de targeting y retargeting son herramientas poderosas en el arsenal de marketing de una clínica dental. Al dirigirse de manera efectiva a la audiencia adecuada y recordar a los usuarios sobre la clínica dental en el momento adecuado, las clínicas pueden aumentar la efectividad de sus campañas publicitarias y mejorar la generación de conversiones. Al implementar estas estrategias de manera efectiva y medir su éxito de manera continua, las clínicas dentales pueden maximizar su retorno de inversión y garantizar el crecimiento continuo de su práctica.

- ***Medición y análisis de campañas publicitarias***

La medición y el análisis son fundamentales para garantizar que las campañas publicitarias de una clínica dental sean efectivas y eficientes (Chaffey & Ellis-Chadwick, 2019). Al evaluar el rendimiento de las campañas, los especialistas en marketing pueden identificar qué estrategias están generando resultados positivos y cuáles requieren ajustes. Además, el análisis de datos permite comprender mejor a la audiencia, sus comportamientos y preferencias, lo que facilita la personalización de las estrategias publicitarias para maximizar el impacto.

Importancia de la Medición y el Análisis de Campañas Publicitarias

La medición y el análisis de campañas publicitarias son esenciales para cualquier estrategia de marketing eficaz. Estas actividades permiten a las clínicas dentales:

1. **Evaluar el Rendimiento**: Determinar qué campañas están funcionando y cuáles no.

2. **Optimizar el ROI**: Maximizar el retorno de inversión ajustando las estrategias en función de los datos obtenidos.

3. **Comprender a la Audiencia**: Conocer mejor a los pacientes potenciales, sus comportamientos y preferencias.

4. **Tomar Decisiones Informadas**: Basar las decisiones en datos concretos en lugar de suposiciones.

Métricas Clave para Medir el Rendimiento de las Campañas Publicitarias

1. Impresiones

Las impresiones representan el número total de veces que se muestra un anuncio a los usuarios. Esta métrica proporciona información sobre la visibilidad de la campaña y su alcance potencial.

Importancia de las Impresiones:

- Permiten evaluar el alcance de la campaña.
- Ayudan a determinar si los anuncios están llegando a una amplia audiencia.

2. Clics

Los clics indican el número de veces que los usuarios hacen clic en un anuncio para obtener más información o acceder al sitio web de la clínica dental (Hollis & West, 2017). Esta métrica refleja el nivel de interés generado por la campaña.

Importancia de los Clics:

- Indican la efectividad del anuncio en captar la atención.
- Proporcionan una medida directa del interés de los usuarios.

3. Tasa de Clics (CTR)

La tasa de clics es el porcentaje de impresiones que resultan en un clic. Es una métrica importante para evaluar la relevancia y efectividad de un anuncio, ya que indica qué tan atractivo es para la audiencia.

Cálculo del CTR:

$CTR=(\text{Número de clics}/\text{Número de impresiones})\times 100$
$CTR=(\text{Número de impresiones}/\text{Número de clics})\times 100$

Importancia del CTR:

- Mide la eficacia del anuncio en generar interés.
- Ayuda a comparar diferentes anuncios y estrategias.

4. Conversiones

Las conversiones representan las acciones deseadas que los usuarios realizan después de interactuar con un anuncio, como programar una cita o completar un formulario de contacto (Dave & Krishna, 2020). Esta métrica es crucial para medir el impacto directo de la campaña en los resultados comerciales.

Importancia de las Conversiones:

- Indican el éxito de la campaña en generar acciones valiosas.
- Permiten evaluar el impacto directo en los objetivos comerciales.

5. Costo por Clic (CPC) y Costo por Conversión (CPA)

El CPC y el CPA son métricas que indican cuánto cuesta a la clínica dental obtener un clic o una conversión, respectivamente. Estas métricas son fundamentales para evaluar la eficiencia y rentabilidad de la inversión publicitaria.

Cálculo del CPC:
$$CPC = \frac{\text{Costo total de la campaña}}{\text{Número total de clics}}$$

Cálculo del CPA:
$$CPA = \frac{\text{Costo total de la campaña}}{\text{Número total de conversiones}}$$

Importancia del CPC y CPA:

- Miden la eficiencia de la campaña en términos de costos.
- Ayudan a optimizar el presupuesto publicitario.

Herramientas de Análisis de Campañas Publicitarias

1. Google Analytics

Google Analytics es una herramienta poderosa que permite realizar un seguimiento detallado del tráfico del sitio web, incluido el tráfico generado por campañas publicitarias (Chaffey & Ellis-Chadwick, 2019). Permite medir métricas clave como impresiones, clics, conversiones y comportamientos de los usuarios en el sitio.

Características Clave:

- **Informes Personalizados**: Permite crear informes específicos para las necesidades de la clínica.

- **Segmentación Avanzada**: Analiza el comportamiento de diferentes segmentos de usuarios.

- **Integración con Google Ads**: Facilita la vinculación de datos de campañas publicitarias.

2. Plataformas Publicitarias Integradas

Plataformas como Google Ads y Facebook Ads ofrecen herramientas de análisis integradas que permiten realizar un seguimiento del rendimiento de las campañas en tiempo real (Tuten & Solomon, 2017). Estas plataformas proporcionan métricas detalladas y funcionalidades de optimización para mejorar el rendimiento de las campañas.

Características Clave:

- **Paneles de Control en Tiempo Real**: Monitorean el rendimiento de las campañas en tiempo real.

- **Métricas Detalladas**: Proporcionan datos sobre impresiones, clics, CTR, CPC y conversiones.

- **Herramientas de Optimización**: Permiten ajustar las campañas para mejorar los resultados.

3. Software de Marketing Automation

El software de marketing automation, como HubSpot y Marketo, permite integrar datos de múltiples fuentes para realizar un seguimiento completo del ciclo de vida del cliente (Smith, 2018). Estas herramientas facilitan el análisis de datos y la identificación de patrones de comportamiento de los usuarios.

Características Clave:

- **Automatización de Campañas**: Permite la automatización de correos electrónicos y otros esfuerzos de marketing.

- **Análisis del Ciclo de Vida del Cliente**: Proporciona una visión completa del recorrido del cliente.

- **Integración Multicanal**: Combina datos de diversas plataformas para un análisis integral.

Mejores Prácticas para el Análisis de Campañas Publicitarias

1. Establecer Objetivos Claros

Antes de lanzar una campaña publicitaria, es importante establecer objetivos claros y medibles (Chaffey & Ellis-Chadwick, 2019). Esto facilita la evaluación del rendimiento y la identificación de áreas de mejora.

Ejemplos de Objetivos:

- **Aumentar el Tráfico del Sitio Web**: Establecer un objetivo de incrementar el tráfico en un 20% en un mes.

- **Generar Conversiones**: Aumentar las citas programadas en un 15% en el próximo trimestre.

- **Reducir el CPC**: Disminuir el costo por clic en un 10% en la próxima campaña.

2. Realizar Pruebas A/B

Las pruebas A/B son una técnica efectiva para evaluar diferentes variantes de anuncios y determinar cuál genera mejores resultados (Tuten & Solomon, 2017). Esto permite optimizar la creatividad y el mensaje para maximizar el impacto de la campaña.

Proceso de Pruebas A/B:

- **Crear Variantes**: Desarrollar dos o más versiones de un anuncio con ligeras diferencias.

- **Implementar Pruebas**: Mostrar las diferentes versiones a segmentos aleatorios del público objetivo.

- **Evaluar Resultados**: Analizar los datos para determinar cuál variante tiene mejor rendimiento.

3. Realizar Análisis Periódicos

Es importante realizar análisis periódicos del rendimiento de las campañas para identificar tendencias y realizar ajustes en tiempo real (Chaffey & Ellis-Chadwick, 2019). Esto garantiza que las campañas se mantengan alineadas con los objetivos comerciales y se optimicen continuamente para obtener mejores resultados.

Frecuencia de Análisis:

- **Diario**: Monitoreo básico para detectar problemas inmediatos.
- **Semanal**: Evaluación de rendimiento y ajustes menores.
- **Mensual**: Análisis detallado y ajustes estratégicos.

Medición del Éxito en Publicidad en Línea

Para evaluar la efectividad de las campañas publicitarias en línea, es crucial rastrear métricas clave como el número de clics, el costo por clic (CPC), la tasa de conversión y el retorno de la inversión (ROI). Herramientas como Google Analytics y los informes de la plataforma publicitaria proporcionan datos detallados que permiten a los dentistas evaluar el rendimiento de sus campañas y realizar ajustes según sea necesario (Taylor, 2021).

Métricas Clave:

- **Tasa de Conversión**: Indica el porcentaje de visitantes que realizan una acción deseada.

- **Costo por Adquisición (CPA)**: Mide el costo promedio para adquirir un nuevo paciente.
- **Retorno de la Inversión (ROI)**: Calcula la rentabilidad de la inversión publicitaria.

Herramientas de Medición:

- **Google Analytics**: Proporciona una visión detallada del tráfico del sitio web y las conversiones.
- **Facebook Ads Manager**: Ofrece informes sobre el rendimiento de los anuncios en Facebook e Instagram.
- **Google Ads**: Proporciona métricas sobre el rendimiento de los anuncios en la red de búsqueda y display.

La medición y el análisis son elementos esenciales en el proceso de planificación y ejecución de campañas publicitarias en el marketing odontológico. Al utilizar métricas clave, herramientas de análisis avanzadas y mejores prácticas de análisis, las clínicas dentales pueden evaluar el rendimiento de sus campañas, comprender mejor a su audiencia y optimizar sus estrategias publicitarias para lograr resultados efectivos y rentables.

Capítulo 8: Email Marketing para Clínicas Dentales

- *Creación de listas de correo*

El email marketing es una herramienta poderosa en el arsenal de cualquier clínica dental para comunicarse con sus pacientes de manera efectiva y mantenerlos comprometidos con su práctica. En este capítulo, exploraremos en detalle la importancia de la creación de listas de correo en el email marketing para clínicas dentales, así como las mejores prácticas para construir y gestionar estas listas de manera efectiva.

Importancia del Email Marketing en el Contexto Odontológico

El email marketing es una herramienta eficaz para llegar a los pacientes actuales y potenciales de una clínica dental, mantenerlos informados sobre servicios, promociones y eventos, y fomentar la lealtad a largo plazo (Chaffey & Ellis-Chadwick, 2019). A través de campañas bien diseñadas, las clínicas pueden mantener una comunicación constante con sus pacientes, recordándoles citas, ofreciendo consejos de salud bucal y promocionando nuevos servicios o tratamientos.

Creación de Listas de Correo

La creación de una lista de correo robusta y bien segmentada es el primer paso para una campaña de email marketing exitosa. A continuación, se detallan las estrategias para recopilar y gestionar direcciones de correo electrónico de manera efectiva.

1. Recopilación de Direcciones de Correo Electrónico

Es crucial recopilar direcciones de correo electrónico de pacientes actuales y potenciales. Esto puede hacerse de varias maneras:

En el Momento del Registro del Paciente: Solicitar direcciones de correo electrónico durante el proceso de registro o en la recepción de la clínica. Esto asegura que cada nuevo paciente ingrese directamente en la base de datos.

A través de Formularios en el Sitio Web: Incluir formularios de suscripción en varias secciones del sitio web de la clínica, como la página de inicio, blogs y páginas de servicio, facilita a los visitantes la suscripción a las actualizaciones de correo electrónico.

Durante Eventos y Promociones: Recopilar correos electrónicos en eventos comunitarios, ferias de salud y promociones especiales puede expandir significativamente la lista de contactos (Hollis & West, 2017).

2. Segmentación de la Lista de Correo

Segmentar la lista en función de criterios específicos permite enviar mensajes más relevantes y personalizados, aumentando la efectividad de la campaña de email marketing (Tuten & Solomon, 2017). Los criterios de segmentación pueden incluir:

Edad y Género: Enviar promociones de tratamientos estéticos a mujeres jóvenes o consejos de salud dental para niños a padres de familia.

Historial de Tratamiento: Personalizar mensajes según los tratamientos anteriores del paciente, recordándoles citas de seguimiento o promocionando servicios complementarios.

Intereses Específicos: Identificar intereses a través de encuestas o interacciones previas, y segmentar la lista para enviar contenido relevante y de interés para cada grupo.

3. Mantenimiento de la Lista de Correo

Es esencial mantener actualizada y limpia la lista de correo, eliminando direcciones obsoletas o incorrectas y asegurándose de que los datos de contacto de los pacientes estén actualizados para evitar problemas de entrega y spam (Dave & Krishna, 2020). Esto incluye:

Verificación Regular: Revisar y actualizar periódicamente la lista de correo para asegurar la validez de las direcciones.

Gestión de Rechazos y Desuscripciones: Automatizar el proceso de eliminación de correos rebotados y desuscripciones para mantener una lista limpia y cumplir con las regulaciones de privacidad.

Integración con CRM: Utilizar software de gestión de relaciones con los clientes (CRM) para mantener una base de datos centralizada y actualizada de todos los pacientes.

Mejores Prácticas para la Creación de Listas de Correo

1. Ofrecer Incentivos para la Suscripción

Ofrecer incentivos como descuentos en tratamientos dentales o regalos gratuitos puede aumentar la participación y la tasa de suscripción a la lista de correo electrónico (Smith, 2018). Los incentivos efectivos pueden incluir:

Descuentos Especiales: Ofrecer un descuento en el próximo tratamiento dental al suscribirse al boletín informativo.

Guías y E-books: Proporcionar acceso gratuito a guías de salud dental o e-books educativos sobre higiene bucal a cambio de la suscripción.

Concursos y Sorteos: Realizar sorteos mensuales entre los suscriptores puede aumentar significativamente el número de registros.

2. Utilizar Formularios de Registro en el Sitio Web

Los formularios de registro en el sitio web de la clínica dental son una forma efectiva de recopilar direcciones de correo electrónico de visitantes interesados (Chaffey & Ellis-Chadwick, 2019). Para maximizar su efectividad:

Ubicación Estratégica: Colocar formularios de registro en lugares prominentes del sitio web, como la página de inicio, la barra lateral y las páginas de servicio.

Llamadas a la Acción Claras: Utilizar llamadas a la acción claras y persuasivas para animar a los visitantes a suscribirse.

Diseño Amigable: Asegurarse de que los formularios sean fáciles de completar y estén optimizados para dispositivos móviles.

3. Promover la Suscripción en Redes Sociales y Eventos

Las redes sociales y los eventos locales son excelentes plataformas para promover la suscripción a la lista de correo electrónico (Tuten & Solomon, 2017). Algunas estrategias incluyen:

Anuncios en Redes Sociales: Utilizar anuncios dirigidos en plataformas como Facebook e Instagram para invitar a los usuarios a suscribirse.

Publicaciones y Enlaces: Incluir enlaces a formularios de suscripción en publicaciones de redes sociales y en la biografía de la clínica.

Eventos Comunitarios: Configurar estaciones de registro en eventos locales y ferias de salud para captar correos electrónicos de asistentes interesados.

Herramientas de Gestión de Listas de Correo

1. Plataformas de Email Marketing

Plataformas como Mailchimp, Constant Contact y SendinBlue ofrecen herramientas avanzadas de segmentación, automatización y análisis para optimizar el rendimiento de las campañas de email marketing (Hollis & West, 2017). Estas plataformas permiten:

Automatización de Correos Electrónicos: Programar correos electrónicos automáticos para dar la bienvenida a nuevos suscriptores, recordar citas y promocionar servicios.

Segmentación Detallada: Crear segmentos específicos dentro de la lista de correo para enviar mensajes altamente personalizados.

Análisis y Reportes: Evaluar el rendimiento de las campañas mediante métricas detalladas como tasas de apertura, clics y conversiones.

2. Software de Gestión de Relaciones con los Clientes (CRM)

El software CRM permite gestionar y organizar datos de pacientes, incluidas las direcciones de correo electrónico, facilitando la segmentación y personalización de las campañas de email marketing (Dave & Krishna, 2020). Los beneficios del CRM incluyen:

Base de Datos Centralizada: Mantener todos los datos de los pacientes en un lugar centralizado para un fácil acceso y actualización.

Integración con Otras Herramientas: Integrar el CRM con plataformas de email marketing para sincronizar automáticamente los datos de los pacientes.

Análisis de Comportamiento: Analizar el comportamiento del paciente para personalizar mejor las campañas de marketing.

Conclusión

La creación de listas de correo efectivas es fundamental para el éxito del email marketing en el ámbito odontológico. Al seguir las mejores prácticas y utilizar herramientas de gestión de listas de correo adecuadas, las clínicas dentales pueden comunicarse de manera efectiva con sus pacientes y alcanzar sus objetivos comerciales (Smith, 2018). Las estrategias de recolección, segmentación y mantenimiento de listas, combinadas con el uso de plataformas avanzadas de marketing por correo electrónico y software CRM, aseguran que las campañas sean relevantes, personalizadas y efectivas, logrando así un mayor compromiso y lealtad de los pacientes.

- *Diseño de newsletters efectivas*

Importancia del Diseño de Newsletters en el Marketing Odontológico

El diseño de newsletters efectivas es una parte crucial del marketing odontológico moderno. Estas herramientas de comunicación desempeñan un papel vital en la construcción de relaciones con los pacientes, la promoción de servicios y el fomento de la lealtad a la marca (Adams & Dyson, 2019). Las newsletters permiten a las clínicas dentales mantener una comunicación regular con sus pacientes, informarles sobre nuevos servicios, promociones especiales y ofrecerles consejos útiles sobre el cuidado bucal. Además, una newsletter bien diseñada puede mejorar significativamente la percepción de la clínica, aumentar la tasa de retención de pacientes y atraer a nuevos clientes.

Elementos Clave del Diseño de Newsletters Efectivas

1. Diseño Visual Atractivo

El diseño visual de una newsletter es esencial para captar la atención del lector y transmitir el mensaje de manera efectiva (Forrester, 2018). Un diseño atractivo no solo atrae a los lectores, sino que también facilita la lectura y la comprensión del contenido. Los elementos clave incluyen:

Colores Atractivos: Utilizar una paleta de colores que sea consistente con la identidad de la marca de la clínica. Los colores deben ser agradables a la vista y ayudar a destacar los elementos importantes de la newsletter.

Imágenes de Alta Calidad: Incluir imágenes de alta calidad que sean relevantes para el contenido. Esto puede incluir fotos de la clínica, del personal, de procedimientos dentales o de eventos recientes.

Disposición Ordenada: Organizar el contenido de manera que sea fácil de seguir. Utilizar secciones claras y bien definidas, y asegurarse de que el texto esté bien espaciado para facilitar la lectura.

2. Contenido Relevante y Persuasivo

El contenido de una newsletter debe ser relevante para el público objetivo y persuasivo en su enfoque (Smith, 2017). Esto puede incluir una variedad de temas, como:

Noticias de la Clínica: Informar a los pacientes sobre cualquier novedad en la clínica, como la incorporación de nuevos servicios, cambios en el horario de atención o la adición de nuevos miembros al equipo.

Consejos de Cuidado Bucal: Proporcionar consejos útiles y prácticos sobre cómo mantener una buena salud bucal. Esto puede incluir artículos sobre técnicas de cepillado, la importancia del hilo dental o la dieta y la salud dental.

Promociones Especiales: Anunciar promociones especiales, descuentos o paquetes de tratamiento. Las promociones son una excelente manera de incentivar a los pacientes a programar una cita.

Testimonios de Pacientes: Incluir testimonios de pacientes satisfechos puede ser muy persuasivo. Los testimonios ayudan a construir confianza y credibilidad, mostrando la experiencia positiva de otros pacientes.

3. Llamadas a la Acción Claras y Convincentes

Cada newsletter debe incluir llamadas a la acción claras y convincentes que motiven al lector a realizar una acción específica (Ward, 2019). Las llamadas a la acción pueden incluir:

Programar una Cita: Incluir un botón o enlace que permita a los pacientes programar una cita fácilmente.

Suscribirse a un Servicio: Ofrecer la opción de suscribirse a servicios adicionales, como un programa de mantenimiento dental o un plan de descuentos.

Participar en un Evento: Invitar a los pacientes a participar en eventos organizados por la clínica, como jornadas de puertas abiertas o charlas educativas.

Mejores Prácticas en el Diseño de Newsletters

1. Personalización del Contenido

La personalización del contenido es una estrategia efectiva para aumentar la relevancia y la efectividad de una newsletter (Adams & Dyson, 2019). Las newsletters personalizadas muestran a los pacientes que la clínica se preocupa por sus necesidades individuales. Algunas tácticas de personalización incluyen:

Uso del Nombre del Destinatario: Incluir el nombre del destinatario en el saludo y en el contenido del correo electrónico.

Contenido Adaptado a Intereses: Utilizar datos de preferencias y comportamientos pasados para personalizar el contenido. Por ejemplo, si un paciente ha mostrado interés en tratamientos de blanqueamiento dental, enviarle información y promociones relacionadas.

Ofertas Personalizadas: Ofrecer descuentos y promociones personalizadas basadas en el historial de tratamiento del paciente.

2. Optimización para Dispositivos Móviles

Es fundamental asegurarse de que las newsletters estén optimizadas para su visualización en dispositivos móviles (Forrester, 2018). Con un número creciente de personas que acceden a sus correos electrónicos desde sus teléfonos, una mala experiencia móvil puede llevar a bajas tasas de apertura y conversión. Las prácticas recomendadas incluyen:

Diseños Responsivos: Utilizar diseños que se adapten automáticamente al tamaño de la pantalla del dispositivo.

Optimización de Imágenes y Texto: Asegurarse de que las imágenes se carguen rápidamente y que el texto sea fácilmente legible en pantallas pequeñas.

Botones Grandes y Claros: Los botones de llamada a la acción deben ser lo suficientemente grandes y claros para que los usuarios puedan tocarlos fácilmente con sus dedos.

3. Pruebas A/B

Realizar pruebas A/B es una estrategia efectiva para identificar qué elementos de diseño y contenido generan mejores resultados (Smith, 2017). Las pruebas A/B implican crear dos versiones diferentes de una newsletter y enviarlas a dos grupos de suscriptores para ver cuál tiene un mejor desempeño. Algunos elementos que se pueden probar incluyen:

Líneas de Asunto: Probar diferentes líneas de asunto para ver cuál genera más aperturas.

Imágenes: Evaluar el impacto de diferentes imágenes en la tasa de clics.

Llamadas a la Acción: Comparar diferentes formulaciones y ubicaciones de llamadas a la acción para determinar cuál es más efectiva.

Tendencias Actuales en el Diseño de Newsletters

1. Diseños Minimalistas

Las newsletters con diseños minimalistas están ganando popularidad debido a su simplicidad y elegancia (Ward, 2019). Estos diseños se caracterizan por:

Diseño Limpio y Espacioso: Utilizar mucho espacio en blanco para que el contenido sea fácil de leer y no abrumador.

Tipografía Legible: Elegir fuentes que sean fáciles de leer tanto en pantallas grandes como pequeñas.

Pocas Imágenes: Utilizar solo las imágenes necesarias para evitar sobrecargar la newsletter y mejorar la velocidad de carga.

2. Contenido Interactivo

El contenido interactivo, como encuestas y videos incrustados, está ganando terreno en el diseño de newsletters (Adams & Dyson, 2019). El contenido interactivo puede aumentar significativamente la participación del lector y ofrecer una experiencia más dinámica y atractiva. Algunas ideas incluyen:

Encuestas y Cuestionarios: Incluir encuestas y cuestionarios que los pacientes puedan completar directamente en la newsletter para recopilar feedback y opiniones.

Videos Educativos: Incrustar videos que muestren procedimientos dentales, consejos de cuidado bucal o testimonios de pacientes.

Contenidos de Arrastrar y Soltar: Utilizar elementos interactivos como cuestionarios de arrastrar y soltar para hacer la newsletter más atractiva.

3. Uso Creativo de Animaciones y GIFs

Las animaciones y GIFs pueden agregar un toque de creatividad y dinamismo a las newsletters (Forrester, 2018). Sin embargo, es importante utilizar estas características con moderación para evitar sobrecargar la newsletter y ralentizar la carga. Las animaciones pueden ser útiles para:

Destacar Ofertas Especiales: Utilizar GIFs para llamar la atención sobre promociones y ofertas especiales.

Ilustrar Procedimientos: Crear animaciones simples que ilustren procedimientos dentales o técnicas de cuidado bucal.

Agregar Diversión: Incluir animaciones y GIFs para hacer la newsletter más divertida y atractiva.

Conclusión

En resumen, el diseño de newsletters efectivas es esencial para el éxito del marketing odontológico. Al centrarse en elementos clave como el diseño visual atractivo, el contenido relevante y persuasivo, y las llamadas a la acción claras, las clínicas dentales pueden crear newsletters que cautiven a su audiencia y generen resultados tangibles en términos de participación del paciente y retorno de la inversión. Las mejores prácticas incluyen la personalización del contenido, la optimización para dispositivos móviles y la realización de pruebas A/B. Además, mantenerse al día con las tendencias actuales, como los diseños minimalistas, el contenido interactivo y el uso creativo de animaciones, puede ayudar a las clínicas a mantenerse relevantes y efectivas en su comunicación con los pacientes.

- ***Automatización y personalización de los envíos***

En el ámbito del marketing odontológico, la automatización y personalización de los envíos de correo electrónico juegan un papel crucial en la construcción de relaciones sólidas con los pacientes, la mejora de la experiencia del usuario y el aumento de la efectividad de las campañas de marketing. Estas prácticas permiten a las clínicas dentales mantener una comunicación relevante y oportuna con sus pacientes, proporcionando información específica y promociones personalizadas que aumentan la participación del paciente y fomentan la lealtad a la marca (Fuchs, 2019).

La automatización y personalización del email marketing no solo ahorran tiempo y recursos, sino que también aseguran que cada paciente reciba el mensaje adecuado en el momento correcto. Este enfoque estratégico puede transformar la manera en que las clínicas dentales interactúan con sus pacientes, mejorando la satisfacción del paciente y aumentando las tasas de retención y conversión.

Automatización de los Envíos de Correo Electrónico

La automatización de los envíos de correo electrónico implica el uso de software y herramientas tecnológicas para enviar mensajes predefinidos en momentos específicos o en respuesta a acciones del usuario.

Este proceso puede incluir una variedad de comunicaciones automatizadas, tales como:

1. Mensajes de Bienvenida

Los mensajes de bienvenida se envían automáticamente cuando un paciente se suscribe a la lista de correo de la clínica dental. Este primer contacto es crucial para establecer una buena impresión y proporcionar información relevante sobre los servicios de la clínica, horarios de atención y cómo contactar al personal (Smith & Taylor, 2018).

2. Recordatorios de Citas

Los recordatorios automatizados de citas ayudan a reducir las ausencias y aseguran que los pacientes lleguen a tiempo para sus consultas. Estos mensajes pueden incluir detalles de la cita, instrucciones de preparación y recordatorios de última hora (Chaffey & Ellis-Chadwick, 2019).

3. Seguimientos Post-Tratamiento

El seguimiento post-tratamiento es esencial para garantizar que los pacientes estén satisfechos con los servicios recibidos y para ofrecer asistencia adicional si es necesario. Los correos electrónicos automatizados pueden solicitar feedback, proporcionar consejos de cuidado post-tratamiento y recordar a los pacientes sobre citas de seguimiento (Hollis & West, 2017).

4. Campañas de Reactivación de Pacientes Inactivos

Las campañas de reactivación están diseñadas para reconectar con pacientes que no han visitado la clínica en un tiempo. Los correos electrónicos automatizados pueden ofrecer incentivos, como descuentos en tratamientos, para motivar a estos pacientes a programar una nueva cita (Fuchs, 2019).

Personalización de los Envíos de Correo Electrónico

La personalización de los envíos de correo electrónico implica la adaptación del contenido y el diseño del mensaje para que se ajusten a las preferencias, comportamientos y necesidades individuales de cada paciente. Las técnicas de personalización pueden incluir:

1. Uso del Nombre del Destinatario

Incorporar el nombre del destinatario en el saludo y a lo largo del correo electrónico crea una sensación de personalización y atención individualizada. Este pequeño detalle puede mejorar significativamente la percepción del paciente sobre la comunicación (Smith & Taylor, 2018).

2. Recomendaciones de Tratamientos Basadas en el Historial de Visitas

Utilizar el historial de tratamientos del paciente para ofrecer recomendaciones personalizadas puede aumentar la relevancia de los correos electrónicos.

Por ejemplo, si un paciente ha recibido un tratamiento de blanqueamiento dental en el pasado, se le pueden enviar promociones sobre productos de mantenimiento de blanqueamiento (Chaffey & Ellis-Chadwick, 2019).

3. Ofertas Exclusivas Basadas en Preferencias de Tratamiento

Ofrecer promociones y descuentos exclusivos basados en las preferencias de tratamiento del paciente puede aumentar la tasa de conversión y fomentar la lealtad. Estas ofertas pueden ser especialmente efectivas cuando se combinan con eventos especiales o aniversarios de la clínica (Hollis & West, 2017).

Mejores Prácticas en Automatización y Personalización

1. Segmentación de la Lista de Correo

La segmentación de la lista de correo es fundamental para una automatización y personalización efectivas. Esto implica dividir la lista en grupos basados en criterios como la edad, el historial de tratamientos y las preferencias de comunicación. Una segmentación adecuada permite enviar mensajes más relevantes y específicos a cada segmento, lo que mejora la efectividad de las campañas (Hollis & West, 2017).

2. Desarrollo de Flujos de Trabajo Automatizados

El desarrollo de flujos de trabajo automatizados permite a las clínicas dentales enviar mensajes secuenciales y personalizados en función de acciones específicas del paciente. Por ejemplo, un flujo de trabajo automatizado puede enviar un mensaje de bienvenida, seguido de una serie de correos electrónicos educativos sobre el cuidado bucal, y posteriormente un recordatorio de cita (Fuchs, 2019).

3. Personalización Dinámica del Contenido

La personalización dinámica del contenido permite adaptar el mensaje en tiempo real en función de la información disponible sobre el paciente. Esto puede incluir la incorporación de nombres, imágenes y ofertas específicas en función de las interacciones previas del paciente con la clínica dental. Las plataformas avanzadas de email marketing permiten crear contenido dinámico que cambia automáticamente según los datos del paciente (Smith & Taylor, 2018).

Herramientas Tecnológicas para Automatización y Personalización

1. Plataformas de Automatización de Marketing

Plataformas como HubSpot, Marketo y ActiveCampaign ofrecen herramientas avanzadas de automatización y personalización que permiten a las clínicas dentales crear flujos de trabajo automatizados, segmentar listas de correo y personalizar mensajes en función de datos específicos del paciente. Estas plataformas facilitan la implementación de estrategias de marketing sofisticadas y efectivas (Chaffey & Ellis-Chadwick, 2019).

2. Software de Gestión de Relaciones con los Pacientes (CRM)

El software CRM permite a las clínicas dentales almacenar y gestionar datos de pacientes, incluidos detalles de contacto, historial de tratamientos y preferencias de comunicación. Integrar el CRM con plataformas de email marketing permite una personalización más avanzada y basada en datos, mejorando la precisión y relevancia de las campañas (Hollis & West, 2017).

3. Herramientas de Análisis y Monitoreo

Las herramientas de análisis y monitoreo, como Google Analytics y las integraciones de análisis de las plataformas de email marketing, proporcionan información detallada sobre el rendimiento de las campañas. Estas herramientas permiten rastrear métricas clave como tasas de apertura, clics, conversiones y más, ayudando a optimizar las campañas y mejorar los resultados (Smith & Taylor, 2018).

Casos de Estudio y Ejemplos Prácticos

Caso de Estudio 1: Clínica Dental SmileBright

La clínica dental SmileBright implementó una estrategia de automatización y personalización utilizando HubSpot. Al segmentar su lista de correo en función del historial de tratamiento y las preferencias de los pacientes, y al desarrollar flujos de trabajo automatizados para recordatorios de citas y seguimientos post-tratamiento, la clínica aumentó su tasa de retención de pacientes en un 25% y mejoró la satisfacción del paciente significativamente (Fuchs, 2019).

Caso de Estudio 2: DentalCare Plus

DentalCare Plus utilizó ActiveCampaign para automatizar sus campañas de reactivación de pacientes inactivos. Mediante el envío de correos electrónicos personalizados con ofertas exclusivas y recordatorios de salud bucal, lograron reactivar a un 15% de sus pacientes inactivos en un período de seis meses. Esta estrategia no solo aumentó el número de citas, sino que también mejoró la percepción de la clínica como una entidad proactiva y atenta a las necesidades de sus pacientes (Chaffey & Ellis-Chadwick, 2019).

Desafíos y Soluciones

Desafío 1: Integración de Datos

Uno de los principales desafíos en la automatización y personalización es la integración de datos de diversas fuentes, como sistemas CRM, plataformas de email marketing y bases de datos de pacientes. La solución radica en elegir herramientas que ofrezcan integraciones robustas y en trabajar con proveedores que puedan ofrecer soporte técnico para una implementación fluida (Smith & Taylor, 2018).

Desafío 2: Mantener la Relevancia del Contenido

Mantener la relevancia del contenido personalizado a lo largo del tiempo puede ser difícil. La clave es actualizar regularmente los datos del paciente y utilizar análisis predictivos para anticipar sus necesidades y preferencias futuras. Esto puede implicar el uso de algoritmos de aprendizaje automático para identificar patrones y tendencias en los datos del paciente (Fuchs, 2019).

Desafío 3: Cumplimiento de Normativas

El cumplimiento de normativas como el GDPR y la Ley CAN-SPAM es crucial en el email marketing. Las clínicas dentales deben asegurarse de obtener el consentimiento explícito de los pacientes para enviar correos electrónicos y proporcionar opciones claras de cancelación de suscripción. El uso de plataformas de email marketing que cumplan con estas normativas puede ayudar a mitigar este desafío (Hollis & West, 2017).

Futuro de la Automatización y Personalización en el Marketing Odontológico

El futuro de la automatización y personalización en el marketing odontológico se perfila emocionante, con avances tecnológicos que prometen transformar aún más la manera en que las clínicas se comunican con sus pacientes. Algunas tendencias emergentes incluyen:

1. Inteligencia Artificial y Machine Learning

La inteligencia artificial (IA) y el aprendizaje automático (machine learning) están revolucionando la personalización del marketing. Estas tecnologías permiten analizar grandes volúmenes de datos para identificar patrones y predecir el comportamiento del paciente, facilitando la creación de campañas altamente personalizadas y efectivas (Fuchs, 2019).

2. Marketing Omnicanal

El marketing omnicanal se centra en proporcionar una experiencia de usuario coherente y personalizada a través de múltiples canales, como correo electrónico, redes sociales, mensajes de texto y más. Las clínicas dentales que adoptan un enfoque omnicanal pueden mejorar significativamente la participación del paciente y la coherencia de la marca (Chaffey & Ellis-Chadwick, 2019).

3. Automación Avanzada

Las plataformas de automatización de marketing están evolucionando para ofrecer capacidades más avanzadas, como la automatización de campañas basadas en la ubicación geográfica del paciente, la integración con asistentes virtuales y la personalización en tiempo real basada en el comportamiento del usuario en el sitio web de la clínica (Smith & Taylor, 2018).

En conclusión, la automatización y personalización de los envíos de correo electrónico son aspectos esenciales del marketing odontológico moderno. Al utilizar herramientas tecnológicas avanzadas y seguir mejores prácticas en segmentación, flujo de trabajo automatizado y personalización dinámica del contenido, las clínicas dentales pueden mejorar la experiencia del paciente, aumentar la participación y fomentar la lealtad a la marca. Las clínicas que invierten en estas estrategias no solo optimizan sus recursos de marketing, sino que también aseguran un crecimiento sostenido y una relación sólida y duradera con sus pacientes.

Parte III: Estrategias de Marketing Offline

Capítulo 9: Relaciones Públicas y Networking

- *Participación en eventos del sector*

Estrategias de Relaciones Públicas y Networking en el Marketing Odontológico

En el complejo mundo del marketing odontológico, las estrategias offline, como las relaciones públicas (RP) y el networking, desempeñan un papel fundamental en la construcción de una reputación sólida, el establecimiento de relaciones sólidas con la comunidad y el desarrollo de asociaciones estratégicas que impulsan el crecimiento de la clínica dental. En este extenso análisis, exploraremos detalladamente las estrategias de relaciones públicas y networking en el contexto del marketing offline para clínicas dentales, destacando las mejores prácticas, técnicas de networking efectivas y casos de estudio relevantes respaldados por la literatura especializada en marketing y relaciones públicas.

Importancia de las Relaciones Públicas y Networking en el Marketing Odontológico

Las relaciones públicas y el networking son elementos esenciales del marketing odontológico, ya que permiten a las clínicas dentales construir una reputación sólida y establecer relaciones significativas con pacientes, colegas y la comunidad en general

(Smith & Johnson, 2019). Al participar en actividades de relaciones públicas y networking, las clínicas dentales pueden aumentar su visibilidad, fortalecer su marca y generar confianza entre los pacientes actuales y potenciales.

Ventajas de las Relaciones Públicas en la Odontología

1. **Aumento de la Visibilidad**: Las estrategias de relaciones públicas bien ejecutadas pueden aumentar significativamente la visibilidad de una clínica dental en la comunidad y en la industria odontológica.

2. **Fortalecimiento de la Reputación**: Las relaciones públicas ayudan a construir y mantener una reputación positiva, lo que es crucial para atraer y retener pacientes.

3. **Construcción de Credibilidad**: La participación en eventos del sector y la colaboración con organizaciones reconocidas puede mejorar la credibilidad de la clínica.

4. **Fomento del Compromiso Comunitario**: Las actividades de relaciones públicas pueden demostrar el compromiso de la clínica con la comunidad local, fortaleciendo las relaciones con los residentes.

Beneficios del Networking para Profesionales Dentales

1. **Expansión de la Red de Contactos**: El networking permite a los profesionales dentales

conocer a colegas, referentes y pacientes potenciales, ampliando su red de contactos.

2. **Oportunidades de Colaboración**: Establecer conexiones con otros profesionales puede abrir puertas a colaboraciones y asociaciones estratégicas.

3. **Acceso a Recursos y Conocimientos**: El networking facilita el intercambio de conocimientos y experiencias, lo que puede ser invaluable para el crecimiento profesional y el desarrollo de la clínica.

4. **Generación de Referencias**: Las relaciones establecidas a través del networking pueden resultar en referencias de pacientes, lo que contribuye al crecimiento de la base de pacientes de la clínica.

Estrategias de Relaciones Públicas para Clínicas Dentales

Las estrategias de relaciones públicas para clínicas dentales incluyen una variedad de tácticas diseñadas para aumentar la visibilidad de la práctica y mejorar su reputación en la comunidad local y más allá. Algunas de estas estrategias incluyen:

1. Participación en Eventos del Sector

La participación en eventos del sector, como conferencias, ferias comerciales y seminarios, es una excelente manera de establecer contactos con colegas, mantenerse al día con las últimas tendencias en odontología y promover la práctica entre profesionales de la industria (Harris & Brown, 2018).

Al participar activamente en eventos del sector, las clínicas dentales pueden aumentar su visibilidad y establecerse como líderes de opinión en su campo.

Ejemplos de Eventos del Sector:

- **Conferencias Odontológicas**: Participar como ponente o asistente en conferencias relevantes puede posicionar a la clínica como experta en su área.

- **Ferias Comerciales**: Exponer en ferias comerciales permite mostrar los servicios y productos de la clínica a una audiencia amplia.

- **Seminarios y Talleres**: Organizar o participar en seminarios y talleres educativos puede fortalecer la posición de la clínica como líder en educación dental.

2. Organización de Eventos Locales

Organizar eventos locales, como jornadas de puertas abiertas, seminarios de salud bucal y campañas de concienciación comunitaria, es otra estrategia efectiva de relaciones públicas para clínicas dentales (Johnson & Smith, 2020). Estos eventos no solo aumentan la visibilidad de la práctica en la comunidad, sino que también demuestran el compromiso de la clínica con la salud bucal y el bienestar de sus residentes.

Ideas para Eventos Locales:

- **Jornadas de Puertas Abiertas**: Permitir que la comunidad visite la clínica, conozca al personal y aprenda sobre los servicios ofrecidos.

- **Seminarios de Salud Bucal**: Ofrecer seminarios educativos sobre temas como la higiene oral, prevención de caries y tratamientos de ortodoncia.

- **Campañas de Concienciación Comunitaria**: Organizar campañas para promover la importancia de la salud bucal y proporcionar exámenes dentales gratuitos.

3. Patrocinio de Eventos y Equipos Locales

El patrocinio de eventos locales, equipos deportivos y organizaciones benéficas es una excelente manera de aumentar la visibilidad de la clínica dental y demostrar su apoyo a la comunidad (Brown & Harris, 2019). Al asociarse con eventos y organizaciones locales, las clínicas dentales pueden mejorar su reputación y construir relaciones sólidas con los residentes locales.

Formas de Patrocinio:

- **Eventos Locales**: Patrocinar festivales, ferias de salud y otros eventos comunitarios.

- **Equipos Deportivos**: Apoyar a equipos deportivos locales mediante la financiación de uniformes, equipos o eventos.

- **Organizaciones Benéficas**: Colaborar con organizaciones benéficas locales para apoyar causas relacionadas con la salud y el bienestar.

Técnicas Efectivas de Networking para Profesionales Dentales

El networking efectivo es una habilidad esencial para los profesionales dentales que desean construir relaciones sólidas con colegas, referentes y pacientes potenciales. Algunas técnicas efectivas de networking incluyen:

1. Asistencia a Eventos de Networking

Asistir a eventos de networking, como almuerzos de negocios, conferencias y reuniones de asociaciones profesionales, es una excelente manera de conocer a otros profesionales del sector y establecer conexiones significativas (Smith & Johnson, 2019). Al participar activamente en eventos de networking, los profesionales dentales pueden ampliar su red de contactos y aumentar las oportunidades de colaboración y derivación.

Consejos para el Networking en Eventos:

- **Prepararse con Anticipación**: Investigar sobre los asistentes y preparar una breve presentación sobre uno mismo y la clínica.
- **Ser Proactivo**: Iniciar conversaciones y mostrar interés genuino en las personas que se conoce.
- **Seguir el Contacto**: Después del evento, enviar un correo electrónico de seguimiento para mantener la conexión.

2. Utilización de Redes Sociales Profesionales

Las redes sociales profesionales, como LinkedIn, son herramientas poderosas para el networking profesional en la industria dental (Harris & Brown, 2018). Al participar en grupos de discusión, publicar contenido relevante y conectarse con colegas en línea, los profesionales dentales pueden aumentar su visibilidad y establecer relaciones significativas con otros en la industria.

Estrategias para el Networking en LinkedIn:

- **Crear un Perfil Completo y Atractivo**: Incluir información detallada sobre la experiencia, habilidades y logros.

- **Participar en Grupos de Interés**: Unirse a grupos relacionados con la odontología y participar en discusiones.

- **Publicar Contenido de Valor**: Compartir artículos, estudios y opiniones sobre temas relevantes para la odontología.

3. Colaboración con Profesionales Afines

Colaborar con profesionales afines, como médicos de cabecera, ortodoncistas y especialistas en cirugía oral, es otra forma efectiva de expandir la red de contactos y aumentar las oportunidades de derivación (Johnson & Smith, 2020). Al establecer relaciones de colaboración con otros profesionales de la salud, los dentistas pueden mejorar la atención al paciente y ampliar su base de pacientes potenciales.

Formas de Colaboración:

- **Referencias Mutuas**: Establecer acuerdos de referencia con otros profesionales de la salud.

- **Coordinación de Tratamientos**: Colaborar en casos que requieren la intervención de múltiples especialistas.

- **Organización de Eventos Conjuntos**: Planificar seminarios y talleres educativos junto con otros profesionales de la salud.

Caso de Estudio: Estrategia de Relaciones Públicas Exitosa

Un caso de estudio notable de una estrategia de relaciones públicas exitosa en la industria dental es el de una clínica dental que organizó un evento comunitario de salud bucal en colaboración con una organización benéfica local. La clínica proporcionó exámenes dentales gratuitos, charlas educativas y actividades divertidas para niños, lo que generó una cobertura positiva en los medios locales y aumentó la conciencia sobre la importancia de la salud bucal en la comunidad.

Resultados del Caso de Estudio:

- **Cobertura Mediática Positiva**: El evento fue cubierto por los medios locales, lo que aumentó la visibilidad de la clínica.

- **Aumento de la Conciencia Comunitaria**: La comunidad se benefició de los exámenes gratuitos y la educación proporcionada.

- **Fortalecimiento de la Reputación**: La clínica mejoró su reputación como un miembro comprometido y proactivo de la comunidad.

En resumen, las estrategias de relaciones públicas y networking son aspectos fundamentales del marketing offline en la industria dental. Al participar en eventos del sector, organizar actividades comunitarias y establecer conexiones significativas con colegas y pacientes potenciales, las clínicas dentales pueden aumentar su visibilidad, fortalecer su reputación y construir relaciones sólidas que impulsen el crecimiento y el éxito a largo plazo.

Las relaciones públicas y el networking no solo aumentan la visibilidad de la clínica dental, sino que también fortalecen su reputación y fomentan la confianza entre los pacientes. Al aplicar las estrategias y técnicas descritas en este capítulo, las clínicas dentales pueden mejorar significativamente su posicionamiento en el mercado y asegurar su crecimiento continuo.

Construcción de Relaciones con Otros Profesionales en el Marketing Odontológico

En el ámbito del marketing odontológico, la construcción de relaciones sólidas con otros profesionales de la salud y del sector es esencial para el crecimiento y el éxito a largo plazo de una clínica dental. En este análisis exhaustivo, exploraremos en detalle la importancia de la construcción de relaciones con otros profesionales en el contexto del marketing odontológico, destacando las mejores prácticas, estrategias efectivas y casos de estudio relevantes respaldados por la literatura especializada en marketing y relaciones interprofesionales.

Importancia de la Construcción de Relaciones con Otros Profesionales

La construcción de relaciones con otros profesionales, como médicos de cabecera, ortodoncistas, periodoncistas y especialistas en cirugía oral, es esencial para el éxito de una clínica dental (Robinson & Smith, 2020). Estas relaciones permiten a los dentistas ampliar su red de derivación, mejorar la atención al paciente y establecer colaboraciones estratégicas que impulsan el crecimiento de la práctica.

1. Ampliación de la Red de Derivación

Una red de derivación sólida es vital para el crecimiento de una clínica dental. Los pacientes que necesitan atención dental especializada o adicional a menudo son referidos por sus médicos de cabecera u otros especialistas. Establecer relaciones de confianza con estos profesionales puede resultar en un flujo constante de nuevos pacientes.

Ejemplo: Programa de Referencias

Una clínica dental en California implementó un programa de referencias en colaboración con varios médicos de cabecera. Los dentistas ofrecieron seminarios gratuitos sobre salud bucal a los médicos y sus equipos, lo que fomentó una relación de confianza. Como resultado, la clínica observó un aumento del 40% en las referencias de pacientes en el primer año.

2. Mejora de la Atención al Paciente

La colaboración interprofesional permite una atención más integral y coordinada. Al trabajar juntos, los dentistas y otros profesionales de la salud pueden abordar las necesidades de salud general y oral del paciente de manera más efectiva.

Estrategia: Planes de Tratamiento Integrados

Desarrollar planes de tratamiento integrados que involucren a múltiples profesionales de la salud puede mejorar significativamente los resultados para el paciente. Por ejemplo, un paciente con diabetes puede beneficiarse de un enfoque coordinado entre su dentista y su endocrinólogo para manejar tanto su salud bucal como su enfermedad crónica.

3. Aumento de la Visibilidad y Credibilidad

Asociarse con otros profesionales de la salud puede aumentar la visibilidad y la credibilidad de una clínica dental en la comunidad. Las recomendaciones de colegas de confianza pueden mejorar la percepción pública de la clínica y atraer a más pacientes.

Caso de Estudio: Alianzas Estratégicas

Una clínica dental en Nueva York formó alianzas estratégicas con varios especialistas locales, como ortodoncistas y periodoncistas. A través de estas asociaciones, la clínica pudo ofrecer una gama completa de servicios dentales, lo que aumentó su atractivo para los pacientes que buscaban atención dental integral.

Estrategias para Construir Relaciones con Otros Profesionales

1. Participación en Grupos Profesionales

Participar en grupos profesionales locales, como asociaciones médicas y odontológicas, es una excelente manera de conocer a otros profesionales de la salud y establecer conexiones significativas (Jones & Brown, 2019). Al asistir a reuniones, conferencias y eventos de networking, los dentistas pueden ampliar su red de contactos y aumentar las oportunidades de colaboración y derivación.

Beneficios de la Participación Activa

- **Networking**: Conocer a otros profesionales en eventos y conferencias.

- **Educación Continua**: Mantenerse actualizado con las últimas tendencias y tecnologías en odontología.

- **Colaboración**: Identificar oportunidades para trabajar juntos en investigaciones y proyectos clínicos.

2. Establecimiento de Relaciones de Colaboración

Establecer relaciones de colaboración con otros profesionales de la salud es fundamental para mejorar la atención al paciente y ampliar la base de pacientes potenciales (Smith & Robinson, 2018). Al colaborar en el cuidado integral del paciente, los dentistas pueden garantizar una atención coordinada y personalizada que beneficie la salud general del paciente.

Ejemplo: Clínicas Multidisciplinarias

Las clínicas multidisciplinarias que integran servicios dentales y médicos bajo un mismo techo pueden ofrecer una atención más completa y conveniente para los pacientes. Estas clínicas permiten una colaboración más estrecha entre los profesionales y una mejor coordinación del tratamiento.

3. Refuerzo de la Comunicación Interprofesional

La comunicación interprofesional efectiva es clave para construir y mantener relaciones sólidas con otros profesionales de la salud (Brown & Jones, 2020). Esto incluye compartir información relevante sobre el estado de salud del paciente, coordinar el tratamiento y seguir las pautas de derivación para garantizar una atención integral y de alta calidad.

Herramientas de Comunicación

- **Sistemas de Historia Clínica Electrónica (EHR)**: Facilitar la comunicación y el intercambio de información entre los profesionales de la salud.

- **Reuniones de Caso**: Realizar reuniones regulares para discutir casos complejos y coordinar el tratamiento.

- **Plataformas de Comunicación Segura**: Utilizar plataformas seguras para compartir información del paciente y discutir planes de tratamiento.

Beneficios de Construir Relaciones con Otros Profesionales

1. Aumento de la Visibilidad y Credibilidad

Construir relaciones con otros profesionales de la salud aumenta la visibilidad y la credibilidad de una clínica dental en la comunidad (Robinson & Smith, 2020). Al asociarse con médicos de cabecera y especialistas, los dentistas pueden generar confianza entre los pacientes y fortalecer su reputación como proveedores de atención de calidad.

2. Ampliación de la Red de Derivación

La construcción de relaciones con otros profesionales de la salud amplía la red de derivación de una clínica dental, lo que aumenta las oportunidades de captar nuevos pacientes (Jones & Brown, 2019). Al establecer relaciones de confianza con colegas en el campo médico, los dentistas pueden recibir referencias de pacientes de manera regular y aumentar el volumen de su práctica.

3. Mejora de la Experiencia del Paciente

La colaboración con otros profesionales de la salud mejora la experiencia del paciente al garantizar una atención coordinada y personalizada (Smith & Robinson, 2018). Al trabajar en equipo para abordar las necesidades de salud oral y general del paciente, los dentistas pueden proporcionar un nivel más completo y holístico de atención que mejora los resultados del tratamiento y la satisfacción del paciente.

Caso de Estudio: Colaboración Exitosa entre Profesionales

Ejemplo de Colaboración: Clínica Dental y Médico de Cabecera

Un caso de estudio notable de una colaboración exitosa entre profesionales es el de una clínica dental que estableció una asociación con un médico de cabecera local para ofrecer servicios de atención médica y dental integrados. Al trabajar juntos para abordar las necesidades de salud oral y general de los pacientes, la clínica dental pudo mejorar la experiencia del paciente, aumentar la visibilidad en la comunidad y ampliar su base de pacientes potenciales.

Resultados del Caso de Estudio

- **Mejora de la Experiencia del Paciente**: Los pacientes apreciaron la conveniencia y la atención integral ofrecida por la colaboración entre la clínica dental y el médico de cabecera.

- **Aumento de Pacientes**: La clínica dental observó un aumento del 35% en el número de nuevos pacientes referidos por el médico de cabecera.

- **Fortalecimiento de la Reputación**: La clínica ganó una reputación positiva en la comunidad por su enfoque innovador y colaborativo en la atención al paciente.

En resumen, la construcción de relaciones sólidas con otros profesionales de la salud es esencial para el éxito del marketing odontológico. Al participar en grupos profesionales, establecer relaciones de colaboración y fortalecer la comunicación interprofesional, los dentistas pueden aumentar la visibilidad de su práctica, ampliar su red de derivación y mejorar la experiencia del paciente de manera significativa. Estas estrategias no solo benefician a la clínica dental al aumentar el flujo de pacientes y fortalecer la reputación, sino que también mejoran la calidad de la atención al paciente al proporcionar un enfoque más coordinado y holístico.

- ***Estrategias de relaciones públicas locales***

En el ámbito del marketing odontológico, las estrategias de relaciones públicas locales desempeñan un papel fundamental en la construcción de una reputación sólida, el fortalecimiento de las conexiones con la comunidad y la promoción efectiva de los servicios dentales. Las relaciones públicas locales son esenciales para el éxito de una clínica dental, ya que permiten establecer una presencia sólida en la comunidad y construir relaciones significativas con los residentes locales (Brown & Johnson, 2019). Este análisis exhaustivo explora en detalle las estrategias de relaciones públicas locales en el contexto del marketing para clínicas dentales, resaltando las mejores prácticas, técnicas efectivas y casos de estudio relevantes respaldados por la literatura especializada en marketing y relaciones públicas.

Importancia de las Relaciones Públicas Locales en el Marketing Odontológico

Las relaciones públicas locales son esenciales para el éxito de una clínica dental. Estas estrategias permiten a las clínicas dentales construir una reputación sólida y establecer relaciones significativas con pacientes, colegas y la comunidad en general (Smith & Johnson, 2019). Al participar en actividades de relaciones públicas locales, las clínicas dentales pueden aumentar su visibilidad, fortalecer su reputación y generar confianza entre los pacientes actuales y potenciales.

Ventajas de las Relaciones Públicas Locales

1. **Aumento de la Visibilidad**: Las estrategias de relaciones públicas bien ejecutadas pueden aumentar significativamente la visibilidad de una clínica dental en la comunidad y en la industria odontológica.

2. **Fortalecimiento de la Reputación**: Las relaciones públicas ayudan a construir y mantener una reputación positiva, lo que es crucial para atraer y retener pacientes.

3. **Construcción de Credibilidad**: La participación en eventos del sector y la colaboración con organizaciones reconocidas puede mejorar la credibilidad de la clínica.

4. **Fomento del Compromiso Comunitario**: Las actividades de relaciones públicas pueden demostrar el compromiso de la clínica con la comunidad local, fortaleciendo las relaciones con los residentes.

Estrategias Efectivas de Relaciones Públicas Locales

Las estrategias de relaciones públicas para clínicas dentales incluyen una variedad de tácticas diseñadas para aumentar la visibilidad de la práctica y mejorar su reputación en la comunidad local y más allá. Algunas de estas estrategias incluyen:

1. Participación en Eventos Comunitarios

La participación en eventos comunitarios, como ferias locales, festivales y eventos deportivos, es una excelente manera de conectarse con los residentes locales y promover la práctica dental (Smith & Davis, 2018). Al patrocinar eventos o tener un puesto informativo en ferias locales, las clínicas dentales pueden aumentar su visibilidad y demostrar su compromiso con la comunidad.

Ejemplos de Eventos Comunitarios:

- **Ferias Locales**: Participar en ferias locales permite a las clínicas dentales interactuar directamente con los residentes, proporcionar información sobre sus servicios y ofrecer exámenes dentales gratuitos o consultas.

- **Festivales y Eventos Deportivos**: Patrocinar o participar en festivales y eventos deportivos locales puede aumentar la visibilidad de la clínica y atraer a un público amplio.

- **Actividades Educativas**: Organizar talleres y seminarios educativos sobre salud bucal en escuelas y centros comunitarios puede posicionar a la clínica como un recurso valioso para la comunidad.

2. Organización de Actividades de Responsabilidad Social Corporativa (RSC)

La organización de actividades de responsabilidad social corporativa, como campañas de donación de alimentos, limpiezas comunitarias y programas educativos, es otra estrategia efectiva de relaciones públicas locales (Johnson & Wilson, 2020). Estas actividades no solo ayudan a mejorar la comunidad, sino que también fortalecen la imagen de la clínica dental y generan reconocimiento de marca positivo.

Ejemplos de Actividades de RSC:

- **Campañas de Donación de Alimentos**: Organizar campañas para recolectar alimentos y donarlos a organizaciones benéficas locales.

- **Limpiezas Comunitarias**: Participar en limpiezas de parques y áreas públicas para demostrar el compromiso de la clínica con el medio ambiente y la comunidad.

- **Programas Educativos**: Implementar programas educativos en escuelas locales para enseñar a los niños sobre la importancia de la higiene bucal y la prevención de enfermedades dentales.

3. Colaboración con Medios de Comunicación Locales

La colaboración con medios de comunicación locales, como periódicos, revistas y estaciones de radio, es una forma efectiva de obtener cobertura mediática y promover la práctica dental (Brown & Smith, 2019). Al enviar comunicados de prensa sobre eventos o logros importantes, las clínicas dentales pueden obtener exposición en los medios locales y llegar a un público más amplio.

Ejemplos de Colaboración con Medios Locales:

- **Comunicados de Prensa**: Enviar comunicados de prensa sobre eventos importantes, nuevas tecnologías o logros destacados de la clínica.

- **Artículos en Revistas y Periódicos**: Colaborar con periodistas para publicar artículos sobre temas de interés en salud bucal y odontología.

- **Entrevistas en Radio y Televisión**: Participar en entrevistas en programas de radio y televisión locales para discutir temas relevantes de salud dental y promover los servicios de la clínica.

Mejores Prácticas en Relaciones Públicas Locales

Para maximizar el impacto de las estrategias de relaciones públicas locales, es importante seguir ciertas mejores prácticas que han demostrado ser efectivas en la industria dental.

1. Identificación de Oportunidades de Participación

Es importante identificar oportunidades de participación en eventos y actividades locales que estén alineadas con los valores y la misión de la clínica dental (Johnson & Wilson, 2020). Al seleccionar eventos relevantes y significativos para la comunidad, las clínicas dentales pueden maximizar el impacto de sus esfuerzos de relaciones públicas locales.

Ejemplos de Identificación de Oportunidades:

- **Análisis de la Comunidad**: Realizar un análisis de la comunidad para identificar eventos y actividades que sean relevantes para los residentes locales.

- **Alianzas Estratégicas**: Establecer alianzas estratégicas con organizaciones locales para participar en eventos y actividades que tengan un impacto positivo en la comunidad.

- **Participación Continua**: Mantener una participación continua en eventos y actividades locales para fortalecer la presencia de la clínica en la comunidad.

2. Colaboración con Organizaciones y Asociaciones Locales

La colaboración con organizaciones y asociaciones locales, como cámaras de comercio, clubes cívicos y grupos de voluntariado, es fundamental para establecer conexiones significativas en la comunidad (Smith & Davis, 2018). Al asociarse con organizaciones respetadas y establecidas, las clínicas dentales pueden mejorar su credibilidad y expandir su red de contactos locales.

Ejemplos de Colaboración con Organizaciones Locales:

- **Cámaras de Comercio**: Unirse a la cámara de comercio local para participar en eventos y actividades empresariales.

- **Clubes Cívicos**: Colaborar con clubes cívicos para apoyar iniciativas comunitarias y promover la salud bucal.

- **Grupos de Voluntariado**: Participar en actividades de voluntariado organizadas por grupos locales para demostrar el compromiso de la clínica con la comunidad.

3. Seguimiento y Evaluación de Resultados

Es importante realizar un seguimiento y evaluar los resultados de las actividades de relaciones públicas locales para determinar su efectividad y hacer ajustes según sea necesario (Brown & Smith, 2019). Al monitorear la cobertura mediática, medir la participación del público y recopilar comentarios de la comunidad, las clínicas dentales pueden mejorar continuamente sus estrategias de relaciones públicas locales.

Ejemplos de Seguimiento y Evaluación:

- **Monitoreo de Medios**: Utilizar herramientas de monitoreo de medios para rastrear la cobertura mediática de las actividades de la clínica.

- **Encuestas de Satisfacción**: Realizar encuestas de satisfacción para recopilar comentarios de los asistentes a eventos y actividades.

- **Análisis de Participación**: Medir la participación del público en eventos y actividades para evaluar su impacto y efectividad.

Caso de Estudio: Campaña de Responsabilidad Social Corporativa Exitosa

Un caso de estudio notable de una campaña de responsabilidad social corporativa exitosa es el de una clínica dental que organizó una campaña de donación de útiles escolares para niños necesitados en la comunidad. Al asociarse con escuelas locales y organizaciones benéficas, la clínica dental pudo recolectar una cantidad significativa de útiles escolares y proporcionar apoyo a familias necesitadas, generando cobertura mediática positiva y fortaleciendo su reputación en la comunidad.

Detalles del Caso de Estudio:

- **Objetivo de la Campaña**: Recolectar útiles escolares para niños necesitados en la comunidad.

- **Socios y Colaboradores**: Escuelas locales, organizaciones benéficas y voluntarios comunitarios.

- **Actividades**: Campaña de recolección de útiles escolares, eventos comunitarios para la distribución de útiles y actividades educativas para los niños.

- **Resultados**: Recolección exitosa de útiles escolares, cobertura mediática positiva y fortalecimiento de la reputación de la clínica en la comunidad.

Lecciones Aprendidas:

- **Importancia de la Colaboración**: Colaborar con organizaciones locales y voluntarios es crucial para el éxito de las campañas de responsabilidad social corporativa.

- **Impacto en la Comunidad**: Las campañas que tienen un impacto positivo en la comunidad pueden generar una cobertura mediática favorable y mejorar la reputación de la clínica.

- **Continuidad de las Iniciativas**: Mantener una participación continua en actividades de responsabilidad social corporativa puede fortalecer las relaciones con la comunidad y promover una imagen positiva de la clínica.

En conclusión, las estrategias de relaciones públicas locales son fundamentales para el éxito del marketing odontológico. Al participar en eventos comunitarios, organizar iniciativas de responsabilidad social corporativa y colaborar con medios de comunicación locales, las clínicas dentales pueden aumentar su visibilidad, fortalecer su reputación y construir relaciones sólidas con la comunidad. Las mejores prácticas en relaciones públicas locales incluyen la identificación de oportunidades de participación, la colaboración con organizaciones locales y el seguimiento y evaluación de resultados. Al aplicar estas estrategias y técnicas, las clínicas dentales pueden mejorar significativamente su posicionamiento en el mercado y asegurar su crecimiento continuo.

Caso de Estudio: Campaña de Responsabilidad Social Corporativa Exitosa

Un caso de estudio notable de una campaña de responsabilidad social corporativa exitosa es el de una clínica dental que organizó una campaña de donación de útiles escolares para niños necesitados en la comunidad. Al asociarse con escuelas locales y organizaciones benéficas, la clínica dental pudo recolectar una cantidad significativa de útiles escolares y proporcionar apoyo a familias necesitadas, generando cobertura mediática positiva y fortaleciendo su reputación en la comunidad.

Detalles del Caso de Estudio:

- **Objetivo de la Campaña**: Recolectar útiles escolares para niños necesitados en la comunidad.

- **Socios y Colaboradores**: Escuelas locales, organizaciones benéficas y voluntarios comunitarios.

- **Actividades**: Campaña de recolección de útiles escolares, eventos comunitarios para la distribución de útiles y actividades educativas para los niños.

- **Resultados**: Recolección exitosa de útiles escolares, cobertura mediática positiva y fortalecimiento de la reputación de la clínica en la comunidad.

Lecciones Aprendidas:

- **Importancia de la Colaboración**: Colaborar con organizaciones locales y voluntarios es crucial para el éxito de las campañas de responsabilidad social corporativa.

- **Impacto en la Comunidad**: Las campañas que tienen un impacto positivo en la comunidad pueden generar una cobertura mediática favorable y mejorar la reputación de la clínica.

- **Continuidad de las Iniciativas**: Mantener una participación continua en actividades de responsabilidad social corporativa puede fortalecer las relaciones con la comunidad y promover una imagen positiva de la clínica.

En conclusión, las estrategias de relaciones públicas locales son fundamentales para el éxito del marketing odontológico. Al participar en eventos comunitarios, organizar iniciativas de responsabilidad social corporativa y colaborar con medios de comunicación locales, las clínicas dentales pueden aumentar su visibilidad, fortalecer su reputación y construir relaciones sólidas con la comunidad. Las mejores prácticas en relaciones públicas locales incluyen la identificación de oportunidades de participación, la colaboración con organizaciones locales y el seguimiento y evaluación de resultados. Al aplicar estas estrategias y técnicas, las clínicas dentales pueden mejorar significativamente su posicionamiento en el mercado y asegurar su crecimiento continuo.

una imagen positiva y profesional que atrae a más pacientes.

Ventajas del Marketing Directo y Material Promocional

1. **Comunicación Directa**: Permite a las clínicas dentales dirigirse directamente a su público objetivo con mensajes personalizados.
2. **Medición y Seguimiento**: Facilita la medición del impacto y el seguimiento del rendimiento de las campañas.
3. **Generación de Interés**: Aumenta la visibilidad y genera interés en los servicios dentales específicos ofrecidos por la clínica.
4. **Reforzamiento de la Marca**: Ayuda a reforzar la identidad de marca y mejora el reconocimiento de la clínica en la comunidad.

Estrategias de Diseño y Distribución de Material Promocional

El diseño y la distribución efectiva del material promocional son fundamentales para el éxito de una campaña de marketing directo. A continuación, se presentan las estrategias clave para diseñar y distribuir material promocional en una clínica dental.

1. Diseño Atractivo y Profesional

El diseño del material promocional debe ser atractivo, profesional y coherente con la identidad de marca de la clínica dental. Es importante utilizar imágenes de alta calidad, colores llamativos y mensajes claros y

Capítulo 10: Marketing Directo y Material Promocional

- *Diseño y distribución de material promocional*

El marketing directo y el uso de material promocional son componentes esenciales en la estrategia de marketing de cualquier clínica dental. Estas herramientas permiten a las clínicas comunicarse de manera efectiva y directa con sus pacientes potenciales, destacando los beneficios y servicios únicos que ofrecen. Este análisis detallado abordará las estrategias de marketing directo y la efectividad del material promocional en el campo de la odontología, explorando las mejores prácticas, técnicas de diseño y distribución, y casos de estudio relevantes respaldados por la literatura especializada en marketing y odontología.

Importancia del Marketing Directo y Material Promocional

El marketing directo y el material promocional son métodos eficaces para llegar a los pacientes potenciales y generar interés en los servicios dentales ofrecidos por una clínica. Estas estrategias permiten una comunicación directa con la audiencia objetivo, lo que facilita la presentación de los beneficios y servicios específicos de la clínica (Smith & Johnson, 2021). Además, un material promocional bien diseñado puede reforzar la marca de la clínica y mejorar su reconocimiento en la comunidad, creando concisos que resalten los servicios y beneficios ofrecidos por la clínica (Brown & Robinson, 2021). Además, el uso de logotipos y colores de marca ayuda a reforzar el reconocimiento de la clínica entre los pacientes.

Elementos Clave del Diseño

- **Imágenes de Alta Calidad**: Utilizar fotografías profesionales de las instalaciones, el equipo dental y los resultados de los tratamientos.
- **Colores Llamativos y Coherentes**: Usar una paleta de colores que refleje la identidad de la marca y atraiga la atención.
- **Mensajes Claros y Concisos**: Redactar mensajes que sean fáciles de entender y que resalten los beneficios clave de los servicios dentales.
- **Logotipos y Elementos de Marca**: Incluir logotipos y otros elementos de marca para asegurar la coherencia visual.

2. Selección de Materiales de Calidad

La elección de materiales de calidad para el material promocional es fundamental para transmitir una imagen profesional y confiable de la clínica dental. Los folletos, volantes y tarjetas de presentación deben imprimirse en papel de alta calidad y acabado para garantizar una apariencia pulida y duradera (Jones & Smith, 2020). Además, el uso de materiales sostenibles y respetuosos con el medio ambiente puede transmitir un mensaje de compromiso con la responsabilidad social corporativa.

Consideraciones de Materiales

- **Papel de Alta Calidad**: Elegir papel resistente y con un acabado profesional.

- **Sostenibilidad**: Optar por materiales reciclados o sostenibles para demostrar responsabilidad ambiental.

- **Durabilidad**: Asegurarse de que el material promocional sea duradero y mantenga su apariencia con el tiempo.

3. Distribución Estratégica

La distribución estratégica del material promocional es clave para maximizar su efectividad y llegar a la audiencia objetivo. Las clínicas dentales pueden distribuir material promocional en lugares de alto tráfico, como consultorios médicos, gimnasios, tiendas locales y eventos comunitarios (Smith & Harris, 2020). Además, el envío de correo directo a los hogares de los pacientes potenciales y la distribución en línea a través de correos electrónicos y redes sociales pueden aumentar aún más el alcance del material promocional.

Estrategias de Distribución

- **Lugares de Alto Tráfico**: Colocar material promocional en ubicaciones frecuentadas por el público objetivo.

- **Eventos Comunitarios**: Participar en eventos locales para distribuir folletos y tarjetas de presentación.

- **Correo Directo**: Enviar material promocional directamente a los hogares de los pacientes potenciales.

- **Distribución en Línea**: Utilizar correos electrónicos y redes sociales para ampliar el alcance de la campaña.

Caso de Estudio: Campaña de Marketing Directo Exitosa

Un caso de estudio notable es el de una clínica dental que lanzó una campaña de marketing directo dirigida a nuevos residentes en el área de servicio de la clínica. La clínica envió cartas personalizadas y folletos informativos a los hogares de los nuevos residentes, ofreciendo descuentos especiales en servicios dentales y promocionando la experiencia y la experiencia del equipo dental. Como resultado de la campaña, la clínica experimentó un aumento significativo en las consultas y los nuevos pacientes.

Detalles del Caso de Estudio

- **Objetivo de la Campaña**: Atraer nuevos pacientes residentes en el área de servicio de la clínica.

- **Estrategias Utilizadas**: Envío de cartas personalizadas y folletos informativos con descuentos especiales.

- **Resultados Obtenidos**: Aumento significativo en las consultas y en la captación de nuevos pacientes.

Lecciones Aprendidas

- **Personalización**: La personalización de los mensajes y la oferta de descuentos especiales pueden aumentar significativamente la efectividad de una campaña.

- **Segmentación**: Dirigirse a grupos específicos, como nuevos residentes, puede resultar en una mayor tasa de conversión.

- **Medición de Resultados**: Es fundamental medir los resultados de la campaña para ajustar estrategias futuras y mejorar la efectividad.

En conclusión, el marketing directo y el material promocional son herramientas efectivas para promover los servicios dentales y aumentar la visibilidad de una clínica dental en la comunidad. Al diseñar material promocional atractivo y profesional y distribuirlo estratégicamente, las clínicas dentales pueden llegar directamente a los pacientes potenciales y destacar su propuesta de valor única en el mercado. La implementación de estas estrategias, respaldada por un seguimiento y análisis adecuados, asegura el éxito continuo y el crecimiento de la práctica dental.

- ***Estrategias de marketing directo eficaces***

El marketing directo es una herramienta poderosa en el arsenal de cualquier clínica dental para llegar directamente a los pacientes potenciales y promover sus servicios. Este análisis exhaustivo explorará las estrategias de marketing directo más eficaces en el contexto de la odontología, examinará su impacto en la generación de leads y la retención de pacientes, y destacará casos de estudio relevantes respaldados por la literatura especializada en marketing y odontología.

- **Importancia del Marketing Directo en Odontología**

El marketing directo desempeña un papel crucial en la estrategia de marketing de una clínica dental al permitirle comunicarse directamente con los pacientes potenciales de manera personalizada y efectiva. A través de estrategias como el correo directo, el correo electrónico y las llamadas telefónicas, las clínicas dentales pueden promover sus servicios, ofrecer descuentos especiales y recordar a los pacientes sobre citas pendientes, lo que contribuye a aumentar la lealtad del paciente y el crecimiento de la práctica (Brown & Robinson, 2021).

Estrategias de Marketing Directo Eficaces

1. Segmentación de la Audiencia

La segmentación de la audiencia es fundamental para el éxito del marketing directo en odontología. Al dividir la base de datos de pacientes en grupos demográficos y de comportamiento similares, las clínicas dentales pueden personalizar sus mensajes y ofertas para satisfacer las necesidades específicas de cada segmento. Esto aumenta la relevancia de las comunicaciones y mejora la tasa de respuesta de los pacientes (Jones & Smith, 2020).

Implementación de la Segmentación

Demográfica: Segmentar por edad, sexo, ubicación geográfica y estado civil. Por ejemplo, los jóvenes adultos pueden estar más interesados en tratamientos estéticos como el blanqueamiento dental, mientras que los adultos mayores pueden necesitar servicios de prótesis.

Conductual: Segmentar según el comportamiento de los pacientes, como el historial de citas, el tipo de tratamiento recibido y la frecuencia de visitas. Esto permite a las clínicas ofrecer promociones específicas para tratamientos de seguimiento o recordatorios personalizados para citas periódicas.

2. Personalización de los Mensajes

La personalización de los mensajes es otra estrategia eficaz en el marketing directo dental. Al dirigirse a los pacientes por su nombre y ofrecer contenido relevante y personalizado, las clínicas dentales pueden establecer una conexión más profunda y significativa con su audiencia. Esto ayuda a aumentar la confianza del paciente y a mejorar la percepción de la clínica como un proveedor de atención personalizada y centrada en el paciente (Smith & Harris, 2020).

Técnicas de Personalización

Uso del Nombre del Paciente: Incluir el nombre del paciente en el saludo y en el cuerpo del mensaje para hacer la comunicación más personal.

Contenido Relevante: Enviar información y promociones basadas en los intereses y necesidades individuales de cada paciente. Por ejemplo, ofrecer un descuento en un tratamiento que el paciente ha consultado anteriormente.

Mensajes de Agradecimiento y Felicitaciones: Enviar mensajes de agradecimiento después de cada visita y felicitaciones en fechas especiales, como cumpleaños o aniversarios de ser paciente.

3. Ofertas Especiales y Descuentos

La inclusión de ofertas especiales y descuentos en las comunicaciones de marketing directo puede aumentar significativamente la respuesta de los pacientes. Las clínicas dentales pueden ofrecer descuentos en servicios específicos, promociones por tiempo limitado o paquetes de tratamiento atractivos para incentivar a los pacientes a programar una cita y aprovechar las ofertas (Brown & Johnson, 2019).

Estrategias de Ofertas y Descuentos

Descuentos por Primera Visita: Ofrecer un descuento en el primer tratamiento para atraer nuevos pacientes.

Paquetes de Tratamiento: Crear paquetes de tratamiento con descuentos, como limpiezas dentales más blanqueamiento, para incentivar la aceptación de tratamientos múltiples.

Promociones de Temporada: Ofrecer promociones especiales en diferentes épocas del año, como descuentos en blanqueamiento dental antes de las festividades.

4. Correo Directo

El correo directo sigue siendo una estrategia eficaz en el marketing dental, especialmente cuando se combina con segmentación y personalización. Las clínicas pueden enviar cartas, postales y folletos directamente a los hogares de los pacientes potenciales.

Implementación de Correo Directo

Cartas Personalizadas: Enviar cartas que aborden las necesidades específicas de los pacientes y ofrezcan descuentos o promociones especiales.

Folletos Informativos: Incluir información detallada sobre los servicios de la clínica, testimonios de pacientes y fotos de antes y después.

Postales Recordatorias: Enviar postales para recordar a los pacientes sobre citas pendientes o próximas revisiones.

5. Correo Electrónico

El correo electrónico es una herramienta versátil y económica para el marketing directo. Permite una comunicación rápida y eficiente con los pacientes y puede ser altamente personalizado.

Estrategias de Email Marketing

Boletines Informativos: Enviar boletines mensuales con consejos de salud bucal, noticias de la clínica y promociones especiales.

Recordatorios de Citas: Enviar recordatorios automáticos de citas próximas y seguimientos post-tratamiento.

Campañas de Reactivación: Enviar correos electrónicos a pacientes inactivos con ofertas especiales para reactivar su interés en la clínica.

6. Llamadas Telefónicas

Las llamadas telefónicas pueden ser efectivas para establecer una conexión personal y directa con los pacientes. Esta estrategia es particularmente útil para recordatorios de citas y seguimientos post-tratamiento.

Implementación de Llamadas Telefónicas

Recordatorios de Citas: Llamar a los pacientes para recordarles sus próximas citas y confirmar su asistencia.

Seguimientos Post-Tratamiento: Llamar a los pacientes después de un tratamiento para asegurarse de que están satisfechos y no tienen preguntas o preocupaciones.

Encuestas de Satisfacción: Realizar encuestas telefónicas para obtener feedback sobre la experiencia del paciente y mejorar los servicios de la clínica.

Caso de Estudio: Campaña de Correo Directo Exitosa

Un caso de estudio relevante es el de una clínica dental que lanzó una campaña de correo directo dirigida a pacientes potenciales en un radio de proximidad cercano a la clínica. La campaña incluyó una carta personalizada que destacaba los servicios y beneficios exclusivos de la clínica, así como una oferta especial de descuento en el primer tratamiento dental. Como resultado de la campaña, la clínica experimentó un aumento significativo en las consultas y la adquisición de nuevos pacientes.

Detalles del Caso de Estudio

Objetivo de la Campaña: Atraer nuevos pacientes residentes en el área de servicio de la clínica.

Estrategias Utilizadas: Envío de cartas personalizadas y folletos informativos con descuentos especiales.

Resultados Obtenidos: Aumento significativo en las consultas y en la captación de nuevos pacientes.

Análisis del Caso de Estudio

Segmentación Efectiva: La segmentación geográfica permitió dirigir la campaña a los residentes locales, aumentando la relevancia del mensaje.

Personalización del Mensaje: Las cartas personalizadas ayudaron a establecer una conexión personal con los destinatarios, aumentando la tasa de respuesta.

Oferta Atractiva: El descuento especial en el primer tratamiento incentivó a los nuevos pacientes a probar los servicios de la clínica.

El marketing directo es una estrategia efectiva para promover los servicios dentales y aumentar la base de pacientes de una clínica dental. Al segmentar la audiencia, personalizar los mensajes y ofrecer ofertas especiales y descuentos atractivos, las clínicas dentales pueden mejorar la respuesta de los pacientes y generar resultados positivos para su práctica. La implementación de estas estrategias, respaldada por un seguimiento y análisis adecuados, asegura el éxito continuo y el crecimiento de la práctica dental.

- ***Promociones y ofertas especiales***

Las promociones y ofertas especiales son herramientas altamente efectivas en el arsenal de marketing de una clínica dental. Estas estrategias no solo son fundamentales para atraer nuevos pacientes, sino que también fomentan la lealtad de los pacientes existentes y aumentan los ingresos de la clínica. En este análisis detallado, exploraremos en profundidad las estrategias de promociones y ofertas especiales en el campo de la odontología, examinaremos su impacto en la generación de pacientes y analizaremos casos de estudio relevantes respaldados por la literatura especializada en marketing y odontología.

Importancia de las Promociones y Ofertas Especiales en Odontología

Las promociones y ofertas especiales juegan un papel crucial en la estrategia de marketing de una clínica dental al proporcionar incentivos atractivos para que los pacientes programen citas y aprovechen los servicios ofrecidos. Estas estrategias no solo ayudan a aumentar la visibilidad de la clínica en el mercado, sino que también fomentan la lealtad del paciente y generan ingresos adicionales para la práctica (Brown & Robinson, 2021). Además, pueden diferenciar a la clínica de sus competidores al ofrecer valor adicional a los pacientes, lo que es esencial en un mercado competitivo.

Estrategias Efectivas de Promociones y Ofertas Especiales

1. Descuentos en Tratamientos Dentales

Ofrecer descuentos en tratamientos dentales es una estrategia efectiva para atraer nuevos pacientes y fomentar la retención de los existentes. Las clínicas dentales pueden ofrecer descuentos especiales en procedimientos populares, como limpiezas dentales, blanqueamiento dental o tratamientos de ortodoncia, para incentivar a los pacientes a programar una cita (Jones & Smith, 2020). Estos descuentos pueden ser porcentuales o en forma de tarjetas de regalo o créditos para futuros tratamientos.

Implementación de Descuentos

- **Descuentos Porcentuales**: Ofrecer un porcentaje de descuento en determinados tratamientos, como un 20% de descuento en limpiezas dentales durante un mes específico.

- **Tarjetas de Regalo**: Proporcionar tarjetas de regalo que los pacientes pueden usar en futuros tratamientos o regalar a familiares y amigos.

- **Paquetes de Tratamiento**: Crear paquetes de tratamiento con descuentos, como un paquete de blanqueamiento dental más una limpieza dental a un precio reducido.

2. Promociones por Tiempo Limitado

Las promociones por tiempo limitado son otra estrategia efectiva para generar interés y urgencia en los pacientes. Las clínicas dentales pueden ofrecer promociones especiales durante períodos específicos, como meses temáticos (por ejemplo, el Mes de la Salud Dental) o días festivos (como el Día del Padre o el Día de la Madre) para aprovechar la atención del público y aumentar la participación (Smith & Harris, 2020). Estas promociones pueden incluir descuentos adicionales, servicios gratuitos o regalos exclusivos para los pacientes que programen citas durante el período promocional.

Estrategias de Promociones por Tiempo Limitado

- **Mes de la Salud Dental**: Ofrecer un descuento del 15% en todos los tratamientos dentales durante el mes de la salud dental.

- **Días Festivos**: Ofrecer promociones especiales para el Día de la Madre o el Día del Padre, como un blanqueamiento dental gratuito con cualquier limpieza dental realizada durante ese mes.

- **Promociones Estacionales**: Aprovechar las estaciones del año, como verano o invierno, para ofrecer descuentos en tratamientos específicos, como protectores bucales para deportes en verano.

3. Programas de Referidos

Implementar programas de referidos es una estrategia efectiva para aprovechar la red de pacientes existentes y generar nuevas referencias. Las clínicas dentales pueden incentivar a los pacientes a referir a amigos y familiares ofreciendo descuentos especiales o créditos en los servicios dentales por cada nueva referencia exitosa (Brown & Johnson, 2019). Esto no solo aumenta la base de pacientes de la clínica, sino que también fortalece las relaciones con los pacientes existentes al reconocer y recompensar su lealtad.

Implementación de Programas de Referidos

- **Descuentos por Referido**: Ofrecer un descuento del 10% en el próximo tratamiento por cada nuevo paciente referido.
- **Créditos en Servicios**: Proporcionar créditos que los pacientes pueden usar para futuros tratamientos por cada referencia exitosa.
- **Regalos Exclusivos**: Ofrecer regalos exclusivos, como kits de cuidado dental, a los pacientes que refieran a nuevos pacientes.

Caso de Estudio: Promoción de Blanqueamiento Dental

Un caso de estudio relevante es el de una clínica dental que lanzó una promoción de blanqueamiento dental por tiempo limitado para celebrar el Mes de la Salud Dental. Durante el mes de la promoción, la clínica ofreció descuentos especiales en tratamientos de blanqueamiento dental y regaló kits de cuidado dental a los pacientes que programaron citas. Como resultado de la promoción, la clínica experimentó un aumento significativo en las consultas y las ventas de tratamientos de blanqueamiento dental.

Detalles del Caso de Estudio

- **Objetivo de la Campaña**: Aumentar las consultas y las ventas de tratamientos de blanqueamiento dental.

- **Estrategias Utilizadas**: Descuentos especiales en tratamientos de blanqueamiento dental y regalos de kits de cuidado dental.

- **Resultados Obtenidos**: Incremento significativo en las consultas y ventas de tratamientos de blanqueamiento dental.

Análisis del Caso de Estudio

- **Estrategia de Descuento**: El descuento especial en tratamientos de blanqueamiento dental atrajo a muchos pacientes nuevos y actuales.

- **Incentivo Adicional**: Los kits de cuidado dental gratuitos ofrecieron un valor adicional, incentivando a más pacientes a aprovechar la promoción.

- **Promoción por Tiempo Limitado**: La promoción limitada al Mes de la Salud Dental creó una sensación de urgencia, lo que aumentó la participación.

4. Promociones Combinadas

Las promociones combinadas pueden incluir una mezcla de descuentos en varios tratamientos, paquetes de servicios o una combinación de productos y servicios. Este enfoque puede atraer a pacientes interesados en múltiples servicios y maximizar el valor percibido.

Estrategias de Promociones Combinadas

- **Paquetes de Servicios**: Ofrecer un paquete que incluya limpieza dental, revisión y blanqueamiento a un precio reducido.

- **Productos y Servicios**: Combinar productos de cuidado dental con servicios, como un cepillo de dientes eléctrico gratuito con la compra de un tratamiento de ortodoncia.

- **Descuentos Escalonados**: Ofrecer descuentos adicionales cuando los pacientes compren más de un servicio o tratamiento, como un 10% de descuento en una limpieza dental y un 15% en una revisión si se compran juntos.

5. Tarjetas de Lealtad

Las tarjetas de lealtad recompensan a los pacientes por su fidelidad a la clínica dental. Estas tarjetas pueden ofrecer descuentos en tratamientos futuros, servicios gratuitos o productos de cuidado dental después de un cierto número de visitas.

Implementación de Tarjetas de Lealtad

- **Acumulación de Puntos**: Permitir a los pacientes acumular puntos por cada visita o tratamiento, que luego pueden canjear por descuentos o servicios gratuitos.

- **Descuentos por Lealtad**: Ofrecer un descuento especial a los pacientes que han visitado la clínica un número determinado de veces.

- **Regalos de Lealtad**: Proporcionar regalos de cuidado dental, como pastas dentales premium o enjuagues bucales, a los pacientes leales.

6. Eventos Especiales y Jornadas de Puertas Abiertas

Organizar eventos especiales y jornadas de puertas abiertas puede atraer a nuevos pacientes y proporcionar una oportunidad para que los pacientes existentes conozcan mejor los servicios de la clínica.

Estrategias para Eventos Especiales

- **Jornadas de Puertas Abiertas**: Invitar a la comunidad a visitar la clínica, conocer al equipo dental y aprender sobre los servicios ofrecidos.

- **Charlas Educativas**: Ofrecer charlas sobre salud bucal y prevención de enfermedades dentales durante los eventos.

- **Descuentos en Eventos**: Ofrecer descuentos especiales o promociones solo durante el evento para incentivar la participación y las reservas de citas.

Medición del Impacto de las Promociones y Ofertas Especiales

Para evaluar la efectividad de las promociones y ofertas especiales, es crucial medir el impacto de estas estrategias en la generación de leads y la retención de pacientes.

Métricas Clave

- **Tasa de Conversión**: Medir el porcentaje de pacientes potenciales que se convierten en pacientes reales como resultado de las promociones.

- **ROI (Retorno de Inversión)**: Evaluar el retorno de la inversión en las promociones en términos de ingresos generados.

- **Tasa de Retención de Pacientes**: Medir la cantidad de pacientes que vuelven para tratamientos adicionales después de aprovechar una promoción.

- **Satisfacción del Paciente**: Recoger feedback de los pacientes sobre su experiencia con las promociones para identificar áreas de mejora.

Las promociones y ofertas especiales son estrategias efectivas para atraer nuevos pacientes, fomentar la lealtad del paciente y aumentar los ingresos de una clínica dental. Al ofrecer descuentos en tratamientos dentales, promociones por tiempo limitado, programas de referidos, promociones combinadas, tarjetas de lealtad y eventos especiales, las clínicas dentales pueden destacarse en el mercado y generar resultados positivos para su práctica. La implementación de estas estrategias debe estar respaldada por un seguimiento y análisis adecuados para asegurar el éxito continuo y el crecimiento de la clínica dental.

Capítulo 11: Patrocinio y Participación Comunitaria

- *Oportunidades de patrocinio local*

El patrocinio y la participación comunitaria son pilares fundamentales en el marketing odontológico, ya que permiten a las clínicas dentales establecer relaciones sólidas con la comunidad local, mejorar su visibilidad y reforzar su reputación. A través de estas estrategias, las clínicas pueden demostrar su compromiso con el bienestar de los residentes locales y diferenciarse en un mercado competitivo. Este análisis exhaustivo explora en detalle las estrategias de patrocinio y participación comunitaria, su impacto en la percepción de la marca y casos de estudio relevantes respaldados por la literatura especializada en marketing y odontología.

Importancia del Patrocinio y la Participación Comunitaria en Odontología

El patrocinio y la participación comunitaria son esenciales en el marketing odontológico porque permiten a las clínicas dentales establecer una conexión significativa con la comunidad y demostrar su compromiso con el bienestar de los residentes (Brown & Robinson, 2021). Estas actividades no solo aumentan la visibilidad de la clínica, sino que también fortalecen su reputación y crean una imagen positiva que puede atraer a nuevos pacientes y fidelizar a los existentes.

Estrategias Efectivas de Patrocinio y Participación Comunitaria

1. Identificación de Oportunidades de Patrocinio Local

La identificación de oportunidades de patrocinio local es el primer paso para involucrarse de manera efectiva con la comunidad. Las clínicas dentales pueden participar en una variedad de eventos, tales como:

- **Eventos Deportivos**: Patrocinar equipos locales de fútbol, béisbol o eventos deportivos como carreras benéficas y torneos de golf.

- **Eventos Culturales y Educativos**: Apoyar ferias de salud, festivales culturales, exposiciones escolares y programas educativos.

- **Eventos de Caridad**: Colaborar con organizaciones benéficas locales en eventos de recaudación de fondos y campañas de donación.

Al asociarse con eventos y organizaciones relevantes, las clínicas dentales pueden aumentar su visibilidad y demostrar su compromiso con el bienestar de la comunidad (Jones & Smith, 2020).

Ejemplo de Implementación:

Una clínica dental puede patrocinar una carrera benéfica local, proporcionando fondos para la organización del evento, distribuyendo material promocional (como cepillos de dientes y folletos sobre salud oral) y ofreciendo exámenes dentales gratuitos a los participantes. Esta participación no solo mejora la visibilidad de la clínica, sino que también genera buena voluntad en la comunidad.

2. Participación Activa en Eventos Comunitarios

Además del patrocinio, la participación activa en eventos comunitarios permite a las clínicas dentales interactuar directamente con los residentes locales. Algunas actividades pueden incluir:

- **Jornadas de Puertas Abiertas**: Invitar a la comunidad a visitar la clínica, conocer al equipo dental y aprender sobre los servicios ofrecidos.
- **Ferias de Salud Dental**: Organizar ferias donde se ofrezcan exámenes dentales gratuitos, consejos de salud bucal y demostraciones de procedimientos dentales.
- **Charlas Educativas**: Realizar presentaciones en escuelas, centros comunitarios y organizaciones locales sobre la importancia de la salud bucal y la prevención de enfermedades dentales.

Estas actividades no solo educan a la comunidad sobre la importancia de la salud dental, sino que también permiten establecer relaciones sólidas con los residentes locales (Smith & Harris, 2020).

Ejemplo de Implementación:

Una clínica dental puede organizar una feria de salud dental en colaboración con una escuela local, ofreciendo exámenes dentales gratuitos a los estudiantes, distribuyendo kits de higiene bucal y proporcionando información educativa a los padres. Este tipo de evento puede aumentar significativamente la visibilidad de la clínica y fortalecer su reputación como un proveedor de atención dental de calidad.

3. Colaboración con Organizaciones Comunitarias

Colaborar con organizaciones comunitarias es una estrategia efectiva para brindar servicios dentales a personas necesitadas y demostrar el compromiso social de la clínica. Las clínicas dentales pueden trabajar con:

- **Bancos de Alimentos**: Proporcionar servicios dentales gratuitos o con descuento a las personas que utilizan los servicios del banco de alimentos.

- **Refugios para Personas sin Hogar**: Ofrecer exámenes dentales gratuitos y tratamientos básicos a los residentes de refugios.

- **Programas de Asistencia Social**: Colaborar con programas locales para proporcionar atención dental a familias de bajos ingresos.

Esta colaboración no solo beneficia a quienes reciben los servicios, sino que también mejora la reputación de la clínica en la comunidad y puede generar cobertura mediática positiva (Brown & Johnson, 2019).

Ejemplo de Implementación:

Una clínica dental puede asociarse con un banco de alimentos local para ofrecer exámenes dentales gratuitos durante ciertos días del mes. Al promover esta colaboración en medios locales y redes sociales, la clínica puede aumentar su visibilidad y reforzar su imagen como un miembro activo y comprometido de la comunidad.

Caso de Estudio: Patrocinio de Evento Deportivo Local

Un caso de estudio relevante es el de una clínica dental que patrocinó un evento deportivo local, como una carrera benéfica o un torneo de golf. La clínica proporcionó fondos para el evento y distribuyó material promocional a los participantes, como cepillos de dientes, pasta dental y folletos informativos sobre salud oral. Además, el personal de la clínica ofreció exámenes dentales gratuitos y consejos de salud dental durante el evento. Como resultado del patrocinio, la clínica experimentó un aumento en la visibilidad y el reconocimiento de marca en la comunidad.

Detalles del Caso de Estudio:

- **Objetivo del Patrocinio**: Aumentar la visibilidad y el reconocimiento de marca de la clínica dental en la comunidad local.

- **Estrategias Utilizadas**: Provisión de fondos para el evento, distribución de material promocional, oferta de exámenes dentales gratuitos y consejos de salud dental.

- **Resultados Obtenidos**: Incremento significativo en la visibilidad y el reconocimiento de marca de la clínica, mayor participación comunitaria y generación de buena voluntad en la comunidad.

Análisis del Caso de Estudio

El éxito del patrocinio de este evento deportivo local puede atribuirse a varias estrategias clave:

- **Provisión de Fondos**: Al proporcionar fondos para el evento, la clínica demostró su compromiso con la comunidad y facilitó la organización del evento.

- **Material Promocional**: La distribución de cepillos de dientes, pasta dental y folletos informativos ayudó a promover la salud oral y aumentó la visibilidad de la clínica.

- **Exámenes Dentales Gratuitos**: La oferta de exámenes dentales gratuitos atrajo a muchos participantes y permitió a la clínica demostrar su experiencia y calidad de atención.

- **Consejos de Salud Dental**: Proporcionar consejos de salud dental durante el evento ayudó a educar a la comunidad y estableció a la clínica como una fuente confiable de información dental.

Mejores Prácticas en Patrocinio y Participación Comunitaria

1. Identificación de Oportunidades de Participación

Es crucial identificar oportunidades de participación que estén alineadas con los valores y la misión de la clínica dental. Seleccionar eventos y actividades relevantes y significativas para la comunidad permite maximizar el impacto de los esfuerzos de relaciones públicas y marketing (Johnson & Wilson, 2020).

2. Colaboración con Organizaciones y Asociaciones Locales

La colaboración con organizaciones y asociaciones locales, como cámaras de comercio, clubes cívicos y grupos de voluntariado, es fundamental para establecer conexiones significativas en la comunidad. Estas asociaciones pueden mejorar la credibilidad de la clínica y expandir su red de contactos locales (Smith & Davis, 2018).

3. Seguimiento y Evaluación de Resultados

Realizar un seguimiento y evaluar los resultados de las actividades de patrocinio y participación comunitaria es esencial para determinar su efectividad y hacer ajustes según sea necesario. Monitorear la cobertura mediática, medir la participación del público y recopilar comentarios de la comunidad puede ayudar a mejorar continuamente las estrategias de relaciones públicas locales (Brown & Smith, 2019).

Conclusión

El patrocinio y la participación comunitaria son estrategias efectivas para mejorar la visibilidad y la reputación de una clínica dental en la comunidad local. Al identificar oportunidades de patrocinio, participar activamente en eventos comunitarios y colaborar con organizaciones locales, las clínicas dentales pueden establecer relaciones sólidas con la comunidad y diferenciarse en el mercado. Estas actividades no solo aumentan la visibilidad de la clínica, sino que también fortalecen su reputación y crean una imagen positiva que puede atraer a nuevos pacientes y fidelizar a los existentes.

- ***Iniciativas de responsabilidad social corporative***

En el competitivo campo de la odontología, las iniciativas de responsabilidad social corporativa (RSC) no solo contribuyen a la comunidad, sino que también mejoran la percepción y la reputación de una clínica dental. La RSC en el ámbito odontológico implica la implementación de prácticas éticas y sostenibles que beneficien tanto a la comunidad local como al medio ambiente. Este análisis detallado explora las iniciativas de RSC en odontología, su impacto en la percepción de la marca y la comunidad, y las estrategias efectivas respaldadas por la literatura especializada en marketing y responsabilidad social corporativa.

Importancia de la Responsabilidad Social Corporativa en Odontología

La responsabilidad social corporativa se refiere al compromiso de una empresa con el bienestar social, económico y ambiental de la comunidad en la que opera (Carroll, 2016). En el contexto de la odontología, las clínicas dentales tienen la responsabilidad de no solo proporcionar servicios de atención dental de calidad, sino también de contribuir positivamente al bienestar de la sociedad en su conjunto. Este compromiso puede manifestarse en diversas formas, desde la atención dental gratuita para personas necesitadas hasta la implementación de programas de reciclaje de desechos dentales.

Impacto de las Iniciativas de RSC en la Percepción de la Marca

Las iniciativas de RSC pueden tener un impacto significativo en la percepción de la marca por parte de los pacientes y la comunidad en general. Al participar en actividades de RSC, como programas de atención dental gratuita, campañas de concientización sobre la salud oral y programas de reciclaje de desechos dentales, las clínicas dentales pueden mejorar su reputación y ser percibidas como líderes éticos y responsables en la comunidad (Dahlsrud, 2008). Este impacto positivo en la percepción de la marca puede traducirse en una mayor lealtad de los pacientes, una mayor retención y una mayor atracción de nuevos pacientes.

Estrategias Efectivas de Responsabilidad Social Corporativa en Odontología

1. Programas de Atención Dental Gratuita

Ofrecer servicios de atención dental gratuitos o con descuento a personas necesitadas es una iniciativa efectiva de RSC que puede tener un impacto positivo en la comunidad. Las clínicas dentales pueden asociarse con organizaciones benéficas locales, como bancos de alimentos o refugios para personas sin hogar, para proporcionar servicios dentales básicos a aquellos que no pueden pagarlos. Este tipo de programas no solo beneficia a las personas necesitadas, sino que también mejora la imagen y la reputación de la clínica en la comunidad (McWilliams & Siegel, 2001).

Implementación de Programas de Atención Dental Gratuita

- **Asociaciones con Organizaciones Benéficas**: Colaborar con bancos de alimentos, refugios y otras organizaciones benéficas para identificar a las personas que necesitan servicios dentales.

- **Jornadas de Atención Dental Gratuita**: Organizar jornadas específicas donde se ofrezcan exámenes dentales, limpiezas y tratamientos básicos sin costo.

- **Promoción del Programa**: Utilizar redes sociales, medios locales y colaboraciones con organizaciones benéficas para promocionar el programa y atraer a los beneficiarios.

2. Campañas de Concientización sobre la Salud Oral

Organizar campañas de concientización sobre la salud oral en escuelas locales y centros comunitarios es otra estrategia efectiva de RSC. Estas campañas pueden incluir charlas educativas, demostraciones de cepillado y distribución de material educativo sobre la importancia de la salud dental y la prevención de enfermedades bucales. Al educar a la comunidad sobre la salud oral, las clínicas dentales pueden promover hábitos saludables y prevenir problemas dentales futuros (Carroll & Shabana, 2010).

Implementación de Campañas de Concientización sobre la Salud Oral

- **Charlas Educativas en Escuelas**: Organizar visitas a escuelas locales para impartir charlas sobre la importancia de la higiene bucal y las prácticas de cuidado dental.

- **Material Educativo**: Distribuir folletos, posters y kits de higiene dental que incluyan cepillos de dientes y pasta dental.

- **Eventos Comunitarios**: Participar en ferias de salud y otros eventos comunitarios para realizar demostraciones de cepillado y proporcionar información sobre salud dental.

3. Programas de Reciclaje de Desechos Dentales

Implementar programas de reciclaje de desechos dentales es una forma efectiva de reducir el impacto ambiental de la práctica dental y demostrar un compromiso con la sostenibilidad. Las clínicas dentales pueden establecer sistemas de reciclaje para materiales dentales, como amalgamas, radiografías y envases de productos dentales, y educar a su personal y pacientes sobre la importancia del reciclaje en la conservación del medio ambiente (Crane et al., 2007).

Implementación de Programas de Reciclaje de Desechos Dentales

- **Sistemas de Reciclaje**: Establecer contenedores específicos para el reciclaje de amalgamas, radiografías y otros materiales dentales.

- **Educación y Capacitación**: Capacitar al personal y educar a los pacientes sobre la importancia del reciclaje y cómo pueden contribuir.

- **Colaboración con Proveedores**: Trabajar con proveedores de productos dentales para implementar prácticas de reciclaje y reducir el uso de materiales no reciclables.

Caso de Estudio: Programa de Atención Dental Gratuita

Un caso de estudio relevante es el de una clínica dental que lanzó un programa de atención dental gratuita para personas sin seguro dental. La clínica ofreció exámenes dentales, limpiezas y tratamientos básicos de forma gratuita durante un día designado. Se promocionó el evento a través de redes sociales, medios locales y colaboraciones con organizaciones benéficas locales. Como resultado, la clínica recibió una gran cantidad de atención mediática positiva y fortaleció su reputación como un proveedor de atención dental compasivo y ético en la comunidad.

Detalles del Caso de Estudio

- **Objetivo del Programa**: Proporcionar atención dental gratuita a personas sin seguro dental y mejorar la reputación de la clínica.

- **Estrategias Utilizadas**: Asociación con organizaciones benéficas, promoción del evento en redes sociales y medios locales, oferta de servicios dentales gratuitos.

- **Resultados Obtenidos**: Aumento significativo en la visibilidad y la reputación de la clínica, mayor atención mediática y fortalecimiento de la relación con la comunidad.

Análisis del Caso de Estudio

El éxito del programa de atención dental gratuita puede atribuirse a varias estrategias clave:

- **Asociación con Organizaciones Benéficas**: La colaboración con organizaciones benéficas locales ayudó a identificar a los beneficiarios y a promover el evento de manera efectiva.

- **Promoción Efectiva**: Utilizar redes sociales y medios locales para promocionar el evento garantizó una amplia difusión y atrajo a un gran número de beneficiarios.

- **Servicios Gratuitos de Alta Calidad**: Proporcionar servicios dentales de alta calidad de forma gratuita demostró el compromiso de la clínica con el bienestar de la comunidad y mejoró su reputación.

Mejores Prácticas en Responsabilidad Social Corporativa

1. Identificación de Necesidades Comunitarias

Es crucial identificar las necesidades específicas de la comunidad para diseñar iniciativas de RSC que sean relevantes y efectivas. Realizar encuestas comunitarias, colaborar con organizaciones locales y participar en foros comunitarios puede ayudar a identificar las áreas donde la clínica puede tener un impacto positivo (Carroll & Shabana, 2010).

2. Colaboración con Socios Estratégicos

Colaborar con socios estratégicos, como organizaciones benéficas, escuelas y autoridades locales, puede mejorar la efectividad de las iniciativas de RSC. Estas colaboraciones pueden proporcionar recursos adicionales, aumentar la visibilidad de las iniciativas y fortalecer la credibilidad de la clínica en la comunidad (Crane et al., 2007).

3. Comunicación y Promoción

Comunicar y promocionar las iniciativas de RSC de manera efectiva es esencial para maximizar su impacto. Utilizar redes sociales, medios locales y boletines informativos para promocionar las actividades de RSC puede aumentar la participación de la comunidad y mejorar la percepción de la clínica (Dahlsrud, 2008).

Las iniciativas de responsabilidad social corporativa son una parte fundamental del enfoque de una clínica dental hacia el marketing y la práctica empresarial ética. Al participar en programas de atención dental gratuita, campañas de concientización sobre la salud oral y programas de reciclaje de desechos dentales, las clínicas dentales pueden mejorar su reputación y contribuir positivamente al bienestar de la comunidad en la que operan. Implementar estas estrategias de manera efectiva y comunicarlas de manera adecuada puede generar un impacto significativo en la percepción de la marca y fortalecer las relaciones con la comunidad.

- ***Construcción de una marca comunitaria***

Construcción de una Marca Comunitaria en Odontología: Estrategias y Beneficios

Introducción

En el competitivo campo de la odontología, la construcción de una marca comunitaria es fundamental para establecer una conexión significativa con la comunidad local y diferenciarse en un mercado cada vez más saturado. Una marca comunitaria fuerte no solo se basa en la imagen visual de una clínica dental, sino también en la percepción y la confianza que la comunidad deposita en ella. Este análisis exhaustivo explora las estrategias para construir una marca comunitaria en el contexto de la odontología, examina los beneficios de esta aproximación y presenta ejemplos y casos de estudio respaldados por la literatura especializada en marketing y odontología.

Importancia de la Marca Comunitaria en Odontología

La marca de una clínica dental va más allá de su logo o nombre; abarca la percepción que la comunidad tiene de ella. Una marca comunitaria sólida implica una presencia activa y positiva en la comunidad local, ganando la confianza y lealtad de los residentes, y demostrando un compromiso con su bienestar (Keller, 2003). Este enfoque no solo ayuda a diferenciar la clínica de la competencia, sino que también fortalece la relación con los pacientes actuales y potenciales.

Estrategias para Construir una Marca Comunitaria

1. Participación Activa en Eventos Comunitarios

La participación en eventos comunitarios, como ferias locales, festivales y actividades benéficas, es una forma efectiva de construir una marca comunitaria. Las clínicas dentales pueden patrocinar eventos, ofrecer servicios gratuitos de salud oral y participar en actividades de voluntariado para mostrar su compromiso con la comunidad y establecer relaciones sólidas con los residentes (Aaker, 1996).

Ejemplos de Participación en Eventos Comunitarios:

- **Ferias de Salud:** Organizar o participar en ferias de salud locales para proporcionar exámenes dentales gratuitos y asesoramiento sobre salud oral.

- **Eventos Culturales y Deportivos:** Patrocinar eventos culturales y deportivos, distribuyendo material promocional y ofreciendo servicios gratuitos durante los eventos.

- **Actividades de Voluntariado:** Involucrarse en actividades de voluntariado, como limpiezas comunitarias o campañas de recaudación de fondos para causas locales.

2. Colaboración con Organizaciones Locales

Colaborar con organizaciones locales, como escuelas, bibliotecas y centros comunitarios, es otra estrategia efectiva para construir una marca comunitaria. Las clínicas dentales pueden ofrecer charlas educativas sobre salud oral, patrocinar programas educativos y participar en actividades de recaudación de fondos para demostrar su compromiso con la educación y el bienestar de la comunidad (Fombrun & Van Riel, 2004).

Ejemplos de Colaboración con Organizaciones Locales:

- **Charlas Educativas:** Organizar charlas en escuelas y bibliotecas sobre la importancia de la salud oral y las prácticas de higiene dental.

- **Programas Educativos:** Patrocinar programas educativos que promuevan la salud oral entre los niños y adolescentes.

- **Actividades de Recaudación de Fondos:** Colaborar con organizaciones locales en actividades de recaudación de fondos para apoyar programas comunitarios de salud y bienestar.

3. Promoción de la Salud Oral en la Comunidad

La promoción de la salud oral en la comunidad es una forma poderosa de construir una marca comunitaria positiva. Las clínicas dentales pueden ofrecer exámenes dentales gratuitos, programas de prevención de caries y campañas de concientización sobre la importancia de la salud dental en escuelas, centros de cuidado infantil y hogares de ancianos. Al educar a la comunidad sobre la salud oral, las clínicas dentales pueden fortalecer su reputación como líderes en el cuidado dental preventivo (Kotler & Keller, 2016).

Ejemplos de Promoción de la Salud Oral:

- **Exámenes Dentales Gratuitos:** Ofrecer exámenes dentales gratuitos en ferias de salud y otros eventos comunitarios.

- **Programas de Prevención de Caries:** Implementar programas de prevención de caries en escuelas y centros de cuidado infantil.

- **Campañas de Concientización:** Lanzar campañas de concientización sobre la salud oral en colaboración con medios locales y organizaciones comunitarias.

Beneficios de una Marca Comunitaria

1. Diferenciación en el Mercado

Construir una marca comunitaria sólida permite a las clínicas dentales diferenciarse en un mercado saturado. Al establecer una presencia activa y positiva en la comunidad, las clínicas dentales pueden destacarse entre la competencia y atraer a pacientes que valoran el compromiso social y comunitario (Kapferer, 2012).

2. Fidelización de Pacientes

Una marca comunitaria sólida puede generar lealtad entre los pacientes locales. Al demostrar un compromiso genuino con el bienestar de la comunidad, las clínicas dentales pueden ganarse la confianza de los residentes y convertirlos en pacientes leales a largo plazo (Keller & Lehmann, 2006).

3. Impacto Positivo en la Reputación

Una marca comunitaria positiva puede mejorar la reputación de una clínica dental en la comunidad y más allá. Al participar en actividades de responsabilidad social corporativa (RSC), como eventos comunitarios y programas de salud oral, las clínicas dentales pueden generar cobertura mediática positiva y mejorar su imagen pública (Kapferer & Bastien, 2009).

Caso de Estudio: Clínica Dental Local

Un caso de estudio relevante es el de una clínica dental local que se involucró activamente en la comunidad. La clínica patrocinó eventos locales, ofreció servicios gratuitos de salud oral y colaboró con escuelas y organizaciones benéficas locales. Como resultado, la clínica ganó una reputación sólida como una parte integral de la comunidad y experimentó un aumento en la lealtad de los pacientes y la demanda de sus servicios.

Detalles del Caso de Estudio

- **Objetivo del Programa:** Fortalecer la relación con la comunidad local y mejorar la reputación de la clínica.

- **Estrategias Utilizadas:** Patrocinio de eventos, servicios gratuitos de salud oral, colaboración con escuelas y organizaciones benéficas.

- **Resultados Obtenidos:** Aumento significativo en la lealtad de los pacientes, mayor demanda de servicios y cobertura mediática positiva.

Análisis del Caso de Estudio

El éxito de la clínica dental puede atribuirse a varias estrategias clave:

- **Participación Activa en la Comunidad:** La clínica se involucró activamente en eventos comunitarios, mostrando su compromiso con el bienestar local.

- **Colaboración con Organizaciones Locales:** La colaboración con escuelas y organizaciones benéficas fortaleció la reputación de la clínica y amplió su alcance.

- **Promoción de la Salud Oral:** Ofrecer servicios gratuitos y programas educativos demostró el liderazgo de la clínica en el cuidado dental preventivo.

Mejores Prácticas en la Construcción de una Marca Comunitaria

1. Identificación de Oportunidades Comunitarias

Es crucial identificar las oportunidades en la comunidad que estén alineadas con los valores y la misión de la clínica dental. Esto puede incluir eventos locales, programas educativos y actividades benéficas que resuenen con la comunidad local (Aaker, 1996).

2. Colaboración Estratégica

Colaborar con organizaciones y líderes comunitarios puede mejorar la efectividad de las iniciativas de construcción de marca comunitaria. Estas colaboraciones pueden proporcionar recursos adicionales, aumentar la visibilidad de las actividades y fortalecer la credibilidad de la clínica en la comunidad (Fombrun & Van Riel, 2004).

3. Comunicación Efectiva

Comunicar las iniciativas de marca comunitaria de manera efectiva es esencial para maximizar su impacto. Utilizar redes sociales, medios locales y boletines informativos para promocionar las actividades de la clínica puede aumentar la participación de la comunidad y mejorar la percepción de la clínica (Kotler & Keller, 2016).

La construcción de una marca comunitaria es esencial para el éxito a largo plazo de una clínica dental. Al participar activamente en la comunidad, colaborar con organizaciones locales y promover la salud oral, las clínicas dentales pueden diferenciarse en el mercado, generar lealtad entre los pacientes y mejorar su reputación en la comunidad. Implementar estas estrategias de manera efectiva y comunicarlas de manera adecuada puede generar un impacto significativo en la percepción de la marca y fortalecer las relaciones con la comunidad.

Parte IV: Gestión y Optimización del Marketing Odontológico

Capítulo 12: Gestión de la Reputación Online

- *Monitoreo y gestión de reseñas*

La gestión de la reputación online se ha convertido en una piedra angular del marketing odontológico en la era digital. La percepción de una clínica dental en línea puede influir significativamente en las decisiones de los pacientes, tanto actuales como potenciales. En este análisis detallado, exploraremos estrategias y herramientas clave para gestionar la reputación online de una clínica dental, la importancia de estas prácticas en la atracción y retención de pacientes, y presentaremos casos de estudio respaldados por la literatura especializada en marketing y gestión de la reputación.

Importancia de la Gestión de la Reputación Online en Odontología

La reputación online de una clínica dental tiene un impacto profundo en la percepción de los pacientes. En la era digital, muchos pacientes confían en las reseñas y la información disponible en internet para tomar decisiones informadas sobre su atención médica, incluida la atención dental (Spencer, 2020). Un estudio de Pew Research Center (2016) reveló que el 77% de los adultos buscan información sobre proveedores de atención médica en línea antes de tomar una decisión. Por lo tanto, gestionar proactivamente la reputación online es esencial para mantener una imagen positiva y atraer nuevos pacientes.

Estrategias para la Gestión de la Reputación Online

1. Monitoreo Continuo de Reseñas

El monitoreo regular de reseñas en plataformas como Google, Yelp y redes sociales es fundamental para estar al tanto de lo que los pacientes dicen sobre la clínica. Responder rápidamente a las reseñas, ya sean positivas o negativas, muestra compromiso con la satisfacción del paciente y puede mitigar el impacto de una crítica negativa (Smith & Taylor, 2019). Las clínicas deben establecer un proceso sistemático para revisar y responder a las reseñas diariamente.

Ejemplo de Estrategia:

- **Asignación de Responsabilidades:** Designar a un miembro del equipo o contratar a un especialista en gestión de la reputación para monitorear y responder a las reseñas.

- **Creación de Protocolos de Respuesta:** Desarrollar guías para responder a reseñas positivas y negativas de manera consistente y profesional.

2. Fomento de Reseñas Positivas

Incentivar a los pacientes satisfechos a dejar reseñas positivas en línea puede mejorar la reputación de la clínica. Esto se puede lograr mediante solicitudes amables al final de cada visita, correos electrónicos de seguimiento o incentivos como descuentos en tratamientos futuros (Cheung & Lee, 2012). Las reseñas positivas no solo aumentan la credibilidad de la clínica, sino que también pueden mejorar su posicionamiento en los resultados de búsqueda.

Ejemplo de Estrategia:

- **Encuestas Post-Tratamiento:** Enviar encuestas de satisfacción después de cada cita y pedir a los pacientes satisfechos que dejen una reseña.
- **Programas de Incentivos:** Ofrecer descuentos o beneficios adicionales a los pacientes que dejen reseñas positivas.

3. Manejo de Reseñas Negativas

Abordar las reseñas negativas de manera profesional y empática es crucial para gestionar la reputación online. Responder con empatía, ofrecer disculpas por cualquier experiencia negativa y proporcionar soluciones para resolver el problema puede ayudar a revertir el impacto de una mala crítica (Liu et al., 2019). Esto demuestra a los demás lectores que la clínica se preocupa por la satisfacción del paciente y está dispuesta a mejorar.

Ejemplo de Estrategia:

- **Respuesta Rápida:** Responder a las reseñas negativas lo antes posible para mostrar que la clínica toma en serio los comentarios.

- **Soluciones Proactivas:** Ofrecer resolver el problema, ya sea reprogramando una cita, proporcionando un reembolso o ofreciendo un descuento en futuros tratamientos.

4. Optimización de Perfiles en Línea

Asegurarse de que los perfiles en línea de la clínica dental estén completos, actualizados y optimizados puede mejorar su visibilidad y credibilidad en línea. Esto incluye la inclusión de información precisa sobre servicios, horarios de atención y ubicación, así como la incorporación de imágenes de alta calidad (Chaffey & Ellis-Chadwick, 2019).

Ejemplo de Estrategia:

- **Información Completa:** Asegurarse de que todas las plataformas tengan información completa y actualizada sobre la clínica.

- **Imágenes Profesionales:** Usar imágenes de alta calidad de la clínica y el equipo para crear una impresión positiva.

Herramientas para la Gestión de la Reputación Online

1. Plataformas de Monitoreo de Reseñas

Existen numerosas herramientas y software diseñados específicamente para monitorear y gestionar reseñas en línea. Estas plataformas permiten a las clínicas dentales centralizar el monitoreo de reseñas, recibir notificaciones en tiempo real y responder fácilmente a las reseñas desde una sola interfaz (Ghose & Ipeirotis, 2011).

Ejemplos de Herramientas:

- **Reputation.com:** Una plataforma integral para monitorear y gestionar reseñas y menciones en línea.

- **Yext:** Ayuda a las empresas a gestionar la información en línea y las reseñas en múltiples plataformas.

2. Software de Gestión de Redes Sociales

El uso de software de gestión de redes sociales puede facilitar la gestión de la reputación online al permitir a las clínicas dentales programar publicaciones, monitorear menciones y comentarios, y analizar el rendimiento de sus perfiles en redes sociales (Barker & Roberts, 2012).

Ejemplos de Herramientas:

- **Hootsuite:** Una herramienta popular para gestionar y programar publicaciones en redes sociales.
- **Buffer:** Facilita la programación y el análisis de publicaciones en redes sociales.

3. Herramientas de Análisis de Sentimientos

Las herramientas de análisis de sentimientos utilizan algoritmos avanzados para analizar el tono y el contenido de las reseñas en línea. Esto puede proporcionar a las clínicas dentales información valiosa sobre la percepción de los pacientes y áreas de mejora (Huang & Fong, 2018).

Ejemplos de Herramientas:

- **Lexalytics:** Ofrece análisis de sentimientos y procesamiento de lenguaje natural.
- **MonkeyLearn:** Proporciona análisis de texto y sentimientos personalizados.

Caso de Estudio: Clínica Dental XYZ

Descripción del Caso

La Clínica Dental XYZ implementó un sistema de gestión de la reputación online para monitorear y responder a las reseñas en línea de manera proactiva. Utilizando herramientas de monitoreo de reseñas y software de gestión de redes sociales, la clínica centralizó el proceso de respuesta y mejoró su presencia en línea.

Estrategias Implementadas

- **Monitoreo Continuo:** La clínica estableció un equipo dedicado a monitorear reseñas y menciones en línea diariamente.

- **Respuesta Rápida y Empática:** Se desarrollaron protocolos para responder rápidamente y de manera empática a todas las reseñas, especialmente las negativas.

- **Fomento de Reseñas Positivas:** Se incentivó a los pacientes satisfechos a dejar reseñas positivas a través de encuestas post-tratamiento y correos electrónicos de seguimiento.

Resultados

- **Mejora en la Reputación Online:** La clínica vio un aumento significativo en las reseñas positivas y una mejora en su calificación general en plataformas como Google y Yelp.

- **Aumento en la Satisfacción del Paciente:** La respuesta proactiva a las reseñas negativas mejoró la percepción de los pacientes y aumentó la satisfacción general.

- **Mayor Atracción de Pacientes Nuevos:** La mejora en la reputación online llevó a un aumento en el número de consultas y nuevos pacientes.

Análisis del Caso de Estudio

El éxito de la Clínica Dental XYZ se puede atribuir a varias estrategias clave:

- **Monitoreo Proactivo:** El monitoreo continuo permitió a la clínica identificar y abordar rápidamente las preocupaciones de los pacientes.

- **Respuesta Profesional y Empática:** Responder de manera empática a las reseñas negativas ayudó a mitigar su impacto y mostró el compromiso de la clínica con la satisfacción del paciente.

- **Incentivos para Reseñas Positivas:** Fomentar reseñas positivas ayudó a mejorar la calificación general de la clínica y a construir una reputación sólida.

La gestión de la reputación online es esencial para el éxito de una clínica dental en la era digital. Al adoptar estrategias proactivas para monitorear y gestionar reseñas en línea, y utilizar herramientas especializadas, las clínicas dentales pueden mantener una imagen positiva, atraer nuevos pacientes y mejorar la satisfacción del paciente. La reputación online no solo afecta la percepción inmediata de la clínica, sino que también tiene un impacto duradero en su crecimiento y éxito a largo plazo.

- ***Estrategias para manejar críticas negativas***

Las críticas negativas representan un desafío significativo para cualquier clínica dental, pero también ofrecen una oportunidad invaluable para mejorar y fortalecer la reputación de la práctica. Este análisis detallado aborda estrategias efectivas para manejar críticas negativas en el marketing odontológico, destacando la importancia de abordarlas de manera adecuada y proporcionando ejemplos respaldados por la literatura especializada en gestión de la reputación y atención al cliente.

Importancia de Manejar Críticas Negativas

La gestión adecuada de críticas negativas es crucial para mantener y mejorar la reputación online de una clínica dental. Las reseñas en línea tienen un impacto significativo en la percepción de los pacientes y pueden influir en sus decisiones sobre dónde recibir atención dental. Ignorar o manejar mal las críticas negativas puede resultar en la pérdida de confianza de los pacientes y la disminución de la base de clientes (Kucukyilmaz & Nadarajah, 2018). Un estudio de BrightLocal (2020) encontró que el 87% de los consumidores leen reseñas en línea para determinar la calidad de una empresa local, lo que subraya la importancia de gestionar activamente la reputación online.

Estrategias Efectivas para Manejar Críticas Negativas

1. Responder de Manera Profesional y Empática

La respuesta profesional y empática a una crítica negativa es fundamental. Mostrar empatía hacia la experiencia del paciente y ofrecer una disculpa sincera demuestra compromiso con la satisfacción del paciente y puede mitigar el impacto negativo de la crítica (Zhang et al., 2016). Una respuesta bien manejada puede transformar una experiencia negativa en una oportunidad para mostrar el compromiso de la clínica con el bienestar del paciente.

Ejemplo de Estrategia:

- **Respuesta Rápida y Personalizada:** Responder a la crítica en un plazo de 24 horas, utilizando el nombre del paciente y reconociendo su experiencia específica.

- **Agradecimiento por el Feedback:** Agradecer al paciente por sus comentarios, independientemente de su naturaleza, y expresar empatía genuina.

2. Abordar el Problema de Manera Constructiva

Abordar el problema de manera constructiva implica proporcionar una explicación clara de las acciones tomadas para resolver el problema y ofrecer soluciones para evitar que vuelva a ocurrir (Park & Kim, 2019). Esta estrategia no solo demuestra responsabilidad, sino que también muestra un compromiso con la mejora continua.

Ejemplo de Estrategia:

- **Describir Acciones Correctivas:** Explicar detalladamente las medidas que se han tomado para corregir la situación y mejorar la experiencia del paciente.

- **Ofrecer Soluciones Concretas:** Proponer soluciones específicas, como una revisión gratuita del tratamiento o un descuento en futuros servicios.

3. Mantener la Calma y la Profesionalidad

Mantener la calma y la profesionalidad es crucial, especialmente en situaciones difíciles o provocativas. Un tono respetuoso y profesional ayuda a evitar conflictos adicionales y refleja madurez y profesionalismo (Lin & Geng, 2020).

Ejemplo de Estrategia:

- **Evitar Respuestas Defensivas:** En lugar de defenderse, reconocer la preocupación del paciente y centrarse en cómo resolverla.

- **Responder en Privado si es Necesario:** Si la situación se intensifica, invitar al paciente a continuar la conversación en privado para resolver el problema de manera más efectiva.

4. Convertir la Experiencia en una Oportunidad de Aprendizaje

Las críticas negativas deben ser vistas como oportunidades de aprendizaje y mejora. Analizar las críticas de manera objetiva puede ayudar a identificar áreas de mejora en el servicio al paciente y llevar a mejoras significativas en la práctica (Lee & Lee, 2019).

Ejemplo de Estrategia:

- **Revisión Interna de Procesos:** Utilizar la crítica como un punto de partida para revisar y mejorar los procesos internos de la clínica.

- **Formación del Personal:** Implementar programas de formación continua para el personal basado en el feedback recibido.

Ejemplos de Estrategias Efectivas

Caso de Estudio: Clínica Dental A

La Clínica Dental A recibió una crítica negativa sobre el tiempo de espera en la recepción. En lugar de ignorar la crítica, el equipo de la clínica respondió rápidamente, ofreció disculpas por la experiencia negativa y explicó que estaban implementando medidas para reducir los tiempos de espera. Esta respuesta demostró compromiso con la satisfacción del paciente y generó una respuesta positiva de otros pacientes en línea.

Caso de Estudio: Clínica Dental B

La Clínica Dental B recibió una crítica negativa sobre la calidad de un tratamiento dental. En lugar de entrar en una discusión, el equipo de la clínica respondió con empatía, ofreció disculpas por la mala experiencia del paciente y ofreció un reembolso completo del tratamiento. Esta respuesta demostró un compromiso genuino con la satisfacción del paciente y ayudó a mitigar el impacto negativo de la crítica.

Herramientas para la Gestión de Críticas Negativas

Plataformas de Monitoreo de Reseñas

Existen numerosas herramientas y software diseñados específicamente para monitorear y gestionar reseñas en línea. Estas plataformas permiten a las clínicas dentales centralizar el monitoreo de reseñas, recibir notificaciones en tiempo real y responder fácilmente a las reseñas desde una sola interfaz (Ghose & Ipeirotis, 2011).

Ejemplos de Herramientas:

- **Reputation.com:** Una plataforma integral para monitorear y gestionar reseñas y menciones en línea.

- **Yext:** Ayuda a las empresas a gestionar la información en línea y las reseñas en múltiples plataformas.

Software de Gestión de Redes Sociales

El uso de software de gestión de redes sociales puede facilitar la gestión de la reputación online al permitir a las clínicas dentales programar publicaciones, monitorear menciones y comentarios, y analizar el rendimiento de sus perfiles en redes sociales (Barker & Roberts, 2012).

Ejemplos de Herramientas:

- **Hootsuite:** Una herramienta popular para gestionar y programar publicaciones en redes sociales.

- **Buffer:** Facilita la programación y el análisis de publicaciones en redes sociales.

Herramientas de Análisis de Sentimientos

Las herramientas de análisis de sentimientos utilizan algoritmos avanzados para analizar el tono y el contenido de las reseñas en línea. Esto puede proporcionar a las clínicas dentales información valiosa sobre la percepción de los pacientes y áreas de mejora (Huang & Fong, 2018).

Ejemplos de Herramientas:

- **Lexalytics:** Ofrece análisis de sentimientos y procesamiento de lenguaje natural.

- **MonkeyLearn:** Proporciona análisis de texto y sentimientos personalizados.

Manejar críticas negativas de manera efectiva es esencial para mantener una reputación positiva y fortalecer la confianza de los pacientes en una clínica dental. Al responder de manera profesional y empática, abordar el problema de manera constructiva, mantener la calma y la profesionalidad, y convertir la experiencia en una oportunidad de aprendizaje, las clínicas dentales pueden convertir las críticas negativas en oportunidades para mejorar y crecer. Una gestión efectiva de la reputación online no solo mejora la percepción inmediata de la clínica, sino que también tiene un impacto duradero en su éxito a largo plazo.

- *Fomento de testimonios y reseñas positivas*

El fomento de testimonios y reseñas positivas es una parte crucial del marketing odontológico en la era digital. En este análisis exhaustivo, exploraremos estrategias efectivas para promover testimonios y reseñas positivas de pacientes, examinaremos la importancia de estas en la construcción de la reputación de una clínica dental y presentaremos ejemplos respaldados por la literatura especializada en marketing y gestión de la reputación.

Importancia del Fomento de Testimonios y Reseñas Positivas

Los testimonios y reseñas positivas son una poderosa herramienta de marketing que pueden influir significativamente en la percepción de los pacientes y su decisión de buscar tratamiento dental en una clínica específica. Los pacientes confían en las experiencias de otros para tomar decisiones informadas sobre su atención médica, incluida la atención dental. Por lo tanto, fomentar testimonios y reseñas positivas es esencial para construir una reputación sólida y atraer nuevos pacientes (Godey et al., 2016).

Estrategias Efectivas para Fomentar Testimonios y Reseñas Positivas

1. Solicitar Testimonios Después de una Experiencia Positiva

Después de una experiencia positiva en la clínica dental, es importante solicitar testimonios a los pacientes satisfechos. Esto se puede hacer mediante correos electrónicos de seguimiento personalizados, llamadas telefónicas de agradecimiento o mensajes de texto amigables. Agradecer a los pacientes por su confianza y solicitar su opinión puede motivarlos a compartir sus experiencias positivas (Berger et al., 2019).

2. Facilitar el Proceso de Dejar Reseñas

Hacer que sea fácil para los pacientes dejar reseñas en plataformas como Google, Yelp y redes sociales puede aumentar la probabilidad de que lo hagan. Proporcionar enlaces directos a las páginas de reseñas en correos electrónicos de seguimiento o en el sitio web de la clínica puede simplificar el proceso y fomentar la participación (Chaffey & Smith, 2017).

3. Ofrecer Incentivos o Recompensas

Ofrecer incentivos o recompensas a los pacientes que dejen testimonios o reseñas positivas puede aumentar la participación. Esto podría incluir descuentos en tratamientos futuros, productos gratuitos o tarjetas de regalo. Sin embargo, es importante asegurarse de que estas prácticas cumplan con las políticas éticas y legales (Sweeney & Soutar, 2001).

4. Compartir Testimonios en Plataformas Digitales

Compartir testimonios positivos en el sitio web de la clínica dental, en redes sociales y en materiales de marketing puede aumentar su visibilidad y credibilidad. Esto puede incluir la creación de una página de testimonios en el sitio web, publicaciones en redes sociales destacando testimonios específicos y la inclusión de testimonios en folletos y correos electrónicos de marketing (Gyulavári & Szabó, 2020).

Ejemplos de Estrategias Efectivas

1. Caso de Estudio: Clínica Dental A

La Clínica Dental A implementó un programa de seguimiento de pacientes que incluía solicitudes de testimonios después de cada visita. Los pacientes recibían un correo electrónico personalizado agradeciendo su visita y solicitando su opinión sobre su experiencia. Esta estrategia resultó en un aumento significativo en el número de testimonios positivos compartidos en línea.

2. Caso de Estudio: Clínica Dental B

La Clínica Dental B ofreció un descuento del 10% en el próximo tratamiento a los pacientes que dejaran una reseña positiva en Google. Esta iniciativa incentivó a los pacientes a dejar reseñas y resultó en un aumento en la calificación y el número de reseñas positivas en línea.

En conclusión, fomentar testimonios y reseñas positivas es fundamental para construir y mantener una reputación sólida en el marketing odontológico. Al implementar estrategias efectivas como solicitar testimonios después de experiencias positivas, facilitar el proceso de dejar reseñas, ofrecer incentivos y compartir testimonios en plataformas digitales, las clínicas dentales pueden aumentar su visibilidad, credibilidad y atracción de nuevos pacientes.

Capítulo 13: Análisis y Métricas en Marketing Odontológico

- *Herramientas de análisis web y de redes sociales*

Optimizando la Estrategia Digital

En el competitivo mundo del marketing odontológico, el análisis y las métricas juegan un papel crucial en la optimización de las estrategias digitales. Este análisis detallado explorará las herramientas de análisis web y redes sociales más relevantes para las clínicas dentales, destacando su importancia, funcionalidades clave y cómo pueden utilizarse para mejorar el rendimiento y la eficacia de las campañas de marketing.

Importancia del Análisis y Métricas en Marketing Odontológico

El análisis y las métricas proporcionan información valiosa sobre el rendimiento de las campañas de marketing, permitiendo a las clínicas dentales tomar decisiones informadas y estratégicas. Desde evaluar la efectividad de las estrategias de SEO hasta medir el compromiso en las redes sociales, estas herramientas brindan una visión detallada del comportamiento de los pacientes y el impacto de las acciones de marketing (Chaffey & Ellis-Chadwick, 2019).

Herramientas de Análisis Web

1. Google Analytics

Google Analytics es una de las herramientas de análisis web más utilizadas y completas disponibles. Permite a las clínicas dentales rastrear el tráfico del sitio web, analizar el comportamiento del usuario, medir conversiones y obtener información detallada sobre el rendimiento del sitio. Con funciones como el seguimiento de eventos y embudos de conversión, proporciona una comprensión profunda del viaje del paciente en línea (Kaushik, 2017).

- **Análisis del tráfico:** Permite conocer el origen del tráfico web, ya sea orgánico, directo, de referencia o de campañas pagadas.

- **Comportamiento del usuario:** Ofrece información sobre cómo los usuarios interactúan con el sitio web, las páginas más visitadas y el tiempo de permanencia en cada página.

- **Conversión y embudos de conversión:** Facilita la configuración de objetivos para rastrear conversiones, como citas programadas o formularios completados, y la identificación de puntos críticos en el proceso de conversión.

2. SEMrush

SEMrush es una plataforma de análisis competitivo que proporciona información sobre el rendimiento SEO, la investigación de palabras clave, el análisis de backlinks y más. Para las clínicas dentales, SEMrush ofrece datos valiosos sobre la posición en los motores de búsqueda, la visibilidad en línea y las estrategias de SEO de la competencia, lo que permite identificar oportunidades de mejora y mantenerse al tanto de las tendencias del mercado (Kumar & Nanda, 2018).

- **Investigación de palabras clave:** Identifica las palabras clave más relevantes para atraer tráfico de calidad al sitio web.
- **Análisis de backlinks:** Evalúa los enlaces entrantes al sitio web para mejorar la autoridad del dominio y la posición en los motores de búsqueda.
- **Auditoría del sitio:** Detecta problemas técnicos y oportunidades de optimización para mejorar el SEO del sitio web.

3. Hotjar

Hotjar es una herramienta de análisis de comportamiento del usuario que ofrece mapas de calor, grabaciones de sesiones y encuestas en línea. Permite a las clínicas dentales visualizar cómo los usuarios interactúan con su sitio web, identificar áreas problemáticas y comprender las preferencias y necesidades de los visitantes. Esta información es invaluable para mejorar la usabilidad y la experiencia del usuario (Baxter, 2018).

- **Mapas de calor:** Muestra las áreas del sitio web donde los usuarios hacen clic, se desplazan y pasan más tiempo.
- **Grabaciones de sesiones:** Permite ver grabaciones de las sesiones de los usuarios

para identificar problemas de navegación y oportunidades de mejora.

- **Encuestas en línea:** Recoge feedback directo de los usuarios para entender sus necesidades y expectativas.

Herramientas de Análisis de Redes Sociales

1. Facebook Insights

Facebook Insights proporciona métricas detalladas sobre el rendimiento de las páginas de Facebook, incluido el alcance, la participación, las acciones y el crecimiento de seguidores. Permite a las clínicas dentales comprender mejor su audiencia, evaluar el impacto de las publicaciones y ajustar su estrategia de contenido para maximizar el compromiso y la interacción (Markezich, 2019).

- **Análisis de publicaciones:** Mide el rendimiento de cada publicación en términos de alcance, interacciones y comentarios.
- **Demografía de la audiencia:** Proporciona información sobre la edad, género y ubicación de los seguidores.
- **Tendencias de crecimiento:** Rastrea el crecimiento de seguidores y la efectividad de las campañas publicitarias.

2. Twitter Analytics

Twitter Analytics ofrece datos sobre el rendimiento de los tweets, incluidas impresiones, clics, retweets y me gusta. Para las clínicas dentales que utilizan Twitter como parte de su estrategia de marketing, esta herramienta proporciona información valiosa sobre la efectividad de los tweets, los intereses de la audiencia y las tendencias en el compromiso (Harris, 2019).

- **Desempeño de los tweets:** Mide el impacto de los tweets en términos de impresiones, clics y retweets.
- **Análisis de la audiencia:** Proporciona datos sobre los intereses y la ubicación de los seguidores.
- **Seguimiento de campañas:** Permite evaluar la efectividad de las campañas de marketing en Twitter.

3. LinkedIn Analytics

LinkedIn Analytics ofrece información sobre el rendimiento de las publicaciones y la audiencia en la plataforma. Permite a las clínicas dentales evaluar el impacto de su contenido, identificar oportunidades de networking y establecer conexiones con profesionales de la industria. Esta herramienta es especialmente útil para clínicas dentales que desean aumentar su presencia y credibilidad en el ámbito profesional (Hess, 2019).

- **Análisis de contenido:** Mide el rendimiento de las publicaciones en términos de visualizaciones, interacciones y compartidos.
- **Perfil de la audiencia:** Proporciona información sobre la industria, cargo y ubicación de los seguidores.

- **Oportunidades de networking:** Identifica conexiones potenciales y oportunidades de colaboración.

Uso Estratégico de las Métricas en Marketing Odontológico

Al utilizar estas herramientas de análisis web y de redes sociales, las clínicas dentales pueden optimizar su estrategia de marketing de varias maneras:

1. Identificar Áreas de Mejora en el Sitio Web y la Experiencia del Usuario

El análisis del comportamiento del usuario en el sitio web permite identificar áreas problemáticas que pueden estar afectando la experiencia del usuario. Herramientas como Hotjar y Google Analytics proporcionan datos valiosos sobre cómo los usuarios interactúan con el sitio, permitiendo realizar ajustes que mejoren la usabilidad y la satisfacción del visitante.

2. Evaluar la Efectividad de las Estrategias de SEO y Ajustarlas Según Sea Necesario

Las herramientas de análisis SEO como SEMrush ayudan a las clínicas dentales a evaluar su posición en los motores de búsqueda y la efectividad de sus estrategias de SEO. Al identificar las palabras clave más efectivas y analizar los backlinks, las clínicas pueden ajustar su estrategia para mejorar su visibilidad en línea.

3. Comprender Mejor a la Audiencia y Adaptar el Contenido para Satisfacer Sus Necesidades

El análisis de las redes sociales proporciona información detallada sobre la audiencia de la clínica dental, incluyendo sus intereses, demografía y comportamiento. Esta información permite adaptar el contenido de marketing para que sea más relevante y atractivo para la audiencia objetivo, aumentando el compromiso y la lealtad.

4. Medir el ROI de las Campañas de Marketing y Asignar Recursos de Manera Más Efectiva

El análisis de las métricas de rendimiento permite a las clínicas dentales medir el retorno de inversión (ROI) de sus campañas de marketing. Herramientas como Google Analytics y las plataformas de redes sociales proporcionan datos detallados sobre el rendimiento de las campañas, permitiendo una asignación más efectiva de los recursos y la optimización de futuras campañas.

En conclusión, el análisis y las métricas desempeñan un papel fundamental en el éxito del marketing odontológico en el mundo digital. Al aprovechar herramientas como Google Analytics, SEMrush, Facebook Insights y Twitter Analytics, las clínicas dentales pueden obtener información valiosa sobre el rendimiento de sus campañas y tomar decisiones estratégicas informadas para mejorar su presencia en línea y atraer nuevos pacientes. La implementación de un enfoque basado en datos no solo mejora la eficiencia de las estrategias de marketing, sino que también garantiza que las clínicas dentales puedan adaptarse rápidamente a los cambios en el comportamiento del consumidor y las tendencias del mercado.

- *Interpretación de datos para la toma de decisiones*

La interpretación de datos es una habilidad esencial en el marketing odontológico moderno, ya que permite a las clínicas dentales tomar decisiones informadas y estratégicas basadas en información cuantitativa y cualitativa. En este análisis detallado, exploraremos la importancia de la interpretación de datos, las principales fuentes de datos en el marketing odontológico y cómo estas pueden utilizarse para optimizar las estrategias de marketing y mejorar la atención al paciente.

La interpretación de datos desempeña un papel fundamental en el éxito del marketing odontológico, ya que proporciona información valiosa sobre el comportamiento de los pacientes, el rendimiento de las campañas y las tendencias del mercado. Al comprender y analizar estos datos, las clínicas dentales pueden identificar oportunidades de mejora, optimizar sus estrategias de marketing y ofrecer una atención más personalizada y efectiva a los pacientes (Chaffey & Ellis-Chadwick, 2019).

Fuentes de Datos en Marketing Odontológico

1. Datos del Sitio Web

Los datos del sitio web, recopilados a través de herramientas como Google Analytics, proporcionan información detallada sobre el tráfico del sitio, el comportamiento del usuario y las conversiones. Estos datos pueden ayudar a las clínicas dentales a comprender qué páginas son más populares, cómo los usuarios interactúan con el sitio y qué acciones llevan a cabo, lo que permite optimizar la usabilidad y la experiencia del usuario (Kaushik, 2017).

- **Análisis del tráfico:** Permite conocer el origen del tráfico web, ya sea orgánico, directo, de referencia o de campañas pagadas.

- **Comportamiento del usuario:** Ofrece información sobre cómo los usuarios interactúan con el sitio web, las páginas más visitadas y el tiempo de permanencia en cada página.

- **Conversión y embudos de conversión:** Facilita la configuración de objetivos para rastrear conversiones, como citas programadas o formularios completados, y la identificación de puntos críticos en el proceso de conversión.

2. Datos de Redes Sociales

Las plataformas de redes sociales como Facebook, Twitter y LinkedIn ofrecen datos analíticos sobre el rendimiento de las publicaciones, el compromiso de la audiencia y la demografía de los seguidores. Estos datos pueden ayudar a las clínicas dentales a evaluar la efectividad de su estrategia de contenido, identificar tendencias en el compromiso de la audiencia y ajustar su enfoque para maximizar el impacto (Markezich, 2019).

- **Análisis de publicaciones:** Mide el rendimiento de cada publicación en términos de alcance, interacciones y comentarios.

- **Demografía de la audiencia:** Proporciona información sobre la edad, género y ubicación de los seguidores.

- **Tendencias de crecimiento:** Rastrea el crecimiento de seguidores y la efectividad de las campañas publicitarias.

3. Datos de Satisfacción del Paciente

Los datos de satisfacción del paciente, recopilados a través de encuestas, comentarios y reseñas en línea, ofrecen información invaluable sobre la experiencia del paciente y la calidad de la atención recibida. Al analizar estos datos, las clínicas dentales pueden identificar áreas de mejora en el servicio al cliente, abordar problemas de manera proactiva y fortalecer las relaciones con los pacientes (Sitzia & Wood, 1997).

- **Encuestas de satisfacción:** Recogen feedback directo de los pacientes sobre su experiencia y nivel de satisfacción con los servicios recibidos.

- **Comentarios y reseñas en línea:** Ofrecen una visión pública de la percepción de los pacientes sobre la clínica y permiten identificar áreas de mejora y oportunidades de crecimiento.

Cómo Interpretar Datos para la Toma de Decisiones

1. Identificar Tendencias y Patrones

Al analizar los datos, es importante buscar tendencias y patrones que puedan ofrecer información sobre el comportamiento del paciente y las oportunidades de mercado. Esto podría incluir identificar picos en el tráfico del sitio web, cambios en el compromiso de la audiencia en las redes sociales o patrones en las reseñas y comentarios de los pacientes.

- **Análisis de tendencias:** Detectar aumentos o disminuciones en el tráfico del sitio web en función de campañas específicas o eventos estacionales.

- **Patrones de comportamiento:** Identificar comportamientos repetitivos de los usuarios en el sitio web y en las redes sociales que puedan influir en las estrategias de contenido y marketing.

2. Evaluar el Rendimiento de las Estrategias de Marketing

Los datos pueden utilizarse para evaluar el rendimiento de las estrategias de marketing y determinar qué tácticas están funcionando mejor y cuáles necesitan ajustes. Por ejemplo, al analizar las conversiones en el sitio web, las clínicas dentales pueden determinar qué canales de marketing están generando el mayor retorno de la inversión y asignar recursos en consecuencia.

- **Métricas de rendimiento:** Analizar métricas clave como el costo por clic (CPC), la tasa de conversión y el retorno de inversión (ROI) para evaluar la efectividad de las campañas de marketing.

- **Optimización de recursos:** Redistribuir el presupuesto de marketing en función de los canales y tácticas que generen los mejores resultados.

3. Tomar Decisiones Informadas

Basándose en la interpretación de datos, las clínicas dentales pueden tomar decisiones informadas y estratégicas para optimizar sus operaciones y mejorar la experiencia del paciente. Esto podría incluir ajustar la estrategia de contenido en las redes sociales, mejorar la navegación del sitio web o implementar programas de fidelización del paciente basados en las preferencias y comentarios recopilados.

- **Estrategias basadas en datos:** Implementar cambios en la estrategia de marketing y operaciones de la clínica basados en el análisis de datos y las neccsidades identificadas.

- **Personalización de la atención:** Utilizar los datos para ofrecer una atención más personalizada y centrada en el paciente, mejorando la satisfacción y la lealtad.

Ejemplo de Interpretación de Datos en Acción

Supongamos que una clínica dental observa un aumento significativo en el tráfico de su sitio web después de lanzar una campaña de marketing en redes sociales. Al analizar los datos de Google Analytics, descubre que la página de servicios de implantes dentales ha experimentado un aumento notable en las visitas y las conversiones. Basándose en esta información, la clínica decide invertir más recursos en la promoción de servicios de implantes dentales y ajustar su estrategia de contenido para satisfacer la demanda creciente.

Paso a Paso de la Interpretación de Datos

1. **Recopilación de datos:** Utilizar Google Analytics para rastrear el tráfico del sitio web y las conversiones.

2. **Análisis de comportamiento:** Identificar qué páginas han experimentado un aumento en las visitas y las conversiones.

3. **Identificación de oportunidades:** Detectar la demanda creciente de servicios de implantes dentales.

4. **Toma de decisiones:** Decidir invertir más recursos en la promoción de servicios de implantes dentales y ajustar la estrategia de contenido para satisfacer la demanda.

En conclusión, la interpretación de datos desempeña un papel fundamental en la toma de decisiones en el marketing odontológico. Al aprovechar fuentes de datos como el sitio web, las redes sociales y la retroalimentación del paciente, las clínicas dentales pueden obtener información valiosa sobre el comportamiento del paciente, evaluar el rendimiento de las estrategias de marketing y tomar decisiones informadas para mejorar la atención al paciente y aumentar la eficacia de sus campañas de marketing.

El uso efectivo de las herramientas de análisis y la interpretación de los datos permite a las clínicas dentales no solo adaptarse a las necesidades cambiantes del mercado, sino también anticiparse a las tendencias y ofrecer una atención más personalizada y efectiva. La implementación de estrategias basadas en datos garantiza que las decisiones se tomen con un enfoque informado y estratégico, lo que resulta en una mejor experiencia

- **ROI (retorno de inversión) en marketing dental**

El retorno de inversión (ROI) es una métrica crucial para evaluar la eficacia y rentabilidad de las estrategias de marketing implementadas por las clínicas dentales. En esta exhaustiva exploración, profundizaremos en la importancia del ROI en el contexto de la odontología, identificaremos las estrategias clave para maximizar el ROI y discutiremos las consideraciones esenciales que las clínicas dentales deben tener en cuenta al calcular y mejorar su ROI.

Importancia del ROI en Marketing Dental

El ROI es una medida fundamental que permite a las clínicas dentales evaluar el rendimiento de sus inversiones en marketing. Al calcular el ROI, las clínicas pueden determinar cuánto están obteniendo de vuelta por cada dólar invertido en sus estrategias de marketing, lo que les permite tomar decisiones informadas sobre dónde asignar sus recursos y cómo optimizar sus campañas para obtener los mejores resultados posibles (Kotler et al., 2016).

¿Qué es el ROI?

El ROI es una métrica financiera que se utiliza para evaluar la eficiencia de una inversión. En el contexto del marketing dental, el ROI mide la cantidad de ingresos generados por cada dólar gastado en marketing. La fórmula básica para calcular el ROI es:

$ROI = \frac{\text{Ingresos Generados} - \text{Costo de la Inversión}}{\text{Costo de la Inversión}} \times 100$

Esta fórmula permite a las clínicas dentales cuantificar el impacto de sus esfuerzos de marketing y compararlos con otras inversiones o campañas.

Importancia del ROI en Odontología

1. **Evaluación de Eficiencia:** El ROI permite a las clínicas dentales evaluar la eficiencia de sus estrategias de marketing y determinar cuáles están generando los mejores resultados en términos de ingresos y crecimiento de la base de pacientes.

2. **Asignación de Recursos:** Con una comprensión clara del ROI, las clínicas pueden asignar sus recursos de manera más efectiva, invirtiendo en las estrategias y canales que ofrecen el mayor retorno.

3. **Justificación del Presupuesto:** El ROI proporciona una base cuantitativa para justificar el presupuesto de marketing y demostrar el valor de las inversiones en marketing a los stakeholders y propietarios de la clínica.

4. **Mejora Continua:** Al monitorear el ROI, las clínicas pueden identificar áreas de mejora y ajustar sus estrategias de marketing para maximizar la rentabilidad.

Estrategias para Maximizar el ROI en Marketing Dental

1. Definir Objetivos Claros y Medibles

El primer paso para maximizar el ROI en marketing dental es establecer objetivos claros y medibles. Las clínicas dentales deben identificar qué esperan lograr con sus estrategias de marketing, ya sea aumentar el número de pacientes nuevos, mejorar la retención de pacientes existentes o aumentar el valor promedio de las transacciones. Al tener objetivos específicos en mente, las clínicas pueden diseñar campañas más efectivas y evaluar con mayor precisión su éxito (Phillips & Phillips, 2016).

Ejemplo de Objetivos Claros

- **Aumentar el número de pacientes nuevos en un 20% en los próximos seis meses.**
- **Incrementar la tasa de retención de pacientes en un 15% en el próximo año.**
- **Aumentar el valor promedio de las transacciones en un 10% mediante la promoción de tratamientos adicionales.**

2. Segmentación de la Audiencia

La segmentación de la audiencia es una estrategia clave para maximizar el ROI en marketing dental. Al comprender las necesidades, preferencias y comportamientos de diferentes segmentos de la audiencia, las clínicas dentales pueden personalizar sus mensajes y ofertas para adaptarse a cada grupo de manera más efectiva. Esto no solo aumenta la relevancia de las campañas de marketing, sino que también mejora la tasa de respuesta y la conversión (Dibb & Simkin, 2017).

Ejemplo de Segmentación

- **Segmentación Demográfica:** Edad, género, ubicación geográfica.

- **Segmentación Psicográfica:** Intereses, estilos de vida, valores.

- **Segmentación Comportamental:** Historial de tratamientos, frecuencia de visitas, preferencias de comunicación.

3. Utilización de Canales de Marketing Rentables

Es importante que las clínicas dentales identifiquen y utilicen los canales de marketing más rentables para maximizar su ROI. Esto puede incluir una combinación de marketing digital (como SEO, publicidad en redes sociales y correo electrónico) y marketing tradicional (como publicidad impresa y eventos locales). Al probar diferentes canales y medir su rendimiento, las clínicas pueden determinar dónde deben concentrar sus esfuerzos para obtener el máximo retorno de inversión (Smith & Taylor, 2019).

Ejemplo de Canales de Marketing Rentables

- **SEO (Search Engine Optimization):** Mejora la visibilidad en motores de búsqueda para atraer tráfico orgánico de calidad.

- **Publicidad en Redes Sociales:** Segmentación precisa y campañas publicitarias específicas para atraer a la audiencia deseada.

- **Correo Electrónico:** Campañas de email marketing para mantener a los pacientes informados y comprometidos.

- **Publicidad Impresa:** Anuncios en revistas locales, folletos y tarjetas de presentación distribuidas en la comunidad.

4. Optimización de la Experiencia del Paciente

La optimización de la experiencia del paciente es fundamental para maximizar el ROI en marketing dental. Desde el primer contacto con la clínica hasta la finalización del tratamiento, cada interacción debe diseñarse para brindar una experiencia excepcional que fomente la lealtad y la satisfacción del paciente. Las clínicas dentales pueden utilizar encuestas de satisfacción, seguimiento post-tratamiento y programas de fidelización para garantizar que cada paciente tenga una experiencia positiva y esté motivado para regresar en el futuro (Reichheld, 2019).

Ejemplo de Optimización de la Experiencia del Paciente

- **Encuestas de Satisfacción:** Recoger feedback de los pacientes para identificar áreas de mejora.

- **Seguimiento Post-Tratamiento:** Llamadas o correos electrónicos para verificar el bienestar del paciente después del tratamiento.

- **Programas de Fidelización:** Ofrecer descuentos o beneficios especiales a los pacientes recurrentes.

Consideraciones para Calcular y Mejorar el ROI

1. Calcular el Costo de Adquisición de Pacientes (CAC)

El CAC es una métrica importante que ayuda a las clínicas dentales a entender cuánto les cuesta adquirir a cada nuevo paciente. Calcular el CAC implica dividir el costo total de marketing por el número de pacientes adquiridos durante un período de tiempo específico. Al monitorear y reducir el CAC, las clínicas pueden mejorar su eficiencia en la adquisición de pacientes y aumentar su ROI (Berkowitz, 2018).

Fórmula del CAC

$$CAC = \frac{\text{Costo Total de Marketing}}{\text{Número de Pacientes Adquiridos}}$$

2. Seguimiento de Conversiones y Retorno de Pacientes

Es crucial que las clínicas dentales realicen un seguimiento de las conversiones y el retorno de pacientes para evaluar con precisión el éxito de sus estrategias de marketing. Esto implica monitorear métricas como el número de citas programadas, tratamientos completados y pacientes recurrentes. Al identificar qué tácticas y campañas generan las mayores conversiones y retenciones, las clínicas pueden ajustar su enfoque para maximizar su ROI a largo plazo (Berghoff & Ward, 2017).

Ejemplo de Métricas Clave

- **Tasa de Conversión:** Proporción de visitantes del sitio web que programan una cita.

- **Tasa de Retención:** Porcentaje de pacientes que regresan para tratamientos adicionales.

- **Valor de Vida del Cliente (CLV):** Valor total generado por un paciente a lo largo de su relación con la clínica.

Conclusiones y Perspectivas Futuras

Resumen de Estrategias

1. **Definir Objetivos Claros y Medibles:** Establecer metas específicas y cuantificables para guiar las estrategias de marketing.

2. **Segmentación de la Audiencia:** Personalizar mensajes y ofertas para diferentes segmentos de la audiencia.

3. **Utilización de Canales de Marketing Rentables:** Identificar y utilizar los canales más efectivos para maximizar el ROI.

4. **Optimización de la Experiencia del Paciente:** Asegurar una experiencia excepcional en cada interacción con la clínica.

5. **Calcular el Costo de Adquisición de Pacientes (CAC):** Monitorear y reducir el CAC para mejorar la eficiencia.

6. **Seguimiento de Conversiones y Retorno de Pacientes:** Evaluar y ajustar estrategias basadas en métricas clave.

Perspectivas Futuras

El marketing dental está en constante evolución, y las clínicas deben adaptarse a las nuevas tendencias y tecnologías para mantenerse competitivas. La inteligencia artificial, el marketing automatizado y el análisis avanzado de datos están transformando la forma en que las clínicas dentales interactúan con sus pacientes y optimizan sus estrategias de marketing. Al adoptar estas tecnologías emergentes y continuar enfocándose en la interpretación de datos y el ROI, las clínicas dentales pueden asegurar un crecimiento sostenible y éxito a largo plazo.

En conclusión, maximizar el ROI en marketing dental es fundamental para el éxito a largo plazo de las clínicas dentales. Al establecer objetivos claros, segmentar la audiencia, utilizar canales de marketing rentables y optimizar la experiencia del paciente, las clínicas pueden mejorar su eficiencia y rentabilidad en el mercado. Al calcular y monitorear métricas clave como el CAC y el retorno de pacientes, las clínicas pueden tomar decisiones informadas para mejorar continuamente su ROI y lograr un crecimiento sostenible en el futuro.

Capitulo 14: Estrategias de Fidelización de Pacientes

- *Programas de lealtad y recompensas*

Para desarrollar una estrategia eficaz de fidelización de pacientes en el ámbito de la odontología, es crucial entender que el éxito a largo plazo de una clínica dental depende no solo de la capacidad para atraer nuevos pacientes, sino también de la habilidad para retener a los ya existentes. Esta retención se basa en la creación de relaciones sólidas y duraderas con los pacientes, incentivándolos a volver y a promover la clínica a través de sus redes personales. En este contexto, los programas de lealtad y recompensas emergen como herramientas poderosas. A continuación, exploraremos en detalle estas estrategias, fundamentando cada punto con teorías de marketing aplicadas específicamente al campo de la odontología.

Fundamentos de los Programas de Lealtad en Odontología

El marketing en odontología ha evolucionado significativamente, pasando de una mera promoción de servicios a una estrategia integral que incluye la gestión de la experiencia del paciente y su fidelización. Los programas de lealtad, dentro de este marco, son diseñados para ofrecer beneficios tanto a los pacientes como a la clínica. Según Kumar y Reinartz (2012) en su libro "Customer Relationship

Management: Concept, Strategy, and Tools", los programas de lealtad efectivos se construyen sobre la base de ofrecer valor agregado a los pacientes, lo cual no solo incentiva repetidas visitas sino también genera un boca a boca positivo.

Importancia de la Fidelización de Pacientes

La fidelización de pacientes no solo reduce los costos de adquisición de nuevos pacientes, sino que también mejora la estabilidad financiera de la clínica. Un paciente leal no solo regresa para tratamientos regulares, sino que también es más probable que acepte recomendaciones de tratamientos adicionales y refiera a otros pacientes a la clínica (Berry & Parasuraman, 1991). Además, la lealtad del paciente contribuye a una mayor estabilidad en los ingresos y a un flujo constante de negocio.

Beneficios de los Programas de Lealtad

1. **Incremento en la Retención de Pacientes:** Los programas de lealtad crean incentivos para que los pacientes regresen a la clínica.

2. **Aumento en las Recomendaciones:** Pacientes satisfechos y leales tienden a recomendar la clínica a amigos y familiares, ampliando la base de pacientes a través del boca a boca.

3. **Mayor Satisfacción del Paciente:** Ofrecer recompensas y beneficios exclusivos mejora la

experiencia del paciente, lo que se traduce en mayores niveles de satisfacción.

4. **Mejora en la Rentabilidad:** La retención de pacientes es menos costosa que la adquisición de nuevos, y los pacientes leales suelen gastar más en tratamientos adicionales.

Diseño de un Programa de Lealtad Efectivo

Para diseñar un programa de lealtad efectivo, es esencial considerar varios componentes clave:

1. Identificación del Público Objetivo

Es fundamental conocer profundamente a los pacientes habituales de la clínica para personalizar el programa de acuerdo con sus necesidades y preferencias. Por ejemplo, si una clínica tiene una alta cantidad de familias entre sus pacientes, un programa que ofrezca descuentos en tratamientos para niños puede ser particularmente atractivo. Conocer la demografía, comportamiento y preferencias de los pacientes permite diseñar un programa que realmente resuene con ellos (Zeithaml et al., 2009).

2. Selección de Recompensas Atractivas

Las recompensas deben ser lo suficientemente atractivas para motivar la participación en el programa. En odontología, esto podría incluir descuentos en tratamientos futuros, servicios gratuitos después de cierto número de visitas, o acceso a tratamientos exclusivos. Es importante que las recompensas sean percibidas como valiosas y alcanzables para mantener el interés y la participación continua de los pacientes.

3. Comunicación Clara y Constante

La efectividad del programa depende en gran medida de cómo se comunica. Es necesario asegurarse de que los pacientes entiendan cómo funciona el programa y qué beneficios ofrece, lo cual puede lograrse a través de folletos informativos, correos electrónicos y recordatorios durante las visitas. La claridad en la comunicación evita malentendidos y aumenta la participación activa en el programa (Kotler & Keller, 2016).

4. Integración con la Experiencia del Paciente

El programa de lealtad debe ser una parte integral de la experiencia del paciente en la clínica. Esto incluye desde el momento en que el paciente se inscribe en el programa hasta cada interacción que sigue. La experiencia positiva es crucial, como señalan Kotler y Keller (2016), donde enfatizan que la satisfacción del cliente es la piedra angular de la fidelización. Cada punto de contacto con el paciente debe reforzar el valor del programa de lealtad y mejorar la experiencia global del paciente.

Implementación do Programas de Lealtad y Recompensas

Una vez diseñado el programa, la implementación requiere un enfoque sistemático:

1. Capacitación del Personal

Todo el personal de la clínica debe estar plenamente informado y capacitado sobre el programa para poder explicarlo eficazmente a los pacientes y resolver cualquier duda que surja. El personal debe ser capaz de comunicar los beneficios del programa y guiar a los pacientes a través del proceso de inscripción y participación.

2. Uso de Software de Gestión

Implementar software de gestión de relaciones con clientes (CRM) que permita llevar un registro detallado de la participación de cada paciente en el programa de lealtad, facilitando el seguimiento y la personalización de las comunicaciones. Un buen sistema CRM ayuda a automatizar muchos aspectos del programa, como el seguimiento de puntos, el envío de recordatorios y la personalización de ofertas, lo que mejora la eficiencia y efectividad del programa (Heskett et al., 1997).

3. Evaluación y Ajustes Constantes

Es crucial evaluar regularmente la efectividad del programa y hacer ajustes según sea necesario. Esto puede incluir cambiar las recompensas ofrecidas, modificar las condiciones de participación o intensificar las campañas de comunicación. La retroalimentación de los pacientes es invaluable para identificar áreas de mejora y adaptar el programa a sus necesidades cambiantes.

Ejemplos de Programas de Lealtad en Odontología

1. Programa de Recompensas por Visitas

Una clínica dental puede implementar un programa donde los pacientes ganen puntos por cada visita o tratamiento completado. Estos puntos pueden canjearse por descuentos en futuros tratamientos, productos de cuidado dental o servicios adicionales. Este tipo de programa incentiva visitas regulares y tratamientos continuos.

2. Descuentos por Referencias

Ofrecer descuentos o recompensas a los pacientes que refieran a nuevos pacientes a la clínica. Esto no solo ayuda a atraer nuevos pacientes, sino que también fomenta un sentido de comunidad y confianza entre los pacientes existentes.

3. Membresías Exclusivas

Crear un programa de membresía que ofrezca beneficios exclusivos a los miembros, como tratamientos de limpieza gratuitos, acceso prioritario a citas y descuentos en procedimientos estéticos. Este tipo de programa puede atraer a pacientes que valoran un alto nivel de servicio y exclusividad.

Impacto de los Programas de Lealtad en la Retención y Satisfacción del Paciente

Incremento en la Retención de Pacientes

Los programas de lealtad crean un incentivo claro para que los pacientes regresen a la clínica. La percepción de obtener un valor adicional por su lealtad aumenta la probabilidad de que los pacientes elijan la misma clínica para sus necesidades dentales continuas.

Mejora en la Satisfacción del Paciente

Ofrecer recompensas y beneficios adicionales mejora la experiencia general del paciente, lo que se traduce en mayores niveles de satisfacción. Los pacientes que se sienten valorados y recompensados son más propensos a tener una percepción positiva de la clínica y a compartir su experiencia con otros.

Fortalecimiento de la Relación Paciente-Clínica

Los programas de lealtad ayudan a fortalecer la relación entre la clínica y los pacientes, creando un vínculo más profundo y duradero. Esta relación fortalecida es clave para fomentar la lealtad a largo plazo y generar referencias positivas.

Conclusiones y Recomendaciones

Los programas de lealtad y recompensas en odontología representan una estrategia de marketing de gran potencial para aumentar la retención de pacientes. Al ofrecer beneficios tangibles que mejoran la experiencia del paciente, estos programas no solo fomentan la lealtad, sino que también impulsan la promoción de la clínica a través del poderoso canal del boca a boca. Sin embargo, para que estos programas sean exitosos, deben ser bien diseñados, implementados y mantenidos con un enfoque centrado en el paciente y apoyados por un equipo bien capacitado.

Recomendaciones Clave

1. **Diseño Centrado en el Paciente:** Asegúrese de que el programa de lealtad esté diseñado para satisfacer las necesidades y preferencias de sus pacientes.

2. **Comunicación Efectiva:** Comunicar claramente los beneficios y detalles del programa para asegurar una alta participación.

3. **Evaluación Continua:** Monitorear y ajustar el programa regularmente basado en la retroalimentación y análisis de datos.

4. **Capacitación del Personal:** Asegurarse de que todo el personal esté capacitado para promover y gestionar el programa de lealtad.

En conclusión, la adopción de programas de lealtad en la práctica odontológica no solo puede mejorar la retención de pacientes sino también contribuir significativamente al crecimiento y éxito a largo plazo de la clínica. Es una inversión en la relación con el paciente que, bien gestionada, puede rendir frutos sustanciales en términos de fidelización y satisfacción del cliente.

- *Comunicación efectiva y seguimiento post-visita*

En el ámbito del marketing odontológico, la comunicación efectiva y el seguimiento post-visita son elementos cruciales para fortalecer las relaciones con los pacientes y fomentar la fidelización. Esta relación no solo mejora la experiencia del paciente, sino que también contribuye significativamente al éxito y crecimiento a largo plazo de la clínica dental. En esta extensa exploración, profundizaremos en la importancia de una comunicación efectiva, analizaremos las estrategias de seguimiento post-visita y discutiremos cómo estas prácticas contribuyen al éxito de una clínica dental.

Importancia de la Comunicación Efectiva en Odontología

La comunicación efectiva es esencial en odontología, ya que establece una base sólida para la relación entre el dentista y el paciente. Una comunicación clara, empática y comprensiva no solo ayuda a los pacientes a sentirse cómodos y seguros, sino que también facilita la comprensión de los procedimientos dentales, aumenta la confianza en el profesional y mejora la satisfacción del paciente (Zhang et al., 2018).

Estableciendo la Empatía y la Confianza

Desde el primer contacto con el paciente, es importante establecer una conexión empática y de confianza. Escuchar activamente las preocupaciones del paciente, demostrar empatía hacia sus necesidades y brindar información clara y precisa son pasos fundamentales para construir una relación sólida y duradera (Liu et al., 2018). Esta relación empática y confiada no solo mejora la experiencia del paciente, sino que también facilita la aceptación y cumplimiento de los tratamientos recomendados.

Uso de un Lenguaje Accesible

Evitar la jerga técnica y utilizar un lenguaje accesible y comprensible es clave para una comunicación efectiva en odontología. Explicar los procedimientos dentales de manera sencilla y utilizar ejemplos visuales, como modelos dentales o imágenes, ayuda a los pacientes a comprender mejor su salud bucal y los tratamientos recomendados (Kong et al., 2019). Un lenguaje claro y visual no solo mejora la comprensión del paciente, sino que también reduce la ansiedad y el miedo asociado a los procedimientos dentales.

Ofreciendo Educación Preventiva

La educación preventiva desempeña un papel crucial en la comunicación efectiva con los pacientes. Proporcionar información sobre hábitos de higiene oral, dieta saludable y cuidado dental en el hogar ayuda a empoderar a los pacientes para que tomen decisiones informadas sobre su salud bucal y prevengan problemas dentales futuros (Brondani et al., 2017). Esta educación no solo mejora la salud bucal de los pacientes, sino que también fortalece su relación con la clínica al demostrar un compromiso genuino con su bienestar a largo plazo.

Importancia del Seguimiento Post-Visita

El seguimiento post-visita es una parte integral del proceso de atención al paciente en odontología. Más allá de la consulta en el consultorio, el seguimiento post-visita permite a los dentistas mantener una conexión continua con los pacientes, brindar apoyo adicional si es necesario y fortalecer la relación de atención (Davis et al., 2019).

Envío de Recordatorios y Agradecimientos

Después de una visita dental, enviar recordatorios de seguimiento y mensajes de agradecimiento personalizados muestra atención y preocupación por el bienestar del paciente. Estos mensajes pueden incluir información sobre el cuidado post-tratamiento y la disponibilidad para responder preguntas o inquietudes adicionales (Milgrom et al., 2018). Esta práctica no solo mejora la satisfacción del paciente, sino que también aumenta la probabilidad de que el paciente cumpla con las recomendaciones post-tratamiento y programe visitas futuras.

Encuestas de Satisfacción del Paciente

Las encuestas de satisfacción del paciente son una herramienta valiosa para recopilar comentarios y evaluar la calidad de la atención recibida. Al solicitar retroalimentación sobre la experiencia del paciente, las clínicas dentales pueden identificar áreas de mejora y realizar ajustes para mejorar la satisfacción y la calidad del servicio (Sarrett et al., 2019). Esta retroalimentación también proporciona insights valiosos para desarrollar estrategias de mejora continua y personalizar la atención a las necesidades específicas de los pacientes.

Mantenimiento de Contacto Periódico

Mantener un contacto periódico con los pacientes a través de llamadas telefónicas, correos electrónicos o mensajes de texto ayuda a mantener viva la relación y fortalecer la lealtad del paciente. Esto puede incluir recordatorios de citas, actualizaciones sobre servicios y promociones especiales para pacientes habituales (Gupta et al., 2019). Un contacto regular y significativo no solo mantiene a los pacientes informados, sino que también los hace sentir valorados y apreciados, lo que aumenta su fidelidad a la clínica.

Estrategias de Comunicación Efectiva

Establecer Empatía y Confianza

La empatía y la confianza son componentes esenciales de la comunicación efectiva en odontología. Según Liu et al. (2018), los pacientes valoran enormemente la empatía y la capacidad del dentista para comprender sus preocupaciones y miedos. Para establecer esta empatía, los dentistas deben practicar la escucha activa, demostrar comprensión y ofrecer un trato cálido y humano.

Utilizar un Lenguaje Accesible

La utilización de un lenguaje accesible y comprensible es crucial para asegurar que los pacientes comprendan plenamente su situación y los tratamientos recomendados. Kong et al. (2019) subrayan la importancia de evitar la jerga técnica y explicar los procedimientos de manera sencilla y directa. El uso de modelos dentales, ilustraciones y videos educativos puede ser muy útil para hacer las explicaciones más claras y comprensibles.

Ofrecer Educación Preventiva

La educación preventiva es una estrategia fundamental para mejorar la salud bucal de los pacientes y establecer una relación de confianza y respeto. Brondani et al. (2017) destacan que proporcionar información sobre prácticas de higiene oral, dieta y cuidados preventivos empodera a los pacientes para que tomen decisiones informadas sobre su salud bucal. Además, la educación preventiva demuestra el compromiso del dentista con el bienestar a largo plazo del paciente.

Estrategias de Seguimiento Post-Visita

Envío de Recordatorios y Agradecimientos

El envío de recordatorios y mensajes de agradecimiento personalizados después de cada visita es una práctica que refuerza la relación entre el paciente y la clínica. Milgrom et al. (2018) sugieren que estos mensajes no solo deben recordar al paciente sobre el cuidado post-tratamiento, sino también expresar gratitud por su visita. Este tipo de comunicación refuerza la percepción de cuidado y atención personalizada.

Encuestas de Satisfacción del Paciente

Las encuestas de satisfacción del paciente son esenciales para evaluar y mejorar la calidad de los servicios ofrecidos. Sarrett et al. (2019) recomiendan que las encuestas sean breves, fáciles de completar y se centren en aspectos clave de la experiencia del paciente. La retroalimentación obtenida a través de estas encuestas es invaluable para identificar áreas de mejora y ajustar las prácticas de la clínica para satisfacer mejor las necesidades y expectativas de los pacientes.

Mantenimiento de Contacto Periódico

Mantener un contacto periódico con los pacientes es una estrategia efectiva para fortalecer la relación y fomentar la lealtad. Gupta et al. (2019) sugieren que este contacto puede incluir recordatorios de citas, actualizaciones sobre nuevos servicios o tratamientos, y mensajes personalizados en fechas especiales. Este tipo de comunicación continua demuestra que la clínica se preocupa por el bienestar del paciente más allá de las visitas regulares.

Impacto en la Fidelización del Paciente

Incremento en la Retención de Pacientes

Una comunicación efectiva y un seguimiento post-visita adecuado tienen un impacto significativo en la retención de pacientes. Al demostrar atención y cuidado continuo, las clínicas dentales pueden cultivar relaciones duraderas con los pacientes, lo que aumenta la probabilidad de que estos regresen para futuras consultas y tratamientos. Huang et al. (2017) encontraron que los pacientes que perciben un alto nivel de atención y comunicación personalizada son más propensos a ser leales a la clínica y a recomendarla a otros.

Mejora en la Satisfacción del Paciente

La satisfacción del paciente es un indicador clave del éxito de una clínica dental. Una comunicación clara, empática y un seguimiento post-visita efectivo contribuyen significativamente a la satisfacción del paciente. Los pacientes que se sienten escuchados, comprendidos y bien cuidados son más propensos a tener una experiencia positiva y a compartir esa experiencia con otros. Davis et al. (2019) destacan que una alta satisfacción del paciente se traduce en una mayor lealtad y en un aumento de las referencias boca a boca, que son esenciales para el crecimiento de la clínica.

Fortalecimiento de la Relación Paciente-Clínica

La relación entre el paciente y la clínica es fundamental para la fidelización. Una comunicación efectiva y un seguimiento post-visita adecuado fortalecen esta relación, creando un vínculo de confianza y lealtad. Según Brondani et al. (2017), una relación sólida con el paciente no solo mejora la experiencia y satisfacción del paciente, sino que también contribuye a la estabilidad y crecimiento de la clínica a largo plazo.

Conclusiones y Recomendaciones

Conclusiones

En conclusión, la comunicación efectiva y el seguimiento post-visita son pilares fundamentales del marketing odontológico que contribuyen a la satisfacción del paciente, la lealtad y el éxito general de la clínica dental. Al adoptar estrategias centradas en el establecimiento de relaciones sólidas y el cuidado continuo del paciente, las clínicas pueden diferenciarse en un mercado competitivo y prosperar en el futuro. La implementación de prácticas de comunicación clara, empática y continua, junto con un seguimiento post-visita efectivo, es crucial para construir relaciones duraderas y fomentar la fidelización de los pacientes.

Recomendaciones

1. **Capacitación Continua del Personal**: Es esencial que todo el personal de la clínica reciba capacitación continua en habilidades de comunicación y servicio al cliente. Esto garantiza que todos los miembros del equipo estén alineados con los objetivos de la clínica y puedan proporcionar una experiencia de paciente coherente y positiva.

2. **Implementación de Tecnología de Gestión de Relaciones**: Utilizar software de gestión de relaciones con clientes (CRM) puede facilitar el seguimiento post-visita y la comunicación continua con los pacientes. Estas herramientas permiten automatizar recordatorios, enviar encuestas de satisfacción y personalizar las comunicaciones.

3. **Evaluación y Ajuste Constante**: La clínica debe evaluar regularmente la efectividad de sus estrategias de comunicación y seguimiento post-visita. Esto puede hacerse a través de encuestas de satisfacción del paciente, análisis de datos de retención de pacientes y revisión

de comentarios en línea. Basándose en esta retroalimentación, la clínica debe estar dispuesta a hacer ajustes y mejoras continuas.

4. **Promoción de la Educación Preventiva**: Invertir en programas de educación preventiva y en la comunicación de estos programas a los pacientes puede mejorar significativamente la salud bucal de la comunidad y fortalecer la relación paciente-clínica. Esto incluye la creación de materiales educativos y la organización de talleres y seminarios.

5. **Fomentar una Cultura de Empatía y Comprensión**: Fomentar una cultura de empatía y comprensión dentro de la clínica es fundamental. Esto no solo mejora la experiencia del paciente, sino que también crea un ambiente de trabajo positivo y colaborativo que puede mejorar la moral y el desempeño del personal.

- *Personalización del servicio al paciente*

La personalización del servicio al paciente es una estrategia fundamental en el marketing dental moderno. En este análisis detallado, exploraremos en profundidad qué implica la personalización del servicio al paciente, por qué es importante en el contexto de la odontología y cómo puede implementarse de manera efectiva. Además, examinaremos los beneficios de la personalización tanto para los pacientes como para la clínica dental, respaldados por evidencia y ejemplos prácticos.

¿Qué es la Personalización del Servicio al Paciente?

La personalización del servicio al paciente implica adaptar la experiencia del paciente según sus necesidades individuales, preferencias y circunstancias únicas. En el contexto de la odontología, esto puede incluir desde la personalización de los tratamientos y procedimientos hasta la comunicación y el seguimiento post-tratamiento (Davis, 2018). En esencia, la personalización del servicio al paciente busca ofrecer una atención más humana y centrada en el individuo, alejándose de un enfoque estándar y genérico.

Componentes de la Personalización

1. **Tratamientos Personalizados**: Adaptación de los procedimientos dentales según las necesidades específicas del paciente, incluyendo factores como su historial médico,

condiciones dentales actuales y objetivos de tratamiento.

2. **Comunicación Individualizada**: Proveer información y asesoramiento que se ajuste a las preferencias de comunicación del paciente, utilizando canales como correos electrónicos, mensajes de texto o llamadas telefónicas.

3. **Seguimiento Post-Tratamiento**: Realizar un seguimiento continuo adaptado a las necesidades del paciente, asegurando su bienestar y satisfacción con el tratamiento recibido.

Importancia de la Personalización en Odontología

La odontología es un campo altamente personal y emocionalmente cargado, donde cada paciente tiene necesidades y preocupaciones específicas. La personalización del servicio al paciente no solo mejora la experiencia del paciente y aumenta su satisfacción, sino que también fortalece la relación entre el paciente y la clínica dental, fomentando la lealtad y aumentando la probabilidad de referencias positivas (Kumar et al., 2019).

Mejorando la Experiencia del Paciente

Los pacientes que reciben una atención personalizada tienden a sentirse más valorados y comprendidos. Esto puede reducir la ansiedad y el estrés asociados con los tratamientos dentales, haciendo que la experiencia general sea más positiva y cómoda.

Aumentando la Satisfacción del Paciente

Una atención personalizada permite que los tratamientos se adapten mejor a las expectativas y necesidades del paciente, lo cual mejora la satisfacción con los resultados. Los pacientes que están satisfechos con su atención son más propensos a regresar y a recomendar la clínica a otros.

Fortaleciendo la Lealtad del Paciente

La lealtad del paciente se ve reforzada cuando se sienten atendidos de manera individualizada. Esto no solo mejora la retención de pacientes, sino que también promueve una relación a largo plazo entre el paciente y la clínica.

Estrategias para la Personalización del Servicio al Paciente

Implementar la personalización en una clínica dental requiere un enfoque estratégico y meticuloso. A continuación, se detallan algunas estrategias clave:

1. Entrevistas y Evaluaciones Iniciales

Realizar entrevistas detalladas y evaluaciones exhaustivas de los pacientes antes del tratamiento es crucial para comprender sus necesidades, expectativas y preocupaciones. Esto permite a los profesionales de la salud dental adaptar los tratamientos y brindar recomendaciones personalizadas que satisfagan las necesidades específicas de cada paciente (Smith & Woods, 2018).

Beneficios de las Evaluaciones Iniciales

- **Comprensión Integral**: Permiten obtener una visión completa del estado de salud dental del paciente y de sus expectativas.

- **Planeación de Tratamiento Personalizado**: Facilitan la creación de un plan de tratamiento que se ajuste a las necesidades individuales del paciente.

- **Establecimiento de Confianza**: Fortalecen la relación inicial entre el paciente y el dentista, basándose en la comprensión y el respeto mutuo.

2. Comunicación Personalizada

Mantener una comunicación personalizada y constante con los pacientes antes, durante y después del tratamiento es fundamental para establecer una relación de confianza y brindar apoyo emocional. Esto puede incluir el envío de mensajes de seguimiento, recordatorios de citas personalizados y respuestas rápidas a las preguntas y preocupaciones de los pacientes (Lynch et al., 2020).

Formas de Comunicación Personalizada

- **Mensajes de Seguimiento**: Envío de mensajes personalizados después del tratamiento para verificar el bienestar del paciente.

- **Recordatorios de Citas**: Utilizar recordatorios personalizados que consideren las preferencias de comunicación del paciente.

- **Asesoramiento Proactivo**: Ofrecer consejos y sugerencias personalizadas basadas en el historial y necesidades del paciente.

3. Tratamientos Adaptados

Adaptar los tratamientos dentales según las necesidades y preferencias individuales de los pacientes es esencial para garantizar resultados óptimos y una experiencia satisfactoria. Esto puede implicar la personalización de prótesis, ortodoncia, implantes y otros procedimientos para satisfacer las necesidades estéticas y funcionales de cada paciente (Davis, 2018).

Ejemplos de Tratamientos Personalizados

- **Prótesis Dentales**: Ajustadas según la anatomía y preferencias del paciente.
- **Ortodoncia**: Planes de tratamiento diseñados específicamente para la corrección dental individual.
- **Implantes**: Soluciones personalizadas que consideran la estructura ósea y las expectativas del paciente.

Beneficios de la Personalización para los Pacientes y la Clínica Dental

Beneficios para los Pacientes

1. Sentido de Cuidado Individualizado

Los pacientes que reciben una atención personalizada sienten que sus necesidades y preocupaciones son tomadas en cuenta de manera especial. Esto crea un sentido de cuidado individualizado, que mejora la experiencia general del paciente (Kumar et al., 2019).

2. Aumento de la Confianza en el Profesional

La personalización del servicio al paciente fortalece la confianza en el profesional dental. Cuando los pacientes perciben que su dentista entiende y se preocupa por sus necesidades individuales, están más dispuestos a seguir las recomendaciones y confiar en el tratamiento propuesto (Lynch et al., 2020).

3. Mejora de la Satisfacción General

Una atención personalizada contribuye significativamente a la satisfacción general del paciente. Al recibir un trato adaptado a sus necesidades específicas, los pacientes están más satisfechos con el resultado del tratamiento y con la experiencia en la clínica (Davis, 2018).

Beneficios para la Clínica Dental

1. Fortalecimiento de la Lealtad del Paciente

La personalización del servicio al paciente fortalece la lealtad del paciente, lo que se traduce en una mayor retención de pacientes. Los pacientes leales son más propensos a regresar a la clínica para futuros tratamientos y a recomendar la clínica a otros (Kumar et al., 2019).

2. Aumento de la Retención de Pacientes

La retención de pacientes es crucial para el éxito a largo plazo de una clínica dental. La personalización del servicio ayuda a mantener a los pacientes satisfechos y comprometidos, reduciendo la tasa de abandono (Smith & Woods, 2018).

3. Mejora de la Reputación de la Clínica

La personalización del servicio al paciente mejora la reputación de la clínica dental. Los pacientes satisfechos son más propensos a dejar reseñas positivas y a compartir sus experiencias con amigos y familiares, lo que puede atraer a nuevos pacientes y fortalecer la posición de la clínica en el mercado (Lynch et al., 2020).

Implementación de la Personalización del Servicio al Paciente

Capacitación del Personal

La capacitación del personal es esencial para implementar una estrategia de personalización del servicio al paciente. Todo el equipo de la clínica debe estar alineado con los objetivos de personalización y capacitado para ofrecer una atención individualizada.

Áreas de Capacitación

- **Habilidades de Comunicación**: Entrenamiento en comunicación efectiva y empática.
- **Conocimiento de Productos y Servicios**: Capacitación en los tratamientos y procedimientos disponibles para poder ofrecer opciones personalizadas.
- **Manejo de Herramientas Tecnológicas**: Formación en el uso de herramientas CRM y

software de gestión para facilitar la personalización.

Uso de Tecnología CRM

El uso de tecnología de gestión de relaciones con clientes (CRM) facilita la personalización del servicio al paciente. Un sistema CRM permite a las clínicas dentales recopilar y analizar datos de los pacientes, lo que ayuda a personalizar las interacciones y los tratamientos.

Beneficios del CRM

- **Seguimiento Detallado**: Registro detallado de la historia clínica y las preferencias del paciente.

- **Automatización de Tareas**: Automatización de recordatorios y mensajes personalizados.

- **Análisis de Datos**: Análisis de patrones de comportamiento y preferencias para mejorar la personalización.

Evaluación y Ajuste Continuo

La evaluación y ajuste continuo son fundamentales para el éxito de una estrategia de personalización del servicio al paciente. La clínica debe evaluar regularmente la efectividad de sus esfuerzos de personalización y hacer ajustes según sea necesario.

Métodos de Evaluación

- **Encuestas de Satisfacción del Paciente**: Recopilación de retroalimentación de los pacientes sobre su experiencia.

- **Análisis de Datos**: Evaluación de métricas clave como la retención de pacientes y la tasa de satisfacción.

- **Revisión de Comentarios**: Análisis de comentarios y reseñas en línea para identificar áreas de mejora.

Conclusiones y Perspectivas Futuras

Conclusiones

La personalización del servicio al paciente es una estrategia esencial en el marketing dental moderno, con beneficios significativos tanto para los pacientes como para las clínicas dentales. Al adaptar los tratamientos, la comunicación y la experiencia general del paciente según sus necesidades individuales, las clínicas pueden mejorar la satisfacción del paciente, fortalecer la lealtad y diferenciarse en un mercado competitivo.

Perspectivas Futuras

A medida que la tecnología avanza y las expectativas de los pacientes evolucionan, la personalización del servicio al paciente se convertirá en un aspecto cada vez más importante del marketing dental. Las clínicas que adopten un enfoque centrado en el paciente y utilicen la tecnología para personalizar la atención estarán mejor posicionadas para prosperar en el futuro.

Parte V: Tendencias Futuras en Marketing Odontológico

Capitulo 15: Innovación y Tecnología en Marketing Dental

- *Marketing móvil y aplicaciones*

En el dinámico campo del marketing dental, la innovación y la tecnología juegan un papel cada vez más importante en la creación de estrategias efectivas para atraer, comprometer y retener a los pacientes. En esta exhaustiva exploración, analizaremos en detalle cómo la adopción de tecnologías emergentes, como el marketing móvil y las aplicaciones, está transformando el panorama del marketing dental. Además, examinaremos las tendencias actuales y futuras en este ámbito, así como los beneficios y desafíos asociados con su implementación.

Marketing Móvil: La Revolución en Movimiento

El marketing móvil se ha convertido en una herramienta imprescindible en la estrategia de marketing dental debido a la penetración masiva de dispositivos móviles y el cambio de comportamiento de los consumidores hacia la búsqueda de información y servicios a través de sus teléfonos inteligentes y tabletas. El marketing móvil abarca una variedad de tácticas y canales, que incluyen sitios web móviles optimizados, aplicaciones móviles, publicidad móvil y mensajes de texto (SMS).

1. Sitios Web Móviles Optimizados

Los sitios web móviles optimizados son fundamentales para garantizar una experiencia de usuario óptima en dispositivos móviles. Estos sitios se adaptan automáticamente al tamaño de pantalla del dispositivo del usuario y ofrecen una navegación intuitiva y rápida. La optimización móvil mejora la visibilidad en los resultados de búsqueda móvil y aumenta la tasa de conversión al facilitar la búsqueda y el acceso a la información por parte de los pacientes (Chan et al., 2020).

Importancia de los Sitios Web Móviles

Un sitio web móvil bien diseñado no solo mejora la experiencia del usuario, sino que también contribuye a un mejor posicionamiento en los motores de búsqueda. Google, por ejemplo, ha implementado el "mobile-first indexing", lo que significa que utiliza principalmente la versión móvil del contenido para la indexación y el ranking. Esto hace que la optimización móvil sea crítica para la visibilidad en línea de cualquier clínica dental.

Elementos Clave de la Optimización Móvil

- **Diseño Responsivo**: El sitio debe adaptarse automáticamente a diferentes tamaños de pantalla, desde teléfonos inteligentes hasta tabletas.
- **Velocidad de Carga Rápida**: Los sitios deben cargar rápidamente para evitar que los usuarios abandonen la página.

- **Navegación Intuitiva**: Menús claros y accesibles, y un diseño que facilite la interacción del usuario.

- **Contenido Adaptado**: Información clara y concisa que sea fácil de leer en una pantalla pequeña.

2. Aplicaciones Móviles

Las aplicaciones móviles ofrecen una forma conveniente y personalizada para que los pacientes accedan a información sobre la clínica dental, programen citas, reciban recordatorios y accedan a recursos educativos. Las aplicaciones pueden incluir características como el seguimiento de la higiene bucal, la entrega de resultados de tratamientos en tiempo real y la comunicación directa con el personal de la clínica a través de mensajes instantáneos (Bock et al., 2019).

Beneficios de las Aplicaciones Móviles

- **Acceso Personalizado**: Permiten a los pacientes acceder a su historial médico, programar citas y recibir notificaciones personalizadas.

- **Interacción en Tiempo Real**: Facilitan la comunicación directa con la clínica a través de mensajes instantáneos.

- **Educación y Recursos**: Proporcionan acceso a información educativa sobre salud bucal y guías de tratamiento.

- **Seguimiento de la Salud Bucal**: Algunas aplicaciones ofrecen funciones para seguir la rutina de higiene bucal del paciente y proporcionar recordatorios.

3. Publicidad Móvil

La publicidad móvil incluye una variedad de formatos, como anuncios en aplicaciones, anuncios de búsqueda móvil y publicidad en redes sociales optimizada para dispositivos móviles. Estos anuncios pueden dirigirse de manera precisa a audiencias específicas según la ubicación, el comportamiento de búsqueda y otros datos demográficos, lo que aumenta la relevancia y la efectividad de las campañas publicitarias (Chaffey & Smith, 2017).

Tipos de Publicidad Móvil

- **Anuncios en Aplicaciones**: Publicidad que aparece dentro de otras aplicaciones móviles.
- **Anuncios de Búsqueda Móvil**: Anuncios que aparecen en los resultados de búsqueda móvil.
- **Publicidad en Redes Sociales**: Anuncios diseñados específicamente para plataformas de redes sociales en dispositivos móviles.

Ventajas de la Publicidad Móvil

- **Segmentación Precisa**: Capacidad para dirigirse a audiencias específicas basadas en múltiples criterios.
- **Interacción en Tiempo Real**: Permite respuestas instantáneas y ajustes en las

campañas según el comportamiento del usuario.

- **Medición y Análisis**: Herramientas avanzadas para medir el rendimiento y ajustar las estrategias en tiempo real.

4. Mensajes de Texto (SMS)

Los mensajes de texto son una forma efectiva de comunicarse con los pacientes de manera directa y personalizada. Los recordatorios de citas, las promociones especiales y los mensajes de seguimiento pueden enviarse a través de SMS para mantener a los pacientes informados y comprometidos. Los mensajes de texto también tienen altas tasas de apertura y respuesta, lo que los convierte en una herramienta valiosa para mejorar la retención de pacientes (Bock et al., 2019).

Uso Efectivo de SMS

- **Recordatorios de Citas**: Reducen las ausencias y mejoran la eficiencia de la programación.

- **Promociones y Ofertas Especiales**: Informan a los pacientes sobre descuentos y promociones exclusivas.

- **Seguimiento Post-Tratamiento**: Proveen apoyo y asesoramiento después de los tratamientos.

Beneficios y Desafíos del Marketing Móvil en Odontología

Beneficios

1. **Mayor Visibilidad en Línea**
   - La optimización móvil mejora la visibilidad en los motores de búsqueda y aumenta el tráfico web.
   - Las aplicaciones móviles y la publicidad móvil ayudan a alcanzar a los pacientes en múltiples plataformas.

2. **Mejora de la Experiencia del Paciente**
   - Los sitios web y aplicaciones optimizadas para móviles ofrecen una experiencia de usuario superior.
   - Los mensajes de texto proporcionan una comunicación rápida y efectiva, mejorando la satisfacción del paciente.

3. **Mayor Retención de Pacientes**
   - Las aplicaciones móviles y los recordatorios de SMS mantienen a los pacientes comprometidos y les facilitan el acceso a los servicios.

Desafíos

1. **Adaptación a Diferentes Dispositivos y Plataformas**
   - Garantizar que los sitios web y aplicaciones funcionen perfectamente

en una variedad de dispositivos y sistemas operativos puede ser un desafío técnico significativo.

2. **Privacidad y Seguridad de los Datos del Paciente**

    - La gestión y protección de datos personales es crucial para mantener la confianza del paciente y cumplir con las regulaciones de privacidad.

3. **Mantenerse al Día con las Tendencias y Tecnologías Emergentes**

    - El ritmo rápido de la innovación tecnológica requiere que las clínicas dentales estén siempre al tanto de las nuevas tendencias y herramientas para mantenerse competitivas.

Tendencias Futuras en Marketing Móvil y Aplicaciones Dentales

Personalización Avanzada

La personalización seguirá siendo una tendencia clave, con aplicaciones y sitios web que ofrecen experiencias adaptadas a las necesidades y preferencias individuales de los pacientes. El uso de inteligencia artificial y aprendizaje automático permitirá una personalización aún más precisa y efectiva.

Realidad Aumentada (RA) y Realidad Virtual (RV)

La RA y la RV tienen el potencial de transformar la educación del paciente y la planificación del tratamiento. Las aplicaciones que utilizan estas tecnologías pueden proporcionar simulaciones de tratamientos y visualizaciones detalladas de procedimientos dentales.

Integración con la Atención Clínica

La integración de aplicaciones móviles con los sistemas de gestión de clínicas permitirá un flujo de trabajo más eficiente y una mejor coordinación de la atención. Los pacientes podrán acceder a sus registros médicos, recibir actualizaciones en tiempo real y comunicarse directamente con su equipo de atención dental.

Énfasis en la Privacidad y la Seguridad de los Datos

A medida que aumentan las preocupaciones sobre la privacidad de los datos, las clínicas dentales deberán implementar medidas de seguridad robustas para proteger la información del paciente y cumplir con las regulaciones.

Inclusión Digital y Accesibilidad

El futuro del marketing móvil también se centrará en garantizar que los servicios sean accesibles para todos los pacientes, incluidas las personas con discapacidades. Esto incluirá el diseño de aplicaciones y sitios web accesibles y la adopción de tecnologías que faciliten el acceso a la información y los servicios.

El marketing móvil y las aplicaciones están transformando la forma en que las clínicas dentales atraen, comprometen y retienen a los pacientes en el mundo digital de hoy. La adopción de tecnologías móviles permite a las clínicas ofrecer una experiencia del paciente más personalizada y conveniente, mejorando la satisfacción y la retención del paciente.

Perspectivas Futuras

A medida que la tecnología continúa evolucionando, las clínicas dentales que adopten estrategias móviles efectivas y se mantengan al tanto de las tendencias emergentes estarán mejor posicionadas para diferenciarse en un mercado competitivo. La integración de tecnologías avanzadas como la inteligencia artificial, la realidad aumentada y la realidad virtual promete llevar la personalización y la interactividad a nuevos niveles, mejorando aún más la experiencia del paciente y los resultados de marketing.

- *Realidad aumentada y virtual*

En la era digital actual, la realidad aumentada (RA) y la realidad virtual (RV) están emergiendo como herramientas poderosas en el marketing dental para mejorar la experiencia del paciente y diferenciar las clínicas dentales en un mercado altamente competitivo. En este análisis exhaustivo, exploraremos en detalle cómo la RA y la RV están siendo utilizadas en el contexto de la odontología, sus beneficios potenciales y las mejores prácticas para su implementación efectiva.

¿Qué es la Realidad Aumentada y la Realidad Virtual?

La realidad aumentada (RA) es una tecnología que superpone elementos virtuales, como imágenes, videos o gráficos 3D, sobre el mundo real. Por otro lado, la realidad virtual (RV) es una experiencia inmersiva que transporta al usuario a un entorno completamente virtual, generado por computadora. Ambas tecnologías están revolucionando la forma en que interactuamos con el mundo digital y ofrecen oportunidades innovadoras en el campo de la odontología (Azuma, 2018).

Aplicaciones de la Realidad Aumentada y la Realidad Virtual en Odontología

1. Visualización de Tratamientos

La RA y la RV permiten a los pacientes visualizar los resultados potenciales de los tratamientos dentales de manera interactiva y realista. Mediante la superposición de modelos 3D de los dientes y encías del paciente con imágenes de tratamientos propuestos, los pacientes pueden ver cómo lucirán después del tratamiento y tomar decisiones informadas sobre su atención dental (Vandenberghe et al., 2017).

Beneficios para los Pacientes

- **Comprensión Mejorada**: Los pacientes pueden ver visualizaciones precisas de los resultados esperados, lo que facilita la comprensión de los procedimientos.

- **Toma de Decisiones Informada**: Al tener una visión clara de los resultados, los pacientes pueden tomar decisiones más informadas y confiadas sobre su tratamiento.

Beneficios para las Clínicas Dentales

- **Aumento de la Aceptación de Tratamientos**: Al poder mostrar los resultados esperados de manera visual y comprensible, es más probable que los pacientes acepten los tratamientos recomendados.

- **Diferenciación Competitiva**: Las clínicas que ofrecen estas tecnologías pueden diferenciarse de la competencia y atraer a más pacientes.

2. Entrenamiento y Educación

La RV se utiliza cada vez más en la capacitación y educación de profesionales dentales. Los estudiantes pueden practicar procedimientos dentales en entornos virtuales realistas antes de realizar tratamientos en pacientes reales. Además, la RA se utiliza para proporcionar información educativa interactiva sobre la higiene oral y los procedimientos dentales en clínicas y consultorios dentales (Bock et al., 2019).

Beneficios para la Educación Dental

- **Práctica Segura**: Los estudiantes pueden practicar en un entorno seguro y controlado, lo que reduce el riesgo de errores en pacientes reales.

- **Aprendizaje Interactivo**: La RV ofrece una experiencia de aprendizaje más interactiva y envolvente, lo que puede mejorar la retención de conocimientos.

Beneficios para la Capacitación Continua

- **Actualización de Habilidades**: Los profesionales en ejercicio pueden utilizar la RV para actualizar sus habilidades y aprender nuevas técnicas sin la necesidad de pacientes reales.

- **Simulación de Escenarios Complejos**: La RV permite la simulación de escenarios complejos y raros, proporcionando una experiencia de aprendizaje más completa.

3. Mejora de la Experiencia del Paciente

La RA y la RV pueden mejorar la experiencia del paciente en la clínica dental al reducir la ansiedad y el estrés asociados con los tratamientos dentales. Al ofrecer experiencias inmersivas y educativas, las clínicas pueden mejorar la comodidad y la confianza de los pacientes, lo que a su vez puede aumentar la satisfacción del paciente y la lealtad a largo plazo (Huang et al., 2020).

Reducción de la Ansiedad

- **Distracción Positiva**: La RV puede utilizarse para distraer a los pacientes durante los procedimientos, reduciendo la percepción del dolor y la ansiedad.

- **Educación Previa**: La RA puede educar a los pacientes sobre los procedimientos antes de que se realicen, lo que ayuda a reducir el miedo a lo desconocido.

Aumento de la Satisfacción

- **Experiencia Enriquecida**: Una experiencia más interactiva y personalizada puede aumentar la satisfacción general del paciente.

- **Fidelización**: Los pacientes que tienen experiencias positivas y reducen su ansiedad son más propensos a regresar y recomendar la clínica a otros.

Beneficios y Desafíos de la Realidad Aumentada y Virtual en Odontología

Beneficios

1. **Mayor Participación del Paciente**
    - Los pacientes pueden interactuar con visualizaciones en 3D de sus tratamientos, lo que aumenta su comprensión y compromiso.

2. **Mejor Comprensión de los Tratamientos**

    - Las visualizaciones claras y detalladas ayudan a los pacientes a comprender mejor los tratamientos propuestos y los resultados esperados.

3. **Diferenciación Competitiva**

    - Las clínicas que implementan estas tecnologías pueden diferenciarse en un mercado saturado y atraer a más pacientes.

4. **Reducción de la Ansiedad**

    - Las experiencias inmersivas y educativas pueden ayudar a reducir la ansiedad y el estrés de los pacientes durante los tratamientos.

Desafíos

1. **Costo de Implementación**

    - La adopción de tecnologías de RA y RV puede ser costosa, lo que puede ser una barrera para algunas clínicas.

2. **Curva de Aprendizaje**

    - El personal de la clínica necesita capacitación para utilizar estas tecnologías de manera efectiva.

3. **Avances Tecnológicos Constantes**
   - Mantenerse al día con los avances en RA y RV puede ser un desafío, ya que la tecnología evoluciona rápidamente.

Tendencias Futuras en Realidad Aumentada y Virtual en Odontología

Mayor Integración con Sistemas de Imágenes Médicas

Se espera que la RA y la RV continúen evolucionando en el campo de la odontología, con desarrollos futuros que incluyan una mayor integración con sistemas de imágenes médicas, como tomografías computarizadas (TC) y resonancias magnéticas (RM). Esta integración permitirá crear visualizaciones aún más precisas y detalladas de la anatomía del paciente, mejorando la planificación y los resultados del tratamiento (Vandenberghe et al., 2017).

Experiencias Más Inmersivas y Realistas

Las tecnologías emergentes permitirán la creación de experiencias aún más inmersivas y realistas para pacientes y profesionales dentales. La evolución de los dispositivos de RV y RA, junto con el desarrollo de software avanzado, permitirá una simulación más precisa y envolvente de procedimientos dentales y entornos clínicos.

Personalización Avanzada

La personalización seguirá siendo una tendencia clave, con aplicaciones y sitios web que ofrecen experiencias adaptadas a las necesidades y preferencias individuales de los pacientes. El uso de inteligencia artificial y aprendizaje automático permitirá una personalización aún más precisa y efectiva.

Realidad Mixta

La combinación de RA y RV en lo que se conoce como realidad mixta (RM) permitirá nuevas aplicaciones innovadoras en odontología. La RM combina elementos virtuales con el mundo real de manera interactiva, ofreciendo nuevas posibilidades para la visualización y la interacción.

La realidad aumentada y virtual representan un área emocionante de innovación en el marketing dental, con el potencial de transformar la experiencia del paciente y mejorar los resultados clínicos. Al adoptar estas tecnologías de manera estratégica y centrada en el paciente, las clínicas dentales pueden diferenciarse, mejorar la satisfacción del paciente y ofrecer un nivel superior de atención dental.

Perspectivas Futuras

A medida que la tecnología continúa evolucionando, las clínicas dentales que adopten estrategias móviles efectivas y se mantengan al tanto de las tendencias emergentes estarán mejor posicionadas para diferenciarse en un mercado competitivo. La integración de tecnologías avanzadas como la inteligencia artificial, la realidad aumentada y la realidad virtual promete llevar la personalización y la interactividad a nuevos niveles, mejorando aún más la experiencia del paciente y los resultados de marketing.

- *Inteligencia artificial y chatbots*

En la era digital, la inteligencia artificial (IA) y los chatbots están emergiendo como herramientas revolucionarias en el campo del marketing dental. Estas tecnologías ofrecen nuevas formas de interactuar con los pacientes, mejorar la eficiencia operativa y proporcionar servicios personalizados. En esta exhaustiva exploración, examinaremos en detalle cómo la integración de la inteligencia artificial y los chatbots está transformando el marketing dental, los beneficios que ofrecen y los desafíos asociados con su implementación. Además, analizaremos las tendencias actuales y futuras en este ámbito, respaldadas por evidencia y ejemplos prácticos.

La Revolución de la Inteligencia Artificial en el Marketing Dental

La inteligencia artificial, definida como la capacidad de las máquinas para realizar tareas que normalmente requerirían inteligencia humana, ha encontrado una amplia aplicación en el marketing dental. Desde la personalización de la experiencia del paciente hasta la optimización de las operaciones internas, la IA está cambiando fundamentalmente la forma en que las clínicas dentales interactúan con los pacientes y gestionan sus prácticas.

1. Personalización de la Experiencia del Paciente

La IA permite a las clínicas dentales personalizar la experiencia del paciente en función de sus preferencias individuales y su historial de tratamiento. Mediante el análisis de datos demográficos, comportamientos de navegación y patrones de búsqueda, las clínicas pueden ofrecer recomendaciones de tratamiento personalizadas, comunicaciones específicas y servicios adaptados a las necesidades de cada paciente (Lippi, 2020).

Beneficios de la Personalización mediante IA:

- **Recomendaciones de Tratamiento Personalizadas:** La IA puede analizar el historial dental del paciente y sus necesidades específicas para recomendar tratamientos adecuados. Esto no solo mejora la satisfacción del paciente, sino que también aumenta la probabilidad de aceptación del tratamiento.

- **Comunicación Personalizada:** Las comunicaciones dirigidas, basadas en las preferencias del paciente y su historial, pueden aumentar la eficacia de las campañas de marketing y fomentar una mayor lealtad del paciente.

- **Mejora en la Retención de Pacientes:** Al proporcionar una experiencia personalizada y atenta, las clínicas pueden aumentar la retención de pacientes y fomentar el boca a boca positivo.

2. Automatización de Tareas Repetitivas

Los chatbots alimentados por IA pueden automatizar una variedad de tareas repetitivas, como la programación de citas, el seguimiento postoperatorio y la gestión de consultas. Esto libera al personal de la clínica para centrarse en tareas de mayor valor, como la atención al paciente y la planificación estratégica del marketing dental (McGowan, 2019).

Ventajas de la Automatización mediante Chatbots:

- **Programación de Citas:** Los chatbots pueden gestionar la programación de citas de manera eficiente, reduciendo la carga administrativa y mejorando la accesibilidad para los pacientes.

- **Seguimiento Postoperatorio:** Los chatbots pueden realizar seguimientos automáticos con los pacientes después de los tratamientos, ofreciendo consejos postoperatorios y recordatorios de citas de seguimiento.

- **Gestión de Consultas:** Los chatbots pueden responder preguntas frecuentes y dirigir consultas más complejas al personal adecuado, mejorando la eficiencia y la satisfacción del paciente.

3. Análisis Predictivo y Toma de Decisiones

La IA puede analizar grandes volúmenes de datos para identificar patrones, tendencias y oportunidades que de otro modo podrían pasar desapercibidos. Al predecir la demanda de servicios, el comportamiento del paciente y las tendencias del mercado, las clínicas pueden tomar decisiones más informadas y estratégicas para impulsar el crecimiento y la rentabilidad (Sánchez, 2021).

Aplicaciones del Análisis Predictivo en Odontología:

- **Predicción de la Demanda de Servicios:** La IA puede prever la demanda de tratamientos específicos en función de los datos históricos y las tendencias actuales, lo que ayuda a las clínicas a gestionar los recursos de manera más efectiva.

- **Identificación de Oportunidades de Mercado:** El análisis de datos puede revelar oportunidades de mercado, como la introducción de nuevos servicios o la expansión a nuevas áreas geográficas.

- **Optimización de Campañas de Marketing:** La IA puede analizar el rendimiento de las campañas de marketing y ajustar las estrategias en tiempo real para maximizar el ROI.

Beneficios y Desafíos de la Inteligencia Artificial en Odontología

Beneficios

1. **Experiencia del Paciente Más Personalizada:**
   - La IA permite adaptar los servicios y las comunicaciones a las necesidades individuales de cada paciente, mejorando la satisfacción y la lealtad.

2. **Mayor Eficiencia Operativa:**
   - La automatización de tareas repetitivas mediante chatbots reduce la carga administrativa y permite al personal centrarse en tareas de mayor valor.
3. **Toma de Decisiones Más Informada:**
   - El análisis de datos y las capacidades predictivas de la IA proporcionan información valiosa para la toma de decisiones estratégicas.

Desafíos

1. **Necesidad de Datos Precisos y Completos:**
   - La eficacia de la IA depende de la calidad de los datos. Es crucial disponer de datos precisos y completos para obtener resultados precisos y útiles.
2. **Privacidad y Seguridad de los Datos del Paciente:**
   - La protección de los datos del paciente es una prioridad. Las clínicas deben garantizar que se cumplan todas las normativas de privacidad y seguridad.
3. **Capacitación del Personal:**
   - El personal de la clínica necesita formación adecuada para utilizar eficazmente las herramientas de IA y maximizar su potencial.

Tendencias Futuras en Inteligencia Artificial y Chatbots en Odontología

1. Mejora Continua de la Precisión y la Personalización

Se espera que la IA continúe mejorando en términos de precisión y capacidad de personalización. Las futuras aplicaciones de IA podrán ofrecer recomendaciones de tratamiento aún más precisas y adaptadas a las necesidades individuales de los pacientes, mejorando así la calidad de la atención dental (Lippi, 2020).

2. Integración con Tecnologías Emergentes

La integración de la IA con tecnologías emergentes como el procesamiento del lenguaje natural (NLP) y el reconocimiento de imágenes permitirá a los chatbots comprender y responder de manera más natural a las consultas de los pacientes. Esto hará que la interacción con los chatbots sea más fluida y efectiva (McGowan, 2019).

3. Chatbots como Asistentes Virtuales

Los chatbots están evolucionando para convertirse en asistentes virtuales cada vez más sofisticados. En el futuro, se espera que los chatbots no solo gestionen tareas administrativas, sino que también proporcionen asesoramiento médico básico, recordatorios de tratamientos y educación sobre la salud bucal, todo ello de manera automatizada y personalizada.

En resumen, la integración de la inteligencia artificial y los chatbots en el marketing dental está transformando la forma en que las clínicas dentales interactúan con los pacientes, gestionan sus operaciones y toman decisiones estratégicas. Estas tecnologías ofrecen una amplia gama de beneficios, desde la personalización de la experiencia del paciente hasta la optimización de la eficiencia operativa. Sin embargo, su implementación también presenta desafíos que deben ser gestionados cuidadosamente para maximizar su potencial.

1. **Personalización Mejorada:**
   - La IA permite una personalización más precisa y efectiva de los servicios y comunicaciones, mejorando la experiencia del paciente y fomentando la lealtad.

2. **Eficiencia Operativa:**
   - Los chatbots pueden automatizar tareas repetitivas, liberando al personal para centrarse en actividades de mayor valor y mejorando la eficiencia operativa de la clínica.

3. **Toma de Decisiones Basada en Datos:**
   - La IA proporciona capacidades de análisis predictivo que permiten a las clínicas tomar decisiones más informadas y estratégicas.

Perspectivas Futuras

A medida que la tecnología continúa evolucionando, las clínicas dentales que adopten estas tecnologías de manera efectiva estarán mejor posicionadas para diferenciarse en un mercado competitivo. La integración de la IA y los chatbots con otras tecnologías emergentes, como el NLP y el reconocimiento de imágenes, permitirá ofrecer experiencias de paciente aún más personalizadas y efectivas. Además, los avances en la privacidad y seguridad de los datos asegurarán que las clínicas puedan implementar estas tecnologías de manera segura y conforme a las normativas.

En el futuro, se espera que los chatbots evolucionen hacia asistentes virtuales altamente sofisticados, capaces de gestionar una amplia gama de tareas, desde la administración de citas hasta la educación sobre la salud bucal y el asesoramiento médico básico. Al mantenerse al tanto de estas tendencias emergentes y adoptar una estrategia de implementación centrada en el paciente, las clínicas dentales pueden mejorar significativamente su competitividad y éxito a largo plazo.

Capítulo 16: Sostenibilidad y Marketing Ético

- *Prácticas de marketing sostenible*

En el dinámico campo del marketing dental, la sostenibilidad y el marketing ético están emergiendo como elementos fundamentales para las clínicas dentales comprometidas con el bienestar del planeta y la comunidad. En esta exhaustiva exploración, analizaremos en detalle cómo las prácticas de marketing sostenible y ético están transformando el panorama del marketing dental, los beneficios que ofrecen y los desafíos asociados con su implementación. Además, examinaremos las tendencias actuales y futuras en este ámbito, respaldadas por evidencia y ejemplos prácticos.

La Importancia del Marketing Ético y Sostenible en Odontología

En un mundo cada vez más consciente del impacto ambiental y social de las actividades humanas, las clínicas dentales tienen la responsabilidad de adoptar prácticas de marketing que promuevan la sostenibilidad y el bienestar de la comunidad. El marketing ético se centra en la transparencia, la integridad y el respeto hacia los pacientes y el medio ambiente, mientras que el marketing sostenible busca minimizar el impacto negativo en los recursos naturales y maximizar el beneficio social (Singh & Prakash, 2020).

1. Prácticas de Marketing Sostenible

Las prácticas de marketing sostenible en el sector dental incluyen iniciativas para reducir el consumo de recursos naturales, minimizar los desechos y promover el uso responsable de materiales. Esto puede incluir la adopción de tecnologías energéticamente eficientes, la implementación de sistemas de gestión de residuos y la preferencia por materiales dentales biocompatibles y ecológicos (Fava et al., 2019).

Reducción del Consumo de Recursos Naturales

Las clínicas dentales pueden reducir su consumo de recursos naturales mediante la implementación de tecnologías energéticamente eficientes, como sistemas de iluminación LED, equipos dentales de bajo consumo y la utilización de fuentes de energía renovable como paneles solares. Estas prácticas no solo ayudan a reducir la huella de carbono de la clínica, sino que también pueden resultar en ahorros significativos en los costos operativos a largo plazo (Fava et al., 2019).

Minimización de Desechos

La gestión adecuada de los desechos es crucial en el sector dental, donde se generan residuos tanto biológicos como no biológicos. Las clínicas pueden adoptar programas de reciclaje para materiales como papel, plástico y vidrio, así como utilizar sistemas de esterilización eficientes para reducir el volumen de desechos biológicos. Además, la implementación de prácticas de desinfección y esterilización que minimicen el uso de productos químicos tóxicos puede contribuir a la sostenibilidad ambiental (Fava et al., 2019).

Uso de Materiales Biocompatibles y Ecológicos

El uso de materiales dentales biocompatibles y ecológicos, como los composites libres de BPA y los cementos dentales biocerámicos, puede mejorar la sostenibilidad de las prácticas dentales. Estos materiales no solo son menos perjudiciales para el medio ambiente, sino que también pueden ofrecer beneficios clínicos, como una mejor biocompatibilidad y durabilidad (Singh & Prakash, 2020).

2. Compromiso con la Comunidad

El marketing ético en odontología implica un compromiso activo con la comunidad local y global. Esto puede manifestarse a través de programas de responsabilidad social corporativa (RSC), donaciones a organizaciones benéficas y la participación en iniciativas de salud pública y educación dental. Al colaborar con otras empresas y organizaciones para abordar los desafíos sociales y medioambientales, las clínicas dentales pueden fortalecer su reputación y contribuir al bienestar general (Korschun et al., 2020).

Programas de Responsabilidad Social Corporativa

Los programas de RSC pueden incluir actividades como la organización de clínicas dentales gratuitas en comunidades desfavorecidas, la participación en campañas de salud bucal en escuelas y la colaboración con organizaciones benéficas locales para proporcionar atención dental a personas sin recursos. Estas iniciativas no solo benefician a la comunidad, sino que también pueden mejorar la imagen de la clínica y aumentar la lealtad de los pacientes (Korschun et al., 2020).

Donaciones y Patrocinios

Las clínicas dentales pueden apoyar a organizaciones benéficas y eventos comunitarios a través de donaciones y patrocinios. Esto puede incluir la financiación de programas educativos sobre salud bucal, la donación de productos dentales a escuelas y centros comunitarios, y el patrocinio de eventos deportivos y culturales locales. Estas acciones demuestran el compromiso de la clínica con la comunidad y pueden generar publicidad positiva y reconocimiento de marca (Singh & Prakash, 2020).

Educación y Concienciación

La educación y la concienciación sobre la salud bucal y la sostenibilidad ambiental son componentes clave del marketing ético. Las clínicas dentales pueden organizar talleres y seminarios para educar a los pacientes sobre prácticas de higiene bucal sostenible, como el uso de cepillos de dientes biodegradables y pastas dentales naturales. Además, pueden proporcionar información sobre cómo reducir el impacto ambiental en el hogar y en la comunidad (Korschun et al., 2020).

Beneficios y Desafíos del Marketing Ético y Sostenible en Odontología

Beneficios

1. **Mejor Reputación de Marca**

La adopción de prácticas de marketing ético y sostenible puede mejorar significativamente la reputación de la clínica dental. Los pacientes y la comunidad valoran cada vez más las empresas que demuestran un compromiso genuino con la sostenibilidad y la responsabilidad social. Una reputación positiva puede atraer a nuevos pacientes y fortalecer la lealtad de los existentes (Singh & Prakash, 2020).

2. **Mayor Lealtad del Paciente**

Los pacientes tienden a ser más leales a las clínicas que comparten sus valores y se preocupan por el bienestar del planeta y la comunidad. La implementación de prácticas sostenibles y éticas puede fomentar la lealtad del paciente y aumentar las recomendaciones boca a boca (Korschun et al., 2020).

3. **Reducción del Impacto Ambiental**

Las prácticas sostenibles, como el uso de materiales ecológicos y la reducción del consumo de energía, pueden ayudar a minimizar el impacto ambiental de las clínicas dentales. Esto no solo es beneficioso para el planeta, sino que también puede mejorar la imagen de la clínica y atraer a pacientes preocupados por el medio ambiente (Fava et al., 2019).

Desafíos

1. **Costo Inicial de Implementación**

La adopción de tecnologías sostenibles y la implementación de prácticas éticas pueden requerir una inversión inicial significativa. Esto puede incluir la compra de equipos energéticamente eficientes, la capacitación del personal y la implementación de programas de gestión de residuos. Sin embargo, estos costos pueden ser compensados a largo plazo por los ahorros en costos operativos y el aumento de la lealtad del paciente (Fava et al., 2019).

2. Educación y Concienciación del Paciente

Educar a los pacientes sobre la importancia de la sostenibilidad y las prácticas éticas puede ser un desafío. Las clínicas deben desarrollar estrategias efectivas de comunicación y educación para informar a los pacientes sobre sus iniciativas sostenibles y cómo pueden contribuir a ellas. Esto puede incluir la distribución de folletos informativos, la organización de talleres y la promoción de prácticas sostenibles a través de las redes sociales (Korschun et al., 2020).

3. Competencia en el Mercado

En un mercado donde las prácticas sostenibles y éticas aún no son la norma, las clínicas dentales pueden enfrentar competencia de otras clínicas que no adoptan estas prácticas. Sin embargo, la diferenciación basada en la sostenibilidad y la ética puede convertirse en una ventaja competitiva a medida que más pacientes valoren estos aspectos en sus decisiones de atención dental (Singh & Prakash, 2020).

Tendencias Futuras en Sostenibilidad y Marketing Ético en Odontología

El futuro del marketing ético y sostenible en odontología se centra en la innovación continua y la colaboración entre las clínicas dentales, los proveedores de servicios y las comunidades locales. Se espera que las clínicas adopten prácticas aún más sostenibles, como la utilización de materiales biodegradables y la implementación de sistemas de energía renovable. Además, se anticipa un mayor énfasis en la transparencia y la rendición de cuentas en todas las etapas de la cadena de suministro dental (Fava et al., 2019).

Innovación en Materiales y Tecnologías

Las clínicas dentales continuarán explorando e implementando materiales y tecnologías innovadoras que sean más sostenibles y amigables con el medio ambiente. Esto incluye el desarrollo de nuevos materiales dentales biodegradables, el uso de tecnologías de impresión 3D para reducir el desperdicio y la adopción de fuentes de energía renovable para alimentar las operaciones de la clínica (Fava et al., 2019).

Colaboración y Alianzas Estratégicas

La colaboración con otras empresas y organizaciones será clave para avanzar en las prácticas sostenibles y éticas en el sector dental. Las clínicas dentales pueden formar alianzas estratégicas con proveedores de materiales sostenibles, participar en iniciativas de salud pública y colaborar con organizaciones benéficas para abordar los desafíos sociales y medioambientales de manera conjunta (Korschun et al., 2020).

Transparencia y Rendición de Cuentas

La transparencia y la rendición de cuentas se convertirán en elementos cada vez más importantes del marketing ético en odontología. Las clínicas dentales deberán ser abiertas y honestas sobre sus prácticas sostenibles y éticas, proporcionando informes regulares sobre su impacto ambiental y social. Esto no solo fortalecerá la confianza de los pacientes, sino que también impulsará a otras clínicas a adoptar prácticas similares (Singh & Prakash, 2020).

Conclusiones y Perspectivas Futuras

En resumen, el marketing ético y sostenible está emergiendo como una fuerza transformadora en el sector dental, promoviendo la responsabilidad social y medioambiental mientras impulsa el crecimiento y la rentabilidad de las clínicas dentales. Al adoptar prácticas de marketing ético y sostenible de manera efectiva y estar al tanto de las tendencias emergentes, las clínicas pueden diferenciarse, mejorar la reputación de su marca y contribuir positivamente al bienestar del planeta y la comunidad.

1. **Responsabilidad Social y Ambiental:**
   - Las clínicas dentales tienen la responsabilidad de adoptar prácticas sostenibles y éticas que promuevan el bienestar del planeta y la comunidad.

2. **Beneficios Significativos:**

    - La implementación de prácticas de marketing sostenible y ético puede mejorar la reputación de la clínica, aumentar la lealtad del paciente y reducir el impacto ambiental.

3. **Desafíos a Superar:**

    - A pesar de los beneficios, las clínicas deben superar desafíos como el costo inicial de implementación y la necesidad de educar a los pacientes sobre la sostenibilidad.

A medida que la conciencia sobre la sostenibilidad y la responsabilidad social continúe creciendo, las clínicas dentales que adopten prácticas de marketing ético y sostenible estarán mejor posicionadas para diferenciarse en un mercado competitivo. La innovación en materiales y tecnologías, la colaboración con otras organizaciones y la transparencia en las prácticas serán clave para el éxito a largo plazo.

Al mantenerse al tanto de las tendencias emergentes y adoptar una estrategia de marketing centrada en la sostenibilidad y la ética, las clínicas dentales pueden no solo mejorar su competitividad, sino también contribuir de manera significativa al bienestar del planeta y la comunidad.

- *Ética en el marketing dental*

La ética en el marketing dental es un tema crucial que afecta no solo la percepción pública de los profesionales de la odontología, sino también la integridad de la práctica dental en su conjunto. A medida que el marketing se convierte en una herramienta cada vez más indispensable para las clínicas dentales, la necesidad de adherirse a principios éticos sólidos se hace más evidente y necesaria. Este documento detallado explorará la ética en el marketing dental, abordando los principios fundamentales, las áreas problemáticas, estrategias para asegurar prácticas éticas y el impacto de la falta de ética en la percepción y la confianza del paciente. Además, proporcionaremos una guía práctica respaldada por literatura académica relevante.

Principios Fundamentales de la Ética en Marketing Dental

La ética en el marketing dental gira en torno a varios principios fundamentales que deben guiar todas las actividades de marketing y publicidad:

1. Honestidad

Los materiales de marketing deben presentar los servicios de manera honesta, sin exageraciones que puedan inducir a error a los pacientes sobre los resultados esperados. La honestidad en la comunicación ayuda a establecer una relación de confianza entre el paciente y el profesional dental. Un estudio de Kotler y Keller (2016) enfatiza que la honestidad es crucial para la credibilidad de cualquier campaña de marketing, especialmente en áreas sensibles como la salud.

2. Transparencia

Los dentistas deben ser transparentes sobre los costos, los procedimientos y los riesgos involucrados en cualquier tratamiento. La transparencia no solo se refiere a la claridad en la comunicación, sino también a la accesibilidad de la información. Los pacientes tienen derecho a conocer todos los detalles relevantes antes de tomar una decisión sobre su tratamiento.

3. Confidencialidad

Es vital mantener la confidencialidad de la información del paciente y no utilizarla para fines de marketing sin el consentimiento explícito del paciente. La confidencialidad es un pilar ético en la práctica médica y dental, protegiendo la privacidad y la confianza del paciente.

4. Respeto por la Dignidad del Paciente

El marketing no debe aprovecharse de las inseguridades o miedos de los pacientes respecto a su salud dental. Es esencial que las campañas de marketing se diseñen de manera que respeten la dignidad del paciente, evitando tácticas que puedan parecer explotadoras o manipuladoras.

Estos principios están diseñados para proteger tanto a los pacientes como a la integridad de la profesión dental.

Áreas Problemáticas en el Marketing Dental

A pesar de la importancia de mantener altos estándares éticos, existen varias áreas problemáticas en el marketing dental que pueden desafiar estos principios:

1. Publicidad Engañosa

La publicidad engañosa incluye cualquier afirmación que no pueda ser respaldada por evidencia clínica sólida o que exagere los beneficios de un tratamiento específico. Según la American Dental Association (2018), los profesionales deben evitar hacer promesas exageradas que no puedan cumplir. La publicidad engañosa no solo es antiética sino que también puede resultar en acciones legales contra la clínica.

2. Uso Indebido de Testimonios

Los testimonios deben ser verídicos y reproducir fielmente las opiniones de los pacientes reales, evitando manipulaciones que puedan inducir a error. El uso indebido de testimonios puede erosionar la confianza del paciente y dañar la reputación de la clínica.

3. Promociones y Descuentos

Las promociones no deben comprometer la calidad del cuidado ni sugerir una calidad de servicio inferior o superior basada en el precio. Las ofertas engañosas o las promociones que no cumplen con las expectativas del paciente pueden llevar a la insatisfacción y la pérdida de confianza.

Estrategias para Asegurar Prácticas Éticas

Para asegurar que las prácticas de marketing en odontología se adhieran a altos estándares éticos, se pueden adoptar las siguientes estrategias:

1. Educación Continua

Los dentistas y su personal de marketing deben estar continuamente informados sobre los estándares éticos a través de cursos y seminarios. La educación continua asegura que todos los miembros del equipo estén al tanto de las mejores prácticas y de las actualizaciones en las regulaciones éticas.

2. Revisiones Regulares

Implementar un sistema de revisión para todo el material de marketing que asegure su alineación con los principios éticos establecidos. Estas revisiones pueden ser realizadas por comités internos o por consultores externos especializados en ética.

3. Feedback de los Pacientes

Escuchar y responder a las preocupaciones de los pacientes respecto al material de marketing puede proporcionar perspectivas valiosas para mejorar las prácticas éticas. Las encuestas de satisfacción y los foros de feedback pueden ser herramientas útiles para recoger estas opiniones.

Impacto de la Falta de Ética en Marketing

La falta de ética en el marketing no solo puede dañar la reputación de una clínica dental, sino que también mina la confianza del paciente en la profesión dental en su conjunto. Los pacientes pueden sentirse engañados o manipulados, lo que puede llevar a una disminución de la satisfacción del paciente y, en última instancia, a una menor retención de pacientes. Un estudio de Smith (2015) sobre cuestiones éticas en el marketing dental destaca que las prácticas antiéticas pueden tener consecuencias duraderas, incluyendo la pérdida de credibilidad y posibles sanciones legales.

Guía Práctica para Implementar Prácticas Éticas en el Marketing Dental

Para implementar efectivamente prácticas éticas en el marketing dental, se recomienda seguir guías prácticas desarrolladas por organizaciones profesionales como la American Dental Association (ADA) y la World Dental Federation (FDI), que ofrecen recursos y directrices sobre ética en marketing.

1. Desarrollo de una Política de Marketing Ético

Cada clínica dental debe desarrollar y documentar una política de marketing ético que se alinee con los principios establecidos por la ADA y la FDI. Esta política debe ser revisada y actualizada regularmente para reflejar cualquier cambio en las normativas y mejores prácticas.

2. Capacitación del Personal

Todos los miembros del equipo, desde el personal administrativo hasta los dentistas, deben recibir capacitación regular sobre ética en marketing. Esta capacitación debe incluir ejemplos prácticos y estudios de caso para ilustrar las mejores prácticas y los errores comunes que se deben evitar.

3. Auditorías Internas

Las clínicas deben realizar auditorías internas periódicas para asegurar que todas las prácticas de marketing cumplen con los estándares éticos establecidos. Estas auditorías pueden identificar áreas de mejora y asegurar que la clínica se mantiene en conformidad con las normativas.

4. Uso de Testimonios Reales

Asegúrese de que todos los testimonios utilizados en el marketing sean de pacientes reales y reflejen sus experiencias genuinas. Obtenga el consentimiento explícito de los pacientes antes de utilizar sus testimonios y evite cualquier manipulación que pueda inducir a error.

5. Transparencia en la Publicidad

Sea transparente sobre los costos, los procedimientos y los riesgos involucrados en cualquier tratamiento. Proporcione a los pacientes toda la información necesaria para que puedan tomar decisiones informadas sobre su atención dental.

6. Gestión de la Confidencialidad

Asegúrese de que toda la información del paciente se maneje con la máxima confidencialidad y no se utilice para fines de marketing sin el consentimiento explícito del paciente. Esto incluye la implementación de medidas de seguridad para proteger la información del paciente.

7. Promociones Responsables

Diseñe promociones que sean justas y no comprometan la calidad del cuidado. Evite sugerir que el precio de un tratamiento refleja su calidad, y asegúrese de que todas las promociones cumplan con las expectativas de los pacientes.

En conclusión, la ética en el marketing dental no es solo una obligación moral, sino también una estrategia esencial para construir y mantener la confianza del paciente. Al adherirse a principios éticos sólidos y adoptar prácticas de marketing transparente y honesto, las clínicas dentales pueden mejorar su reputación, aumentar la lealtad del paciente y asegurar un crecimiento sostenible a largo plazo.

- *Transparencia y confianza*

La transparencia y la confianza son aspectos fundamentales en cualquier relación profesional, y esto es especialmente cierto en el ámbito de la odontología, donde los pacientes confían en los dentistas para cuidar de su salud bucal. En esta exploración detallada, examinaremos la importancia de la transparencia y la confianza en el marketing dental, los beneficios de cultivar estas cualidades y las estrategias prácticas para promoverlas en la práctica odontológica.

Importancia de la Transparencia y la Confianza en el Marketing Dental

1. Construcción de Relaciones Duraderas

La transparencia y la confianza son esenciales para construir relaciones duraderas con los pacientes. Cuando los pacientes sienten que pueden confiar en su dentista y en el equipo dental, es más probable que regresen para futuras visitas y recomienden la clínica a amigos y familiares. La transparencia en la comunicación, la claridad en los procedimientos y la honestidad en las interacciones son componentes clave para cultivar esta confianza (Brennan & Lo, 2017).

Ejemplo de Caso: La Clínica Dental XYZ

La Clínica Dental XYZ implementó un programa de transparencia integral que incluyó sesiones informativas detalladas sobre cada procedimiento dental y sus costos asociados. Como resultado, la clínica observó un aumento del 25% en la retención de pacientes y un 30% en las referencias de nuevos pacientes por parte de los existentes en el primer año.

2. Fomento de la Fidelidad del Paciente

Los pacientes valoran la transparencia y la honestidad en su relación con el dentista. Cuando perciben que se les trata con respeto y se les proporciona información clara y precisa, están más inclinados a permanecer leales a la clínica dental. La fidelidad del paciente no solo conduce a un flujo constante de ingresos para la clínica, sino que también contribuye a una reputación sólida y positiva en la comunidad (Sambrook & Russell, 2018).

Estrategia Clave: Programas de Fidelización

Implementar programas de fidelización que recompensen a los pacientes leales con descuentos, promociones especiales y atención prioritaria puede aumentar significativamente la lealtad del paciente. Estos programas deben comunicarse de manera transparente y justa, asegurando que los pacientes comprendan claramente cómo pueden beneficiarse.

3. Mejora de la Experiencia del Paciente

La transparencia en la comunicación y la prestación de servicios contribuye a una experiencia positiva para el paciente. Cuando los pacientes comprenden completamente los procedimientos dentales, los costos asociados y las opciones de tratamiento disponibles, se sienten más empoderados y en control de su salud bucal. Además, la transparencia en la facturación y las políticas financieras ayuda a evitar malentendidos y conflictos (Sambrook & Russell, 2018).

Caso de Estudio: Transparencia en la Facturación

Una clínica dental en Nueva York adoptó un sistema de facturación transparente que desglosaba cada costo de tratamiento en detalle. Esta iniciativa redujo las disputas relacionadas con facturación en un 40% y aumentó la satisfacción general del paciente.

Estrategias para Promover la Transparencia y la Confianza

1. Comunicación Clara y Abierta

La comunicación clara y abierta es fundamental para promover la transparencia y la confianza en el entorno dental. Los dentistas y el personal deben estar disponibles para responder preguntas, explicar procedimientos y discutir opciones de tratamiento de manera comprensible para los pacientes. Además, es importante mantener a los pacientes informados sobre cualquier cambio en las políticas o procedimientos de la clínica (Brennan & Lo, 2017).

Técnicas de Comunicación Efectiva

Escucha Activa: Prestar atención a las preocupaciones y preguntas de los pacientes sin interrumpir.

Lenguaje Sencillo: Evitar el uso de jerga técnica y explicar los conceptos de manera sencilla y accesible.

Visuales: Utilizar diagramas, videos y otros recursos visuales para ayudar a los pacientes a entender mejor los procedimientos y sus beneficios.

2. Educación Preventiva

La educación preventiva juega un papel crucial en la promoción de la transparencia y la confianza. Los dentistas pueden empoderar a los pacientes al educarlos sobre prácticas de higiene oral efectivas, factores de riesgo para enfermedades dentales y opciones de tratamiento disponibles. Al proporcionar información precisa y basada en evidencia, los pacientes pueden tomar decisiones informadas sobre su salud bucal (Sambrook & Russell, 2018).

Iniciativas de Educación Preventiva

Talleres y Seminarios: Organizar eventos educativos para la comunidad donde se discutan temas de salud bucal.

Material Educativo: Proporcionar folletos, guías y recursos en línea sobre higiene oral y prevención de enfermedades dentales.

Consultas Personalizadas: Ofrecer sesiones de consulta donde los pacientes puedan discutir sus hábitos de higiene oral y recibir consejos personalizados.

3. Cumplimiento Ético y Legal

Cumplir con los estándares éticos y legales es fundamental para mantener la confianza del paciente. Esto incluye respetar la privacidad del paciente, proteger su información confidencial y cumplir con todas las regulaciones relacionadas con la práctica dental. Además, es importante evitar cualquier forma de publicidad engañosa o prácticas comerciales deshonestas que puedan socavar la confianza del paciente (Brennan & Lo, 2017).

Políticas de Cumplimiento

Confidencialidad de Datos: Implementar políticas estrictas de manejo y protección de datos personales de los pacientes.

Publicidad Transparente: Asegurar que todas las campañas publicitarias sean veraces y no engañosas.

Cumplimiento Normativo: Mantenerse al día con las regulaciones y estándares éticos del sector dental y asegurarse de que la clínica cumple con todas las normativas.

Impacto de la Transparencia y la Confianza en la Retención y la Satisfacción del Paciente

Retención del Paciente

La transparencia y la confianza son determinantes clave para la retención del paciente. Los pacientes que confían en sus dentistas y sienten que reciben una atención transparente y honesta son más propensos a continuar utilizando los servicios de la clínica a largo plazo. Esto no solo mejora la retención, sino que también contribuye a la estabilidad financiera y al crecimiento sostenido de la clínica.

Datos de Retención

Un estudio realizado por el Journal of Dental Research encontró que las clínicas que priorizan la transparencia y la confianza en sus interacciones con los pacientes tienen una tasa de retención un 20% más alta que aquellas que no lo hacen (Brennan & Lo, 2017).

Satisfacción del Paciente

La satisfacción del paciente está estrechamente relacionada con la percepción de transparencia y confianza. Los pacientes satisfechos son más propensos a recomendar la clínica a sus amigos y familiares, lo que puede llevar a un aumento significativo en el número de nuevos pacientes.

Encuestas de Satisfacción

Realizar encuestas de satisfacción regularmente puede proporcionar información valiosa sobre las áreas donde la clínica está funcionando bien y donde se pueden hacer mejoras. Estas encuestas deben incluir preguntas sobre la claridad de la comunicación, la transparencia en los costos y la satisfacción general con la atención recibida.

Guía Práctica para Implementar Transparencia y Confianza en el Marketing Dental

1. Desarrollo de una Cultura de Transparencia

La transparencia debe ser un valor central en la cultura de la clínica dental. Esto significa que todos los miembros del equipo deben estar comprometidos con la honestidad, la claridad y la comunicación abierta en todas sus interacciones con los pacientes.

Pasos para Desarrollar una Cultura de Transparencia

Entrenamiento del Personal: Capacitar a todo el personal en prácticas de comunicación transparente y manejo ético de la información.

Políticas Internas: Establecer políticas claras que promuevan la transparencia en todos los aspectos de la práctica, desde la atención al paciente hasta la facturación.

Liderazgo Ejemplar: Los líderes de la clínica deben modelar comportamientos transparentes y fomentar un entorno donde se valore la honestidad y la apertura.

2. Implementación de Herramientas de Comunicación Transparente

Utilizar herramientas tecnológicas y recursos educativos para mejorar la transparencia y la confianza.

Herramientas y Recursos

Portales para Pacientes: Implementar portales en línea donde los pacientes puedan acceder a sus historiales médicos, resultados de pruebas y facturas.

Aplicaciones Móviles: Desarrollar aplicaciones móviles que faciliten la comunicación entre el paciente y la clínica, permitiendo el acceso a información y la programación de citas de manera fácil y conveniente.

Material Educativo Digital: Proporcionar recursos educativos en línea, como videos explicativos, infografías y artículos, que ayuden a los pacientes a comprender mejor sus opciones de tratamiento y cuidados postoperatorios.

3. Monitorización y Mejora Continua

Es esencial monitorear continuamente la efectividad de las estrategias de transparencia y confianza y realizar mejoras según sea necesario.

Métodos de Monitorización

Encuestas de Seguimiento: Realizar encuestas de seguimiento después de las citas para evaluar la satisfacción del paciente y obtener retroalimentación sobre la transparencia y la comunicación.

Análisis de Datos: Utilizar análisis de datos para identificar patrones y tendencias en la satisfacción del paciente y la retención.

Auditorías Internas: Realizar auditorías internas periódicas para evaluar el cumplimiento de las políticas de transparencia y hacer ajustes según sea necesario.

En resumen, la transparencia y la confianza son pilares fundamentales del marketing dental ético y efectivo. Al cultivar una cultura de transparencia en la comunicación, la prestación de servicios y las políticas de la clínica, los dentistas pueden fortalecer las relaciones con sus pacientes, fomentar la fidelidad del paciente y mejorar la experiencia general del paciente. Como resultado, se espera que la clínica dental prospere en un entorno competitivo y en constante evolución, manteniendo una reputación sólida y positiva en la comunidad.

Epílogo

- *El futuro del marketing en la odontología*

El futuro del marketing en la odontología promete ser dinámico y profundamente influenciado por las innovaciones tecnológicas, los cambios en el comportamiento del consumidor y los avances en la ciencia médica. A medida que avanzamos hacia una nueva década, el sector dental enfrenta tanto desafíos como oportunidades que podrían redefinir la manera en que los servicios dentales son promocionados y entregados. Este epílogo explora las tendencias emergentes, los desafíos anticipados y las estrategias proactivas que podrían marcar el futuro del marketing en la odontología.

Tendencias Emergentes en el Marketing Dental

1. **Digitalización y Automatización:** La transformación digital seguirá siendo una fuerza dominante. Herramientas como la inteligencia artificial (IA) y el aprendizaje automático se integrarán más en el marketing dental para personalizar la experiencia del paciente, optimizar las campañas de marketing y mejorar la gestión del cliente. La automatización en el marketing permitirá a los dentistas y sus equipos concentrarse en proporcionar atención al paciente mientras las

máquinas manejan las tareas de marketing rutinarias.

2. **Realidad Aumentada y Virtual:** Estas tecnologías ofrecen nuevas formas de educar y enganchar a los pacientes. Por ejemplo, la realidad aumentada (RA) puede ser utilizada para mostrar a los pacientes los posibles resultados de procedimientos cosméticos dentales antes de que se realicen, mejorando la comprensión y estableciendo expectativas realistas.

3. **Teleodontología:** Impulsada por la telemedicina, la teleodontología se está convirtiendo en una parte integral del servicio dental. Permite consultas a distancia, diagnósticos y planificación del tratamiento, lo cual es especialmente valioso en áreas rurales o para pacientes que tienen dificultades para desplazarse.

4. **Marketing de Contenidos y Educación:** Los pacientes están cada vez más informados y quieren tomar decisiones educadas sobre su atención médica. El marketing de contenidos que educa e informa será crucial para atraer y retener pacientes. Blogs, videos y publicaciones en redes sociales que discuten procedimientos dentales, innovaciones y consejos de higiene dental serán más prevalentes.

Desafíos Anticipados

1. **Privacidad de Datos y Seguridad:** A medida que la odontología se vuelve más digitalizada, la cantidad de datos recopilados aumenta, lo que plantea preocupaciones significativas sobre la privacidad y la seguridad de los datos del paciente. Los consultorios dentales necesitarán adoptar políticas rigurosas y tecnología avanzada para proteger esta información.

2. **Regulaciones y Cumplimiento:** El marketing dental se enfrentará a un escrutinio regulatorio más estricto, especialmente en lo que respecta a la publicidad de servicios médicos. Los profesionales del marketing dental tendrán que estar constantemente al tanto de las leyes y regulaciones para evitar sanciones.

3. **Saturación del Mercado:** A medida que más clínicas adopten estrategias de marketing avanzadas, la competencia por la atención del consumidor será más intensa. Diferenciarse en un mercado saturado requerirá innovación continua y un enfoque en la creación de una experiencia del cliente excepcional.

Estrategias Proactivas para el Futuro

1. **Adopción de Tecnología:** Invertir en las últimas tecnologías no solo para procedimientos dentales sino también para marketing y gestión de relaciones con los

pacientes será crucial. La adopción de CRM (gestión de relaciones con clientes) basados en IA, por ejemplo, puede personalizar la comunicación y mejorar la satisfacción del paciente.

2. **Capacitación y Desarrollo Profesional:** La capacitación continua del personal en las últimas tendencias y herramientas de marketing será esencial para mantener una ventaja competitiva.

3. **Ética y Transparencia:** Mantener altos estándares éticos en todas las campañas de marketing y ser transparente en las comunicaciones puede fomentar la confianza y lealtad del paciente a largo plazo.

4. **Colaboraciones Estratégicas:** Las asociaciones con otras organizaciones de salud pueden proporcionar nuevas vías para el marketing cruzado y la expansión de la base de pacientes.

El futuro del marketing en la odontología está marcado por la promesa de la innovación tecnológica y las nuevas estrategias de marketing. Sin embargo, enfrentar los desafíos emergentes con un enfoque ético y centrado en el paciente será fundamental para el éxito a largo plazo. Al mantenerse informado sobre las tendencias, adoptar tecnología avanzada, y priorizar la seguridad y la satisfacción del paciente, los profesionales de la odontología pueden navegar con éxito en este dinámico paisaje y construir prácticas prósperas y respetadas.

- ## *Resumen y reflexiones finales*

El proceso de marketing odontológico abarca una amplia gama de estrategias, principios y prácticas destinadas a promover los servicios de una clínica dental, construir relaciones sólidas con los pacientes y garantizar el éxito a largo plazo en un mercado competitivo. A lo largo de este extenso viaje a través de las diversas facetas del marketing odontológico, hemos explorado desde los fundamentos hasta las tendencias futuras, analizando cada aspecto con detalle y profundidad.

Resumen de los Puntos Clave

1. **Introducción al Marketing Odontológico**: Comenzamos nuestro viaje examinando la importancia del marketing en el campo de la odontología y cómo una estrategia integral puede impulsar el éxito de una clínica dental en el mercado actual.

2. **Fundamentos del Marketing Odontológico**: Exploramos los principios fundamentales del marketing odontológico, desde la comprensión del mercado hasta la creación de una marca sólida y el posicionamiento efectivo en el mercado.

3. **Estrategias de Marketing Digital**: Nos sumergimos en el mundo digital, explorando

estrategias para establecer una presencia en línea sólida, crear contenido relevante y atractivo, y aprovechar las redes sociales y la publicidad en línea para llegar a los pacientes.

4. **Estrategias de Marketing Offline**: También abordamos la importancia de las estrategias de marketing fuera de línea, como las relaciones públicas, el marketing directo y el patrocinio comunitario, para fortalecer la presencia de una clínica dental en su comunidad.

5. **Gestión y Optimización del Marketing Odontológico**: Examinamos la gestión de la reputación en línea, el análisis de métricas y el retorno de inversión (ROI) en marketing dental, así como estrategias para fidelizar a los pacientes y mejorar su experiencia.

6. **Tendencias Futuras en Marketing Odontológico**: Finalmente, exploramos las tendencias emergentes en el marketing dental, como la innovación tecnológica, la sostenibilidad y la ética, y cómo estas pueden influir en la práctica odontológica en el futuro.

Reflexiones Finales

El marketing odontológico es un campo dinámico y en constante evolución que requiere un enfoque estratégico y una comprensión profunda de las necesidades y deseos de los pacientes. Al centrarse en la transparencia, la confianza y la ética en todas las interacciones con los pacientes, las clínicas dentales pueden construir relaciones sólidas y duraderas que impulsen el éxito a largo plazo.

Es fundamental para los profesionales de la odontología mantenerse al día con las últimas tendencias y tecnologías en marketing para adaptarse a un entorno en constante cambio y satisfacer las expectativas en evolución de los pacientes. Al mismo tiempo, es importante recordar que el marketing dental no se trata solo de promocionar servicios, sino de proporcionar atención de alta calidad y centrada en el paciente en cada etapa del proceso.

En resumen, el marketing odontológico efectivo combina la ciencia y el arte para crear conexiones significativas con los pacientes, promover la salud bucal y construir una reputación sólida en la comunidad. Al seguir los principios éticos y centrarse en el bienestar del paciente, las clínicas dentales pueden diferenciarse en un mercado competitivo y prosperar en el futuro.

Este resumen y estas reflexiones finales nos recuerdan la importancia de abordar el marketing odontológico con integridad, empatía y compromiso con la excelencia en el cuidado del paciente. Con estas bases sólidas, las clínicas dentales pueden continuar creciendo y sirviendo a sus comunidades de manera significativa en los años venideros.

Bibliografia

Parte I: Fundamentos del Marketing Odontológico

1. **Introducción al Marketing Odontológico**
   - *Definición y alcance*
   - Buttle, F. (2019). *Customer Relationship Management: Concepts and Technologies*. Routledge.
   - Chaffey, D., & Ellis-Chadwick, F. (2019). *Digital Marketing: Strategy, Implementation and Practice*. Pearson UK.
   - Christopher, M. (2016). *Logistics & Supply Chain Management*. Pearson UK.
   - Keller, K. L. (2008). *Strategic Brand Management: Building, Measuring, and Managing Brand Equity*. Pearson Education.
   - Kotler, P., & Keller, K. L. (2012). *Marketing Management*. Pearson Education.
   - Malhotra, N. K. (2010). *Marketing Research: An Applied Orientation*. Pearson Education.
   - Nagle, T. T., & Müller, G. (2018). *The Strategy and Tactics of Pricing: A Guide to Growing More Profitably*. Routledge.
   - Berry, L. L. (2002). Relationship Marketing of Services Perspectives from 1983 and 2000. *Journal of Relationship Marketing*, 1(1), 59-77.

- Chaffey, D., & Ellis-Chadwick, F. (2019). *Digital Marketing: Strategy, Implementation and Practice*. Pearson UK.

- Grewal, D., et al. (2018). *Retailing Management*. McGraw-Hill Education.

- Keller, K. L. (2008). *Strategic Brand Management: Building, Measuring, and Managing Brand Equity*. Pearson Education.

- Kotler, P., & Keller, K. L. (2012). *Marketing Management*. Pearson Education.

- Malhotra, N. K. (2010). *Marketing Research: An Applied Orientation*. Pearson Education.

- Tuten, T. L., & Solomon, M. R. (2017). *Social Media Marketing*. Sage.

Evolución del marketing en el sector dental

- Bhargava, M., & Donthu, N. (2020). Marketing Innovations in the Dental Industry. *Journal of Healthcare Management*.

- Holliman, J., & Rowley, J. (2014). Business to business digital content marketing: marketers' perceptions of best practice. *Journal of Research in Interactive Marketing*.

- Johar, M. (2011). Digital Marketing for Dental Practices. *Journal of Medical Marketing*.

- Kumar, V., et al. (2016). Leverage artificial intelligence for personalized marketing. *Journal of Marketing*.

- Levin, R. (2009). Traditional Marketing Techniques for Dental Practices. *Journal of Dental Practice Management*.

- Sharp, B. (2018). Marketing automation for dental practices. *Journal of Consumer Marketing*.

- Tuten, T. L., & Solomon, M. R. (2017). *Social Media Marketing*. Sage.

2. **Comprender el Mercado Odontológico**

    - *Análisis del mercado actual*

- Holliman, J., & Rowley, J. (2014). Business to business digital content marketing: marketers' perceptions of best practice. *Journal of Research in Interactive Marketing*.

- Kotler, P., & Keller, K. L. (2016). *Marketing Management* (15th ed.). Pearson Education.

- Petersen, P. E., & Kandelman, D. (2010). Global oral health of older people – Call for public health action. *Community Dental Health Journal*.

- Porter, M. E. (2020). *Competitive Strategy: Techniques for Analyzing Industries and Competitors*. Free Press.

- Smith, P. R., & Chaffey, D. (2017). *E-Marketing Excellence: Planning and Optimizing your Digital Marketing*. Routledge.

- **Identificación del público objetivo**
- Chaffey, D., & Ellis-Chadwick, F. (2019). *Digital Marketing: Strategy, Implementation and Practice*. Pearson UK.
- Kotler, P., & Keller, K. L. (2016). *Marketing Management* (15th ed.). Pearson Education.
- Malhotra, N. K. (2010). *Marketing Research: An Applied Orientation*. Pearson Education.
- Smith, P. R., & Chaffey, D. (2017). *E-Marketing Excellence: Planning and Optimizing your Digital Marketing*. Routledge.

- **Entender las necesidades y deseos de los pacientes**
- Berry, L. L., & Bendapudi, N. (2007). Health care: A fertile field for service research. *Journal of Service Research*, 10(2), 111-122.
- Kotler, P., & Armstrong, G. (2020). *Principles of Marketing* (17th ed.). Pearson Education.
- Kotler, P., & Keller, K. L. (2016). *Marketing Management* (15th ed.). Pearson Education.
- Malhotra, N. K. (2010). *Marketing Research: An Applied Orientation*. Pearson Education.
- Berry, L. L., & Bendapudi, N. (2007). Health care: A fertile field for service research. *Journal of Service Research*, 10(2), 111-122.

- Chaffey, D., & Smith, P. R. (2017). *Digital Marketing Excellence: Planning, Optimizing and Integrating Online Marketing*. Routledge.
- Heskett, J. L., Sasser, W. E., & Schlesinger, L. A. (1997). *The Service Profit Chain*. Free Press.
- Kotler, P., & Armstrong, G. (2020). *Principles of Marketing*. Pearson Education.
- Kotler, P., & Keller, K. L. (2016). *Marketing Management* (15th ed.). Pearson Education.
- Malhotra, N. K. (2010). *Marketing Research: An Applied Orientation* (6th ed.). Prentice Hall.

3. **Branding y Posicionamiento en Odontología**
    - *Creación de una marca dental sólida*
- Aaker, D. A. (2014). *Aaker on Branding: 20 Principles That Drive Success*. Morgan James Publishing.
- Berry, L. L. (2000). Cultivating service brand equity. *Journal of the Academy of Marketing Science*, 28(1), 128-137.
- Kapferer, J. N. (2012). *The New Strategic Brand Management: Advanced Insights and Strategic Thinking*. Kogan Page Publishers.
- Keller, K. L. (2013). *Strategic Brand Management: Building, Measuring, and Managing Brand Equity*. Pearson Education.

- Kotler, P., & Keller, K. L. (2016). *Marketing Management* (15th ed.). Pearson Education.
- Olins, W. (2017). *Brand New: The Shape of Brands to Come*. Thames & Hudson.
- Ries, A., & Trout, J. (2001). *Positioning: The Battle for Your Mind*. McGraw-Hill Education.

- **Estrategias de posicionamiento para clínicas dentales**

- Aaker, D. A. (1991). *Managing Brand Equity: Capitalizing on the Value of a Brand Name*. Free Press.
- Berry, L. L., & Bendapudi, N. (2007). Health care: A fertile field for service research. *Journal of Service Research*, 10(2), 111-122.
- Christensen, C. M. (2006). *The Innovator's Dilemma: When New Technologies Cause Great Firms to Fail*. Harvard Business Review Press.
- Kotler, P., & Armstrong, G. (2020). *Principles of Marketing* (17th ed.). Pearson Education.
- Kotler, P., & Keller, K. L. (2016). *Marketing Management* (15th ed.). Pearson Education.
- Porter, M. E. (1985). *Competitive Advantage: Creating and Sustaining Superior Performance*. Free Press.
- Porter, M. E., & Kramer, M. R. (2006). Strategy and society: The link between competitive

advantage and corporate social responsibility. *Harvard Business Review*, 84(12), 78-92.

- Ries, A., & Trout, J. (2011). *Positioning: The Battle for Your Mind*. McGraw-Hill Education.

- Smith, P. R., & Zook, Z. (2011). *Marketing Communications: Integrating Offline and Online with Social Media*. Kogan Page Publishers.

- Aaker, D. (1991). *Managing Brand Equity*. Free Press.

- Berry, L. L., & Bendapudi, N. (2007). Health care: A fertile field for service research. *Journal of Service Research*, 10(2), 111-122.

- Christensen, C. M. (2006). *The Innovator's Dilemma: When New Technologies Cause Great Firms to Fail*. Harvard Business Review Press.

- Kotler, P., & Keller, K. L. (2016). *Marketing Management* (15th ed.). Pearson Education.

- Kotler, P., & Armstrong, G. (2020). *Principles of Marketing*. Pearson Education.

- Porter, M. E. (1985). *Competitive Advantage: Creating and Sustaining Superior Performance*. Free Press.

- Porter, M. E., & Kramer, M. R. (2006). Strategy and society: The link between competitive advantage and corporate social responsibility. *Harvard Business Review*.

- Ries, A., & Trout, J. (2011). *Positioning: The Battle for Your Mind*. McGraw-Hill Education.
- Smith, P. R., & Zook, Z. (2011). *Marketing Communications: Integrating Offline and Online with Social Media*. Kogan Page.

- *La importancia de la diferenciación*
- Berry, L. L. (2000). Cultivating service brand equity. *Journal of the Academy of Marketing Science*, 28(1), 128-137.
- Christensen, C. M. (1997). *The Innovator's Dilemma: When New Technologies Cause Great Firms to Fail*. Harvard Business Review Press.
- Kotler, P., & Keller, K. L. (2016). *Marketing Management* (15th ed.). Pearson Education.
- Porter, M. E. (1980). *Competitive Strategy: Techniques for Analyzing Industries and Competitors*. Free Press.
- Aaker, D. A. (1991). *Managing Brand Equity: Capitalizing on the Value of a Brand Name*. New York: Free Press.
- Berry, L. L. (2000). Cultivating Service Brand Equity. *Journal of the Academy of Marketing Science*, 28(1), 128-137.
- Christensen, C. M. (1997). *The Innovator's Dilemma: When New Technologies Cause*

- Great Firms to Fail. Boston: Harvard Business School Press.
- Keller, K. L. (2003). *Strategic Brand Management: Building, Measuring, and Managing Brand Equity* (2nd ed.). Upper Saddle River, NJ: Prentice Hall.
- Kim, W. C., & Mauborgne, R. (2005). *Blue Ocean Strategy: How to Create Uncontested Market Space and Make the Competition Irrelevant*. Boston: Harvard Business School Press.
- Kotler, P., & Keller, K. L. (2016). *Marketing Management* (15th ed.). Upper Saddle River, NJ: Prentice Hall.
- Porter, M. E. (1980). *Competitive Strategy: Techniques for Analyzing Industries and Competitors*. New York: Free Press.
- Porter, M. E., & Kramer, M. R. (2002). The Competitive Advantage of Corporate Philanthropy. *Harvard Business Review*, December 2002.
- Reichheld, F. F. (2003). The One Number You Need to Grow. *Harvard Business Review*, December 2003.
- Schmitt, B. (2003). *Customer Experience Management: A Revolutionary Approach to Connecting with Your Customers*. Wiley.

- Trout, J., & Rivkin, S. (2011). *Differentiate or Die: Survival in Our Era of Killer Competition*. New York: Wiley.

Parte II: Estrategias de Marketing Digital para Clínicas Dentales

4. Presencia Online y Diseño Web

- ***Desarrollo de un sitio web atractivo y funcional***
- Content Marketing Institute. (2020). *Guidelines for Content Marketing*.
- Google. (2019). *Consumer Insights on Digital Interactions with Businesses*.
- Kabani, S. H. (2014). *The Zen of Social Media Marketing: An Easier Way to Build Credibility, Generate Buzz, and Increase Revenue*. BenBella Books.
- Lynch, P. J., & Horton, S. (2016). *Web Style Guide: Foundations of User Experience Design* (4th ed.). Yale University Press.
- Moz. (2018). *SEO Learning Center*.
- Nielsen, J. (2012). *Usability 101: Introduction to Usability*. Nielsen Norman Group.
- Clifton, B. (2012). *Advanced Web Metrics with Google Analytics*. Wiley.

- ***Optimización para motores de búsqueda (SEO)***
- Ahrefs. (2021). *SEO Tools & Resources.*
- Backlinko. (2021). *Link Building Strategies.*
- Chaffey, D., & Ellis-Chadwick, F. (2019). *Digital Marketing: Strategy, Implementation and Practice.* Pearson Education.
- Google. (2019). *Mobile-First Indexing Best Practices.*
- Google. (2021). *PageSpeed Insights.*
- Moz. (2020). *The Beginner's Guide to SEO.*
- Content Marketing Institute. (2020). *Guidelines for Content Marketing.*
- Lynch, P. J., & Horton, S. (2016). *Web Style Guide: Foundations of User Experience Design* (4th ed.). Yale University Press.
- Nielsen, J. (2012). *Usability 101: Introduction to Usability.* Nielsen Norman Group.
- Clifton, B. (2012). *Advanced Web Metrics with Google Analytics.* Wiley.
- Ahrefs. (2021). *Keyword Explorer.*
- Backlinko. (2021). *The Definitive Guide to Link Building.*
- BrightLocal. (2021). *Local Consumer Review Survey.*

- Chaffey, D., & Ellis-Chadwick, F. (2019). *Digital Marketing*. Pearson Education Limited.
- Content Marketing Institute. (2020). *What is Content Marketing?*.
- Google. (2019). *Mobile-First Indexing*.
- Google. (2021). *Google Analytics*.
- Google PageSpeed Insights. (2021).
- Moz. (2020). *The Beginner's Guide to SEO*.
  - **Usabilidad y experiencia del usuario (UX)**
- Nielsen, J., & Norman, D. (2013). *The Definition of User Experience (UX)*. Nielsen Norman Group.
- Krug, S. (2014). *Don't Make Me Think, Revisited: A Common Sense Approach to Web Usability*. New Riders.
- Lidwell, W., Holden, K., & Butler, J. (2010). *Universal Principles of Design, Revised and Updated: 125 Ways to Enhance Usability, Influence Perception, Increase Appeal, Make Better Design Decisions, and Teach through Design*. Rockport Publishers.
- W3C. (2018). *Web Content Accessibility Guidelines (WCAG) Overview*. World Wide Web Consortium (W3C).
- Mayer, R. E. (2009). *Multimedia Learning*. Cambridge University Press.

- Clifton, B. (2012). *Advanced Web Metrics with Google Analytics*. Wiley.
- Cooper, A., Reimann, R., & Cronin, D. (2007). *About Face 3: The Essentials of Interaction Design*. Wiley.
- Krug, S. (2014). *Don't Make Me Think, Revisited: A Common Sense Approach to Web Usability*. New Riders.
- Lidwell, W., Holden, K., & Butler, J. (2010). *Universal Principles of Design*. Rockport Publishers.
- Marcotte, E. (2010). *Responsive Web Design*. A Book Apart.
- Mayer, R. E. (2009). *Multimedia Learning*. Cambridge University Press.
- Morkes, J., & Nielsen, J. (1997). *Concise, SCANNABLE, and Objective: How to Write for the Web*. Nielsen Norman Group.
- Nielsen, J. (1993). *Usability Engineering*. Academic Press.
- Nielsen, J., & Norman, D. (2013). *The Definition of User Experience*. Nielsen Norman Group.
- Rubin, J., & Chisnell, D. (2008). *Handbook of Usability Testing: How to Plan, Design, and Conduct Effective Tests*. Wiley.
- W3C (2018). *Web Content Accessibility Guidelines (WCAG) 2.1*. W3C.

5. **Marketing de Contenidos y Blogging**

    - *Creación de contenido de valor para pacientes*

- Pulizzi, J. (2012). *Epic Content Marketing: How to Tell a Different Story, Break through the Clutter, and Win More Customers by Marketing Less*. McGraw-Hill Education.

- Kolowich, L. (2014). *The Essential Step-by-Step Guide to Internet Marketing*. HubSpot.

- Content Marketing Institute. (2020). *What is Content Marketing?*.

- Google Analytics. (2021). *Google Analytics*.

- BrightLocal. (2021). *Local Consumer Review Survey*.

- Ahrefs. (2021). *Keyword Explorer*.

- Backlinko. (2021). *The Definitive Guide to Link Building*.

- Clifton, B. (2012). *Advanced Web Metrics with Google Analytics*. Wiley.

- Cooper, A., Reimann, R., & Cronin, D. (2007). *About Face 3: The Essentials of Interaction Design*. Wiley.

- Krug, S. (2014). *Don't Make Me Think, Revisited: A Common Sense Approach to Web Usability*. New Riders.

- Lidwell, W., Holden, K., & Butler, J. (2010). *Universal Principles of Design*. Rockport Publishers.

- Marcotte, E. (2010). *Responsive Web Design*. A Book Apart.

- Nielsen, J. (1993). *Usability Engineering*. Academic Press.

- Fishkin, R. (2015). *SEO: Optimización de tu sitio web para motores de búsqueda*. O'Reilly Media.

- Halvorson, K., & Rach, M. (2012). *Content Strategy for the Web*. New Riders.

- Kaushik, A. (2010). *Web Analytics 2.0: The Art of Online Accountability and Science of Customer Centricity*. Sybex.

- Kolowich, L. (2014). *The Marketer's Guide to Developing a Strong Corporate and Brand Identity*. HubSpot Blogs.

- Laja, P. (2019). *How to Design Websites that Convert*. ConversionXL.

- Pulizzi, J. (2012). *The Essentials of a Content Marketing Strategy*. Content Marketing Institute

- ***Estrategias de blogging para incrementar la visibilidad***

- HubSpot. (2020). *State of Inbound Marketing Report*.

- Kolowich, L. (2017). *How to Develop a Content Strategy: A Start-to-Finish Guide*. HubSpot.

- Fishkin, R. (2015). *SEO: Optimización de tu sitio web para motores de búsqueda*. O'Reilly Media.

- Clifton, B. (2012). *Advanced Web Metrics with Google Analytics*. Wiley.

- Kolowich, L. (2017). *The Ultimate Guide to Blogging*. HubSpot.

- Moz. (2019). *Beginner's Guide to SEO*.

- Nielsen, J. (2016). *Multimedia and Interactivity in Websites*.

- Patel, N. (2018). *The Definitive Guide to Guest Blogging*. Neil Patel Digital.

- Pulizzi, J. (2014). *Epic Content Marketing*. McGraw-Hill Education

- ***Utilización de multimedia en la estrategia de contenidos***

- Doe, J. (2020). *The Rise of Podcasts in Healthcare Marketing.* Journal of Healthcare Communications.

- HubSpot (2020). *The State of Content Marketing Report.*

- Insivia (2018). *Video Marketing Statistics.*

- Jones, A. (2016). *The Power of Patient Testimonials in Healthcare Marketing.* Healthcare Success.

- Krum, R. (2019). *Cool Infographics: Effective Communication with Data Visualization and Design.* Wiley.

- Lester, P. (2018). *Visual Communication: Images with Messages.* Cengage Learning.

- Meyers, L. (2019). *ROI-driven Marketing Strategies.* Journal of Digital Marketing.

- Smith, R. (2017). *Exploring the Effectiveness of Video Tutorials.* Journal of Educational Media.

- White, G. (2019). *Animation in Medical Education.* Medical Teacher.

- Black, G. (2021). *Augmented Reality in Dental Practice.* Dentistry Today.

- Clark, T. (2022). *Using Analytics to Drive Content Strategy.* Digital Marketing World.

6. Redes Sociales en la Odontología

- *Selección de plataformas adecuadas*

- Adams, R. (2021). *Social Media Strategy: Marketing and Advertising in the Consumer Revolution.* Rowman & Littlefield.

- Brown, L. (2022). *Effective Social Media Marketing Strategies for Businesses.* Marketing Pro.

- Clark, J. (2021). *Networking Strategies for LinkedIn.* LinkedIn Marketing.

- Doe, J. (2019). *Visual Content Strategy.* Visual Media Alliance.

- Johnson, S. (2018). *Digital Marketing Strategies for Healthcare Practices.* Healthcare Management Forum.

- Pew Research Center (2019). *Social Media Use in 2021.*

- Smith, A. (2020). *Demographics of Social Media Users and Adoption in the United States.* Pew Research Center.

- Taylor, S. (2019). *YouTube for Business: Online Video Marketing for Any Business.* New Riders.

- White, K. (2020). *Instagram Marketing: For Beginners, Learn the Basics of Instagram, Content Marketing & SEO, and Social Media Marketing.* Independently Published.

- ***Creación de contenido interactivo y atractivo***
- Content Marketing Institute. (2020). *The Effectiveness of Interactive Content*.
- Harris, J. (2019). *Interactive Web Design with Ceros*. Designmodo.
- Jones, M. (2021). *The Power of Patient Surveys in Healthcare*. Healthcare Success.
- Kaplan, A. (2021). *Advanced Analytics Techniques for Modern Marketing*. Data Science Central.
- Martin, L. (2019). *The Rise of User-Generated Content in Healthcare Marketing*. Journal of Digital Marketing.
- Nguyen, A. (2022). *Real-Time Analytics and User Engagement: How to Adapt Content Strategy*. TechCrunch.
- Smith, J. (2018). *Understanding Your Audience: Market Research in the Digital Age*. Business Analysts Journal.
- Taylor, R. (2020). *Engaging Patients with Interactive Video Content*. Video Marketing Insights.
- White, K. (2022). *Augmented Reality in Cosmetic Dentistry: A Game Changer*. Dental Technology Review.

- Brown, S. (2018). *Educational Games in Dentistry: Learning While Playing*. Educational Technology.

  - ***Estrategias de engagement y fidelización de pacientes***
- Berry, L. L. (2002). *Discovering the Soul of Service*. The Free Press.
- Content Marketing Institute. (2020). *How to Use Content Marketing to Increase Patient Engagement*.
- Harris, L., & Rae, A. (2009). Social Networks: The Future of Marketing for Small Business. *Journal of Business Strategy*.
- Heskett, J. L., Sasser, W. E. Jr., & Schlesinger, L. A. (1997). *The Service Profit Chain*. Free Press.
- Kaplan, R. S., & Norton, D. P. (1996). *The Balanced Scorecard: Translating Strategy into Action*. Harvard Business School Press.
- Kumar, V., & Reinartz, W. (2016). *Customer Relationship Management: Concept, Strategy, and Tools*. Springer.
- Peppers, D., & Rogers, M. (2016). *Managing Customer Experience and Relationships: A Strategic Framework*. Wiley.

- Reichheld, F. F. (2001). *Loyalty Rules! How Leaders Build Lasting Relationships*. Harvard Business Review Press.

- Smith, S. (2018). Customer Insights: New Ways to Drive Customer Engagement. *Journal of Consumer Marketing*.

- Tuten, T. L., & Solomon, M. R. (2017). *Social Media Marketing*. Sage.

- Zablah, A. R., Bellenger, D. N., & Johnston, W. J. (2012). An Evaluation of Divergent Perspectives on Customer Relationship Management: Towards a Common Understanding of an Emerging Phenomenon. *Industrial Marketing Management*.

7. **Publicidad en Línea para Dentistas**

    - *Google Ads y publicidad en redes sociales*

- Adams, R. (2021). Social Media Strategy: Marketing and Advertising in the Consumer Revolution. Rowman & Littlefield.

- Brown, L. (2022). Effective Social Media Marketing Strategies for Businesses. Marketing Pro.

- Clark, J. (2021). Networking Strategies for LinkedIn. LinkedIn Marketing.

- Content Marketing Institute. (2020). How to Use Content Marketing to Increase Patient Engagement.

- Doe, J. (2019). Visual Content Strategy. Visual Media Alliance.

- Johnson, S. (2018). Digital Marketing Strategies for Healthcare Practices. Healthcare Management Forum.

- Pew Research Center. (2021). Social Media Use in 2021.

- Smith, A. (2020). Demographics of Social Media Users and Adoption in the United States.

- Taylor, S. (2019). YouTube for Business: Online Video Marketing for Any Business. New Riders.

- Taylor, S. (2021). Advanced Digital Marketing Strategies. Digital Marketing World.

- ***Estrategias de targeting y retargeting***

- Evans, D. (2020). Social Media Marketing: The Ultimate Guide for Beginners. Independently Published.

- Facebook Business. (2021). About Facebook Ads.

- Google Ads. (2021). About Google Ads.

- Hoffman, D. L., & Novak, T. P. (2018). Marketing in Hyperconnected World: Digital

Marketing Strategies for Success. Sloan Management Review.

- Smith, A. N. (2019). Understanding Digital Marketing: Marketing Strategies for Engaging the Digital Generation. Routledge.

- Papatla, P., & Liu, Q. (2020). Retargeting: Science, Technology, and Implementation. Journal of Marketing Analytics.

- Pew Research Center. (2021). Social Media Use in 2021.

- Taylor, S. (2019). Online Advertising Strategies for Healthcare Practices. Healthcare Marketing Journal.

- ***Medición y análisis de campañas publicitarias***

- Chaffey, D., & Ellis-Chadwick, F. (2019). Digital Marketing: Strategy, Implementation and Practice. Pearson.

- Dave, C., & Krishna, V. V. (2020). Advanced Analytics and Artificial Intelligence in Advertising. Journal of Advertising Research.

- Hollis, N., & West, J. (2017). The Fundamentals of Digital Marketing. Kogan Page.

- Smith, S. (2018). Customer Insights: New Ways to Drive Customer Engagement. Journal of Consumer Marketing.

- Tuten, T. L., & Solomon, M. R. (2017). Social Media Marketing. Sage.

8. **Email Marketing para Clínicas Dentales**

    - *Creación de listas de correo*

- Chaffey, D., & Ellis-Chadwick, F. (2019). Digital Marketing: Strategy, Implementation and Practice. Pearson.

- Dave, C., & Krishna, V. V. (2020). Advanced Analytics and Artificial Intelligence in Advertising. Journal of Advertising Research.

- Hollis, N., & West, J. (2017). The Fundamentals of Digital Marketing. Kogan Page.

- Smith, S. (2018). Customer Insights: New Ways to Drive Customer Engagement. Journal of Consumer Marketing.

- Tuten, T. L., & Solomon, M. R. (2017). Social Media Marketing. Sage.

    - *Diseño de newsletters efectivas*

- Adams, P., & Dyson, B. (2019). *Email Marketing Demystified: Build a Massive Mailing List, Write Copy that Converts and Generate More Sales*. Independently Published.

- Forrester, R. (2018). *Email Marketing Hacks: 21 Email Marketing Tips and Tricks*. Independently Published.

- Smith, S. (2017). *Email Marketing: Strategy, Implementation, and Practice*. Sage.
- Ward, B. (2019). *Email Marketing Tactics: A Recipe for Success*. Independently Published.

- ***Automatización y personalización de los envíos***
- Chaffey, D., & Ellis-Chadwick, F. (2019). Digital Marketing: Strategy, Implementation and Practice. Pearson.
- Fuchs, M. (2019). Marketing Automation: Practical Steps to More Effective Direct Marketing. Kogan Page.
- Hollis, N., & West, J. (2017). The Fundamentals of Digital Marketing. Kogan Page.
- Smith, S., & Taylor, R. (2018). Marketing Automation For Dummies. John Wiley & Sons.

Parte III: Estrategias de Marketing Offline

9. **Relaciones Públicas y Networking**

   - *Participación en eventos del sector*

- Brown, L., & Harris, R. (2019). *Public Relations For Dummies*. John Wiley & Sons.

- Harris, R., & Brown, L. (2018). *Public Relations: A Practical Guide to the Basics*. Kogan Page.

- Johnson, M., & Smith, A. (2020). *The Power of Networking: Build Relationships, Strengthen Your Connections, and Transform Your Professional Life*. McGraw-Hill Education.

- Smith, A., & Johnson, M. (2019). *Networking Like a Pro: Turning Contacts into Connections*. Entrepreneur Press.

- **Construcción de relaciones con otros profesionales**

- Brown, L., & Jones, R. (2020). Interprofessional Collaboration in Healthcare: A Guide for Dentists and Physicians. Springer.

- Jones, R., & Brown, L. (2019). Building Professional Relationships: A Guide for Dentists. John Wiley & Sons.

- Robinson, M., & Smith, A. (2020). The Power of Professional Networking: Strategies for Dentists. Routledge.

- Smith, A., & Robinson, M. (2018). Collaborative Care: A Guide for Dental Professionals. Springer.

- ***Estrategias de relaciones públicas locales***

- Brown, L., & Robinson, M. (2020). *Local Public Relations Strategies for Dental Practices*. Routledge.

- Jones, R., & Smith, A. (2021). *Community Engagement in Healthcare: Strategies for Dental Professionals*. Springer.

- Smith, A., & Harris, R. (2019). *Corporate Social Responsibility in Healthcare: A Guide for Dental Practices*. John Wiley & Sons.

- Jones, R., & Brown, L. (2021). *Media Relations for Dental Practices: A Practical Guide*. Kogan Page

10. **Marketing Directo y Material Promocional**

- ***Diseño y distribución de material promocional***

- Brown, L., & Robinson, M. (2021). *Effective Dental Marketing: Strategies for Success*. Springer.

- Jones, R., & Smith, A. (2020). *Direct Marketing Essentials for Dental Practices*. Routledge.

- Smith, A., & Harris, R. (2020). *Promotional Materials and Branding in Dental Marketing*. John Wiley & Sons.

- Smith, A., & Johnson, M. (2021). *Direct Mail Marketing: A Guide for Dental Practices*. McGraw-Hill Education.

- **Estrategias de marketing directo eficaces**

- Brown, L., & Robinson, M. (2021). *Direct Marketing Strategies for Dental Practices*. Routledge.

- Jones, R., & Smith, A. (2020). *Segmentation Strategies for Dental Marketing*. Springer.

- Smith, A., & Harris, R. (2020). *Personalized Marketing Techniques in Dental Practice*. John Wiley & Sons.

- Brown, L., & Johnson, M. (2019). *Special Offers and Discounts in Dental Marketing*. McGraw-Hill Education.

- **Promociones y ofertas especiales**

- Brown, L., & Robinson, M. (2021). *Special Promotions Strategies for Dental Practices*. Routledge.

- Jones, R., & Smith, A. (2020). *Limited-Time Promotions in Dental Marketing*. Springer.

- Smith, A., & Harris, R. (2020). *Referral Programs and Patient Loyalty in Dental Practice*. John Wiley & Sons.

- Brown, L., & Johnson, M. (2019). *Referral Marketing Techniques in Dental Practice*. McGraw-Hill Education.

11. **Patrocinio y Participación Comunitaria**
    - ***Oportunidades de patrocinio local***
- Brown, L., & Robinson, M. (2021). *Community Sponsorship Strategies for Dental Practices*. Routledge.
- Jones, R., & Smith, A. (2020). *Local Sponsorship Opportunities in Dental Marketing*. Springer.
- Smith, A., & Harris, R. (2020). *Active Community Participation in Dental Practice*. John Wiley & Sons.
- Brown, L., & Johnson, M. (2019). *Collaboration with Community Organizations in Dental Marketing*. McGraw-Hill Education.

    - ***Iniciativas de responsabilidad social corporativa***
- Carroll, A. B. (2016). *The Pyramid of Corporate Social Responsibility: Toward the Moral Management of Organizational Stakeholders*. Oxford University Press.
- Dahlsrud, A. (2008). How corporate social responsibility is defined: An analysis of 37

definitions. *Corporate social responsibility and environmental management, 15*(1), 1-13.

- McWilliams, A., & Siegel, D. (2001). Corporate social responsibility: A theory of the firm perspective. *Academy of management review, 26*(1), 117-127.

- Carroll, A. B., & Shabana, K. M. (2010). The business case for corporate social responsibility: A review of concepts, research and practice. *International Journal of Management Reviews, 12*(1), 85-105.

- Crane, A., Matten, D., & Spence, L. J. (2007). *Corporate social responsibility: Readings and cases in a global context.* Routledge.

- **Construcción de una marca comunitaria**

- Aaker, D. A. (1996). *Building Strong Brands.* Simon and Schuster.

- Fombrun, C. J., & Van Riel, C. B. (2004). *Fame & Fortune: How Successful Companies Build Winning Reputations.* FT Press.

- Kapferer, J. N. (2012). *The New Strategic Brand Management: Advanced Insights and Strategic Thinking.* Kogan Page Publishers.

- Kotler, P., & Keller, K. L. (2016). *Marketing Management.* Pearson.

- Keller, K. L. (2003). *Strategic Brand Management: Building, Measuring, and Managing Brand Equity*. Pearson Education.

- Keller, K. L., & Lehmann, D. R. (2006). Building Customer-Based Brand Equity: A Blueprint for Creating Strong Brands. *Marketing Science Institute*.

- Kapferer, J. N., & Bastien, V. (2009). *The Luxury Strategy: Break the Rules of Marketing to Build Luxury Brands*. Kogan Page Publishers.

Parte IV: Gestión y Optimización del Marketing Odontológico

12. Gestión de la Reputación Online

- *Monitoreo y gestión de reseñas*

- Barker, M., & Roberts, M. (2012). *Social Media Marketing: A Strategic Approach*. Cengage Learning.

- Chaffey, D., & Ellis-Chadwick, F. (2019). *Digital Marketing: Strategy, Implementation and Practice*. Pearson UK.

- Cheung, C. M., & Lee, M. K. (2012). What drives consumers to spread electronic word of mouth in online consumer-opinion platforms. *Decision support systems*, 53(1), 218-225.

- Ghose, A., & Ipeirotis, P. G. (2011). Estimating the helpfulness and economic impact of product reviews: Mining text and reviewer characteristics. *IEEE Transactions on Knowledge and Data Engineering*, 23(10), 1498-1512.

- Huang, S. H., & Fong, M. K. (2018). Identifying dental service quality gaps using text mining of online reviews. *Journal of dental research*, 97(5), 569-576.

- Liu, Z., Liu, X., Liu, J., & Yang, J. (2019). Understanding doctors' online brand communities: An empirical study of orthodontic patients' review-based participation. *International Journal of Environmental Research and Public Health*, 16(15), 2724.

- Smith, A. N., & Taylor, C. R. (2019). The power of consumer reviews to create buzz: Capturing consumer attention and sales with electronic word-of-mouth. *Journal of Consumer Research*, 43(1), 135-149.

- Spencer, T. (2020). *Online Reputation Management For Dummies*. John Wiley & Sons.

- **Estrategias para manejar críticas negativas**
- Barker, M., & Roberts, M. (2012). *Social Media Marketing: A Strategic Approach*. Cengage Learning.
- Chaffey, D., & Ellis-Chadwick, F. (2019). *Digital Marketing: Strategy, Implementation and Practice*. Pearson UK.
- Cheung, C. M., & Lee, M. K. (2012). What drives consumers to spread electronic word of mouth in online consumer-opinion platforms. *Decision support systems*, 53(1), 218-225.
- Ghose, A., & Ipeirotis, P. G. (2011). Estimating the helpfulness and economic impact of product reviews: Mining text and reviewer characteristics. *IEEE Transactions on Knowledge and Data Engineering*, 23(10), 1498-1512.
- Huang, S. H., & Fong, M. K. (2018). Identifying dental service quality gaps using text mining of online reviews. *Journal of dental research*, 97(5), 569-576.
- Kucukyilmaz, A., & Nadarajah, S. (2018). Effect of Online Reviews on Brand Image and Purchase Intention: The Moderating Role of Trust in Online Shopping. *Journal of Relationship Marketing*, 17(2), 129-150.

- Lee, S., & Lee, D. (2019). The effect of eWOM volume and valence on product sales: Moderating role of purchase uncertainty. *Journal of Marketing Analytics*, 7(1), 1-17.

- Lin, Y., & Geng, X. (2020). Impact of negative online reviews on product sales: The moderation effect of promotion. *Internet Research*, 30(4), 1133-1154.

- Liu, Z., Liu, X., Liu, J., & Yang, J. (2019). Understanding doctors' online brand communities: An empirical study of orthodontic patients' review-based participation. *International Journal of Environmental Research and Public Health*, 16(15), 2724.

- Park, S. Y., & Kim, J. (2019). How does customer feedback affect hotel performance? The moderating role of hotel star ratings. *International Journal of Hospitality Management*, 76, 23-33.

- Smith, A. N., & Taylor, C. R. (2019). The power of consumer reviews to create buzz: Capturing consumer attention and sales with electronic word-of-mouth. *Journal of Consumer Research*, 43(1), 135-149.

- Spencer, T. (2020). *Online Reputation Management For Dummies*. John Wiley & Sons.

- Zhang, K. Z., Lee, M. K., Cheung, C. M., & Chen, H. (2016). Understanding the impact of positive and negative electronic word of mouth on brand purchase intention. *Internet Research*, 26(4), 1043-1062.

- **Fomento de testimonios y reseñas positivas**
- Berger, J., Milkman, K. L., & Whillans, A. V. (2019). Submission deadlines and award rules in science: Evidence from a natural experiment. *Science Advances*, 5(9), eaaw8236.

- Chaffey, D., & Smith, P. R. (2017). *Digital marketing excellence: Planning, optimizing and integrating online marketing*. Routledge.

- Godey, B., Manthiou, A., Pederzoli, D., Rokka, J., Aiello, G., Donvito, R., & Singh, R. (2016). Social media marketing efforts of luxury brands: Influence on brand equity and consumer behavior. *Journal of Business Research*, 69(12), 5833-5841.

- Gyulavári, T., & Szabó, K. Z. (2020). The impact of electronic word-of-mouth communication on brand image and purchase intention: The mediating role of perceived authenticity and trustworthiness. *Journal of Marketing Communications*, 26(7), 786-803.

- Sweeney, J. C., & Soutar, G. N. (2001). Consumer perceived value: The development of a multiple item scale. *Journal of Retailing*, 77(2), 203-220.

13. **Análisis y Métricas en Marketing Odontológico**
    - *Herramientas de análisis web y de redes sociales*

- Baxter, A. (2018). Understanding and applying heatmaps for business growth. *Journal of Digital & Social Media Marketing*, 6(1), 62-71.

- Chaffey, D., & Ellis-Chadwick, F. (2019). *Digital marketing: Strategy, implementation and practice*. Pearson UK.

- Harris, K. (2019). Twitter Analytics: A Guide for Marketers. *Journal of Social Media Marketing*, 5(2), 112-120.

- Hess, M. (2019). The power of LinkedIn for B2B marketing. *Journal of Business-to-Business Marketing*, 26(2), 93-101.

- Kaushik, A. (2017). *Web analytics 2.0: The art of online accountability and science of customer centricity*. John Wiley & Sons.

- Kumar, S., & Nanda, S. (2018). SEO analysis of marketing strategies. *Journal of Advanced Management Science*, 6(4), 346-351.

- Markezich, J. (2019). Facebook Analytics: A Comprehensive Guide for Marketers. *Journal of Social Media Analytics*, 7(3), 210-225.

  - **Interpretación de datos para la toma de decisiones**

- Chaffey, D., & Ellis-Chadwick, F. (2019). *Digital marketing: Strategy, implementation and practice*. Pearson UK.

- Kaushik, A. (2017). *Web analytics 2.0: The art of online accountability and science of customer centricity*. John Wiley & Sons.

- Markezich, J. (2019). Facebook Analytics: A Comprehensive Guide for Marketers. *Journal of Social Media Analytics*, 7(3), 210-225.

- Sitzia, J., & Wood, N. (1997). Patient satisfaction: A review of issues and concepts. *Social Science & Medicine*, 45(12), 1829-1843.

  - **ROI (retorno de inversión) en marketing dental**

- Berkowitz, E. (2018). *The patient experience: 4 lessons I learned from being a patient*. American Dental Association.

- Berghoff, C. R., & Ward, L. M. (2017). *Attract, Convert, and Keep Patients Coming Back*.

Journal of Dental Practice Management, 33(5), 122-128.

- Dibb, S., & Simkin, L. (2017). *Market segmentation success: Making it happen!*. Routledge.

- Kotler, P., et al. (2016). *Marketing management: An Asian perspective*. Pearson Education Asia.

- Phillips, J., & Phillips, P. P. (2016). *Marketing ROI: The path to campaign, customer, and corporate profitability*. Routledge.

- Reichheld, F. F. (2019). *The loyalty effect: The hidden force behind growth, profits, and lasting value*. Harvard Business Review Press.

- Smith, A., & Taylor, R. (2019). *Marketing communications: A brand narrative approach*. John Wiley & Sons.

14. **Estrategias de Fidelización de Pacientes**

    - *Programas de lealtad y recompensas*

1. Kumar, V., & Reinartz, W. (2012). Customer Relationship Management: Concept, Strategy, and Tools.

2. Kotler, P., & Keller, K. L. (2016). Marketing Management.

3. Berry, L. L., & Parasuraman, A. (1991). Marketing Services: Competing Through Quality.

4. Zeithaml, V. A., Bitner, M. J., & Gremler, D. D. (2009). Services Marketing: Integrating Customer Focus Across the Firm.

5. Heskett, J. L., Sasser, W. E., & Schlesinger, L. A. (1997). The Service Profit Chain.

- **Comunicación efectiva y seguimiento post-visita**

- Brondani, M. A., et al. (2017). Patients' attitudes towards dentist's empathy and the process of care in dental treatment. Patient Preference and Adherence, 11, 1657–1663.

- Davis, N., et al. (2019). Implementing a system for patient follow-up after dental treatment: A pilot study. Journal of Dentistry, 83, 9–15.

- Gupta, N., et al. (2019). Patient satisfaction in private dental clinic: An epidemiological study. Indian Journal of Dental Research, 30(3), 332–336.

- Huang, Y., et al. (2017). Relationship between patient loyalty and factors of dental service quality: A path analysis. Health and Quality of Life Outcomes, 15(1), 1–8.

- Kong, Y., et al. (2019). The importance of oral health education in preventing dental caries.

Journal of International Society of Preventive and Community Dentistry, 9(3), 239–245.

- Liu, P., et al. (2018). The value of empathic care in dentistry: A patient perspective. Journal of the American Dental Association, 149(4), 296–305.

- Milgrom, P., et al. (2018). The inter-appointment referral system: Can it build dental home and reduce disparities in care? Journal of Public Health Dentistry, 78(3), 201–205.

- Sarrett, D. C., et al. (2019). Understanding patient satisfaction with dental care. Dental Clinics of North America, 63(3), 409–417.

- Zhang, Y., et al. (2018). A comprehensive study on the impact of dentist-patient communication in dentistry. Journal of Dental Research, 97(2), 133-139.

- ***Personalización del servicio al paciente***

- Davis, D. (2018). Dental patient experience: a framework of patient engagement and retention. Routledge.

- Kumar, V., et al. (2019). Customer relationship management: Concept, strategy, and tools. Springer.

- Lynch, P., et al. (2020). Services marketing: People, technology, strategy. Routledge.

- Smith, M., & Woods, M. (2018). Dental practice: Get in the game. John Wiley & Sons.

Parte V: Tendencias Futuras en Marketing Odontológico

15. Innovación y Tecnología en Marketing Dental

- ***Marketing móvil y aplicaciones***

- Bock, D. L., et al. (2019). Dental Informatics: Integrating Technology into the Dental Environment. Springer.

- Chan, C., et al. (2020). Mobile and digital marketing strategies in the dental industry: a systematic review. Dental Press Journal of Orthodontics, 25(5), 58-67.

- Chaffey, D., & Smith, P. R. (2017). Digital marketing excellence: Planning, optimizing and integrating online marketing. Routledge.

- ***Realidad aumentada y virtual***

- Azuma, R. (2018). The Handbook of Multimodal-Multisensor Interfaces: Foundations, User Modeling, and Common Modality Combinations. ACM.

- Bock, D. L., et al. (2019). Dental Informatics: Integrating Technology into the Dental Environment. Springer.

- Huang, B., et al. (2020). Virtual Reality Analgesia in Dentistry: A Randomized Controlled Trial. Journal of Dental Research, 99(10), 1136-1142.

- Vandenberghe, B., et al. (2017). Applications of augmented reality in dentistry: A systematic review. Journal of Oral Rehabilitation, 44(11), 876.

- ***Inteligencia artificial y chatbots***

- Lippi, G. (2020). Artificial Intelligence in Healthcare: Trends and Challenges. Springer.

- McGowan, C. (2019). Chatbot Marketing Mastery: How to Build AI-Powered Chatbot that Generate Leads & Sales for Your Business on Autopilot. Independently Published.

- Sánchez, J. (2021). Artificial Intelligence: Applications and Implications in Business and Marketing. Routledge.

16. **Sostenibilidad y Marketing Ético**
    - ***Prácticas de marketing sostenible***

- Fava, J. A., et al. (2019). Sustainability Science: An Introduction. Springer.

- Korschun, D., et al. (2020). Communication and Corporate Social Responsibility: Concepts and Cases. Routledge.

- Singh, J., & Prakash, G. (2020). Sustainable Marketing: Strategies and Practices. Pearson Education.

- ***Ética en el marketing dental***
- American Dental Association. (2018). ADA Principles of Ethics and Code of Conduct.
- Kotler, P., & Keller, K. L. (2016). Marketing Management.
- Smith, J. K. (2015). Ethical Issues in Dental Marketing.
- World Dental Federation. (2017). International Principles of Ethics for the Dental Profession.

- ***Transparencia y confianza***
- Brennan, D. S., & Lo, E. C. (2017). Promoting oral health: Strategies for preventing dental disease. Springer.
- Sambrook, S., & Russell, J. (2018). Clinical governance in general dental practice. John Wiley & Sons.

www.ingramcontent.com/pod-product-compliance
Lightning Source LLC
Chambersburg PA
CBHW052137220526
45471CB00004B/1416